Michael Bruch

Fallformulierung in der Verhaltenstherapie

unter Mitarbeit von Günter Gerstner

SpringerWienNewYork

Dr. Michael Bruch
Department of Psychiatry and Behavioural Sciences,
University College London, London, UK

Printed in Austria

Satz: Reproduktionsfertige Vorlage des Autors
Druck: Novographic, A-1230 Wien
Bindearbeiten: Papyrus, A-1100 Wien

Umschlagbild: Mauritius/AGE

Gedruckt auf säurefreiem, chlorfrei gebleichtem Papier – TCF

SPIN 10772659

Die Deutsche Bibliothek – CIP-Einheitsaufnahme
Ein Titelsatz für diese Publikation ist bei
der Deutschen Bibliothek erhältlich

ISBN 3-211-83532-6 Springer-Verlag Wien New York

Für meine Trainees

Vorwort

Doubt is not a pleasant condition,
but certainty is an absurd one
Voltaire

Das Dilemma

Die Einstellung von Therapeuten zur Verhaltenstherapie, insbesondere mit psychologischem Hintergrund, kann als einigermaßen zwiespältig bezeichnet werden. Einerseits hatte man berechtigte Hoffnungen, daß dies die erste 'wissenschaftliche' Psychotherapie werden könnte, gestützt auf eine 'richtige', d.h. empirisch entwickelte, Theorie, andererseits glauben nun viele Kliniker, daß das Modell Verhaltenstherapie den Komplexitäten psychischer Störungen und menschlicher Interaktionen nicht gerecht wird.

Besonders Akademiker hielten sich schon immer gerne von den Niederungen klinischer Realitäten fern und betrieben die Wissenschaft des Verhaltens im überschaubaren und kontrollierbaren Experiment, in der Regel unter analogen Bedingungen. Man kann eine Art von 'Praxisphobie' konstatieren: Vielen gilt eine vielleicht methodenkorrekte, aber praxisferne, Forschung nach wie vor als akademischer 'Königsweg'. Im Rahmen solcher Bemühungen enstanden v.a. sogenannte Standardtechniken, die typischerweise in analogen Gruppenstudien überprüft wurden, bei 5% Signifikanz für gut befunden und anschließend in wissenschaftlichen Journalen zur Endlagerung abgelegt wurden. Klinische Ansätze, die sich an individuellen Unterschieden und klinischen Realitäten orientierten, blieben dagegen auf der Strecke.

Inwieweit kann der klinisch arbeitende Therapeut hieraus Nutzen ziehen? Es ist sicher richtig, daß besonders unerfahrene Therapeuten der Versuchung 'therapeutischer Kochbücher' mit fertig entwickelten Techniken selten widerstehen können. Ebenso kann man häufig in Ausbildungssettings, die keinen direkten klinischen Zugang haben, eine Tendenz zur technikorientierten Didaktik feststellen. Dies erlaubt zwar oberflächliches Symptomverständnis, führt allerdings selten zu selbständigem therapeutischem Denken.

Für den Kliniker wird die Begrenztheit dieser Vorgehensweise in der Praxis schnell offensichtlich. Er mag die eine oder andere Technik zur Auswahl und Anwendung identifizieren, ist aber in der Regel nicht in der Lage, eine sinnvolle Anpassung an individuelle Bedingungen vorzunehmen. Auch ist das Rationale vieler Techniken für den Kliniker nicht immer nachvollziehbar, und er scheint wenig motiviert oder qualifiziert, die Wirksamkeit der Methoden im Rahmen seiner therapeutischen Arbeit zu überprüfen.

Mit dem Einfluß der klinischen Forschung ist es kaum besser bestellt. Wissenschaftlich interessierte Kliniker werden in der Regel durch das Fachchinesisch der einschlägigen Journale frustriert.

Mit anderen Worten: Beide Seiten reden aneinander vorbei und wissen wenig von den jeweiligen Problemen und Fragestellungen. Forscher: Kliniker sind unwissenschaftlich und orientieren sich an einem Misch-Masch persönlicher Erfahrungen! Kliniker: Forscher haben kein Verständnis für die Komplexität klinischer Probleme, da sie keine Patienten sehen!

Persönliche Erfahrungen

Die Idee für dieses Buch hat sich aus sehr persönlichen Motiven entwickelt. Ausgangspunkt sind meine frühen therapeutischen Lehrjahre im (West)Deutschland der 70er Jahre. Es wehte ein frischer Wind damals. Traditionelle Psychodiagnostik war 'out', das Krankheitsmodell in der Psychopathologie wurde kritisch diskutiert. Eine Fülle neuer therapeutischer Ideen und Methoden entwickelte sich in diesem Klima. Sogar die 'allmächtigen' psychodynamischen Ansätze schienen für einen Moment in Vergessenheit zu geraten. Insbesondere Gesprächspsychotherapie und Verhaltenstherapie waren 'in', womit sich v.a. allem karrierebewußte Akademiker gerne schmückten (was auch in vielen Fällen zu erstaunlich steilen Karrieren führte).

Die Ansprüche waren zwar hoch, aber es gab kaum eine klinische Verankerung für die Verhaltenstherapie. Selbst Hochschullehrer waren in der Regel kaum oder gar nicht ausgebildet. Zu adequaten klinischen Settings gab es kaum Zugang. So ist es nicht verwunderlich, daß eine praxisorientierte Therapieausbildung mit Supervision nicht angeboten werden konnte.

Auch wurde zu wenig darüber nachgedacht, wie individuelle klinische Probleme lerntheoretisch zu konzeptualisieren seien. Zu rasch wurden Standardtechniken 'à la Carte' unkritisch übernommen, passend für entsprechende Beschwerden. Der Therapeut wurde zunehmend zum 'Symptom'-Techniker. Es gab Versuche den Schaden unter Zuhilfenahme der Gesprächspsychotherapie wieder gut zu machen (z.B. nondirektive

Verhaltensanalyse; Kallinke, 1973); m.E. ein wenig kompatibler Vorgang, der eher an die Quadratur des Kreises erinnerte.

Dagegen gab es kaum Vorstellungen über den therapeutischen Prozeß und die Beziehungsgestaltung in der Verhaltenstherapie. Im Gegenteil, dies schien vielen der Vorteil der Verhaltenstherapie: ein effektives, zielorientiertes und überdies wissenschaftlich fundiertes Verfahren. Anfangs wurden nur Erfolge gemeldet, vor allem im Rahmen von Analogstudien (z.B. bei relativ gut angepaßten Studenten mit einfachen Spinnenphobien, Sexualproblemen oder Arbeitsstörungen). Im Laufe der Zeit stellte sich dann heraus, daß es bei 'richtigen' Patienten nicht ganz so einfach war, insbesondere bei komplexen und chronischen Störungen. Hiefür wurden nach wie vor die tradierten, d.h. pschodynamischen, Verfahren empfohlen, soweit eine Therapie überhaupt sinnvoll oder möglich erschien. Allenfalls wurde konzidiert, daß die Verhaltenstherapie zum 'wegkonditionieren' von 'Sypmtomen' geeignet sei, d.h. der Psychoanalytiker konnte seine Patienten nach jahrelanger Behandlung an einen Verhaltenstherapeuten überweisen, mit dem Hinweis: "Der Patient sei geheilt, aber er habe noch 'ein Symptom'. Dies ließe sich vielleicht am besten mit einer Verhaltenstherapie beseitigen!"

Dieses Image hat sicherlich auch dazu beigetragen, daß, trotz anfänglicher Euphorie, die Verhaltenstherapie vielen Klinikern suspekt erschien, trotz aller Bemühen um eine wissenschaftliche Grundlage. Verhaltenstherapie galt bald als technisiert, direktiv, symptomorientiert, manipulativ und der menschlichen Komplexität nicht entsprechend. So ist es nicht verwunderlich, daß etliche Therapeuten, die sich selbst als Pioniere der Verhaltenstherapie verstanden, inzwischen zur Psychonalyse zurückgekehrt sind. Warum?

Aus meiner Sicht ist es auffällig, daß im deutschsprachigen Bereich Überzeugungen mehr Gewicht zu haben scheinen als empirische Grundlagen. Für den lernenden Therapeuten hieß dies oft, Grundannahmen als Glaubenssätze zu akzeptieren. Dies erschien mir kaum als gangbarer Weg zu einer reflektierten therapeutischen Identität.

Erst die Gelegenheit am Ausbildungsinstitut von *Victor Meyer* (VM) in London zu arbeiten, ermöglichte Fokus und Selbstbewußtsein in meiner klinisch-therapeutischen Arbeit. Dies ist im wesentlichen auf die empirisch-experimentelle Vorgehensweise in der klinischen Analyse und Therapie zurückzuführen, die dem individuellen Fall gewidmet war und sich auf beobachtbares und evaluierbares Verhalten bezog. VM verstand sich in erster Linie als Kliniker, der, als Schüler von Hans Eysenck, andereseits bemüht war, auf den Grundlagen des psychologischen Ansatzes aufzubauen: Den Lerntheorien und der Experimentalpsychologie. Dies bildete die Basis für seinen Ansatz, der sich in erster Linie den klinischen Realitäten und weniger akademischem Purismus verpflichet fühlte: Angestrebt wurde in flexibles, *lernorientiertes* Modell in Abgrenzung zum Methodeneklektizismus, den er für verwirrend hielt, da hierfür eine konzeptuelle Basis fehle. VM hat seine 'Verhaltenstherapie-Philosophie' treffend zusammengefaßt:

> "In essence, we see behaviour therapy as emphasizing the continous rather than discontinous links between normal and abnormal behaviour; based on loosely knit principles rather than rigid theories; using sensitive innovation rather than mechanical reapplication; directed by clear-cut goals rather than diffuse ideals - in all, an approach rather than a technology".

Die Entwicklung der Verhaltenstherapie in Deutschland war und ist anderen Einflüssen unterlegen. So ist besonders auffallend, daß sich die Methode nicht unmittelbar aus dem klinischen Kontext entwickelt hat. Zunächst wurde die Pionierphase der 50er und 60er Jahre kaum wahrgenommen. Man wurde (zumindest in Westdeutschland) erst aufmerksam, nachdem die Grundlagenarbeiten (insbesondere die Arbeiten von Albert Bandura und Fred Kanfer) publiziert waren und die ersten Standardmethoden aus den USA von sich Reden machten. Dagegen fanden die frühen experimentellen Arbeiten der Gruppe um Hans Eysenck, die aus konkreten klinischen Fragestellungen enstanden waren, kaum Beachtung, außer in der DDR! Man kann spekulieren inwieweit amerikanische Wissenschaftsdominanz während des kalten Krieges hierfür verantwortlich war. Insgesamt sicherlich eine paradoxe Situation.

Das Buch

In dem vorliegenden Buch wird ein Ansatz vorgestellt, den wir inzwischen 'Fallformulierung' nennen. Fallformulierung ist eine klinisch-experimentelle Vorgehensweise, die sich in 5 Phasen gliedert und dem Kliniker Orientierung bei folgenden Fragen geben soll: *Welche Informationen braucht man zur Behandlung einer Verhaltensstörung? Wie strukturiert man das Erstinterview und wie entwickelt man ein klinisch brauchbares Erklärungsmodell - die sogenannte Problemformulierung? Wie werden therapeutische Ziele und Behandlungsstrategien entwickelt und wie soll der therapeutische Prozeß evaluiert werden? Welche Rolle spielt die Beziehung zwischen Patient und Therapeut und wie soll sie gestaltet werden?* Im Gegensatz zu störungsspezifischen Standardtechniken stehen idiographische Dimensionen des Problemverhaltens im Vordergrund: *Warum entwickelt ein Individuum zu einem bestimmten Zeitpunkt ein Problem? Welche Funktion hat das Problem in der allgemeinen Lebensanpassung und wie verändert es sich im Laufe der Zeit? Wodurch wird es aufrechterhalten? Welche Lösungsmöglichkeiten können für den individuellen Kontext entwickelt werden?*

Im einzelnen gliedern sich die Kapitel wie folgt:
In *Kapitel 1* wird auf die Grundlagen und klinischen Bedingungen für den Fallformulierungsansatz eingegangen. Hierbei wird Bezug genommen auf die Arbeiten einiger Verhaltenstherapie-Pioniere, insbesondere Victor Meyer. Abschließend werden neuere Entwicklungen im Bereich der Fallformulierung vorgestellt.

Kapitel 2 erläutert das Kernstück der Fallformulierung: Die mehrdimensionale, individualisierte Problemanalyse zur Erarbeitung eines klinischen Erklärungsmodells. Die einzelnen Schritte werden im Detail erläutert.

Kapitel 3 illustriert die Hypothesengenerierung im Interview. Hiermit soll Orientierung und Struktur für den therapeutischen Prozeß geschaffen werden. Anhand eines klinischen Beispiels wird demonstriert, wie Hypothesen entwickelt und überprüft werden können und allmählich als Bausteine zu einem Erklärungsmodell zusammengefügt werden.

Kapitel 4 beschäftigt sich mit Möglichkeiten und Erfordernissen für eine kontrollierte Praxis. Dies beinhaltet das klinische Experiment zur Überprüfung und Verifizierung der Fallformulierung sowie Evaluation des therapeutischen Prozesses.

In *Kapitel 5* werden Möglichkeiten der therapeutischen Beziehung mit Bezug auf neuere deutschsprachige Entwicklungen diskutiert . Anschließend werden die grundlegenden Ideen in unserem Ansatz erläutert. Es wird ausgeführt, wie Beziehungsgestaltung sich flexibel an der Problemformulierung orientiert.

Im *Kapitel 6* wird ein Selbst-Schema-Modell für komplexe Störungen vorgestellt, das unmittelbar durch die klinische Arbeit mit schwierigen Fällen inspiriert wurde. Es werden einige hierzu relevante Forschungsergebnisse vorgestellt und Vorschläge für innovative Behandlungsstrategien gemacht.

Im Anhang werden zwei klinische Illustrationen zur Fallformulierung angeboten, um das praktische Vorgehen in der Fallformulierung anschaulich zu vermitteln. Zunächst wird ein Ausschnitt eines klinischen Erstinterviews mit einem erläuternden Kommentar vorgestellt. Anschließend wird eine vollständige Fallstudie vorgestellt.

Ich habe bewußt darauf verzichtet, diesem Buch ein Kapitel über therapeutische Interventionsstrategien oder -methoden beizufügen. Der Grund hierfür ist, daß es im Rahmen der Fallformulierung nicht darum geht 'neue' Techniken zu offerieren. Ich glaube zwar nicht, daß für jeden Patienten das 'Rad neu erfunden' werden muß, aber es erscheint zumindest notwendig etablierte Methoden klinisch-individuell anzupassen oder zu erweitern. Darüber hinaus soll Raum belassen werden für kreative Innovativation auf der Basis individueller Problemformulierungen.

Hauptaufgabe dieses Textes ist es, eine erprobte klinisch-experimentelle Herangehensweise zu beschreiben, und somit zum selbständigen therapeutischen Denken anregen. Dies soll kein Lehrbuch der Grundlagen und Methoden der Verhaltenstherapie sein. Daher setzen wir zum Verständnis des vorliegenden Textes kognitiv-behaviourales Grundlagenwissen voraus, wie es bereits in zahlreichen Veröffentlichungen angeboten wird.

Das Buch richtet sich speziell an Verhaltenstherapeuten, die ebenso wie ich ein Unbehagen bei symptom- und technikorientierter Verhaltenstherapie empfinden und stattdessen individualisierte Behandlungsmethoden entwickeln und anwenden möchten. Hierfür wird Orientierung und Anleitung gegeben. Ebenso angesprochen sind klinische Psychologen und Psychiater, die sich in der Aus- und Weiterbildung befinden, und natürlich Ausbilder und Supervisoren, die um wissenschaftlich fundierte klinische Lehre bemüht sind.

Mein Dank gilt in erster Linie meinen verhaltenstherapeutischen Lehrern, Vic Meyer und Ted Chesser von der Universität London, die mir nach zahlreichen Irrungen und Wirrungen in der Psychoszene klinisch-therapeutische Identität und Professionalität vermittelten. Ohne sie wäre dieser Text nie zustande gekommen. Konstruktive Unterstützung bei der Entwicklung des Textes habe ich durch meinen Kollegen Günter Gerstner erhalten, der zahlreiche Wochenenden hierfür opferte. Sein unermüdlicher Einsatz muß besonders hervorgehoben werden. Auch mein langjähriger Kollege Joachim Stechow soll in diesem Zusammenhang Erwähnung finden. Viele meiner Ideen und Konzepte sind durch Gespräche und kritische Diskussionen mit ihm ausgeformt worden. Weiterhin fühle ich mich Bettina Wurm verbunden, die trotz ihrer neuen familiären Verpflichtungen bereit war, das Manuskript kritisch durchzusehen. Ich danke auch meinem ehemaligen Trainee Jens-Ulrich Fischer für seine Mitarbeit an einer früheren Version von Kapitel 6. Nicht zuletzt gilt mein Dank Herrn Raimund Petri-Wieder vom Springer-Verlag in Wien für sein Interesse und tatkäftige Unterstützung bei der Realisierung dieses Buches.

Anmerkungen zum Text sind durch [X] gekennzeichnet und sind am Ende der einzelnen Kapitel aufgelistet. Vielleicht nicht zum Gefallen aller Leser sei noch angemerkt, daß zur Gewährleistung eines flüssigen Schreibstils durchgängig die in der Regel kürzere, d.h. die männliche Schreibform angewandt wurde.

Michael Bruch London, im Frühjahr 2000

Inhalt

1

Einführung in die Fallformulierung: Grundlagen, Entwicklung, Anwendungsbereich

...an approach rather than a technology!
Victor Meyer

Als Einführung in diesen Text sollen zunächst der klinische Hintergrund sowie die Entstehungsbedingungen für den Fallformulierungs-Ansatz als individualisierte und klinisch-experimentelle Herangehensweise beschrieben werden. Insbesondere soll erläutert werden, wie der Ansatz aus frühen experimentellen lerntheoretischen Arbeiten im psychiatrischen Setting entstanden ist. In den nachfolgenden Kapiteln wird das Modell in seinen wesentlichen Komponenten praxisbezogen vorgestellt. In einer Zeit mit zunehmendem Interesse an Standardmethoden, insbesondere an Behandlungsmanualen, möchten wir die grundlegende methodologische Basis der Verhaltenstherapie wieder in den Vordergrund rücken. Ferner sollen die klinischen Rahmenbedingungen und die sich daraus ergebenden Notwendigkeiten und Möglichkeiten diskutiert werden. Zunächst wird auf die Rolle des psychiatrisch-diagnostischen Modells in der Entwicklung kognitiv-behaviouraler Psychotherapieformen eingegangen.

Psychiatrische Klassifizierung und Verhaltenstherapie

Welche Bedeutung hat das nosologische diagnostische Modell für die Entwicklung psychologisch-therapeutischer Herangehensweisen gehabt? Wie kann diese Beziehung verstanden werden?

Psychologen, die Anfang der 50er Jahre begannen, Verhaltensmodifikationen auf der Basis angewandter Lernprinzipien vorzunehmen, waren angehalten, dies im diagnostischen Rahmen des psychiatrischen Settings durchzuführen. In dieser Zeit tendierten Psychiater dazu, klinische Psychologen als ‘Techniker’ zu betrachten, und es schien, daß die Verhaltenstherapie zur effektiven Behandlung diagnostizierter Symptome geeignet war; gewissermaßen in Analogie zur Medikamentierung bei somatischen Störungen. In diesem Rahmen waren Innovationen durchaus erwünscht (Eysenck, 1990). Ein weiteres Motiv war die erwartete Verbesserung der therapeutischen Effizienz im Sinne einer Kosten/-Nutzenoptimierung.

Forschungsorientierte Verhaltenstherapeuten, die die Entwicklung der Verhaltenstherapie vorantrieben, waren meistenteils bereit den Vorgaben des Medizinmodelles zu folgen, da dies am ehesten kompatibel mit traditionellen Forschungsdesigns (wenn man Gruppen und Techniken vergleichen wollte) erschien. Diese aus der klinischen Perspektive fragwürdige Allianz ist einer der wesentlichen Gründe, warum fast alle Entwicklungstendenzen im Bereich der Verhaltenstherapie sich früher oder später in Richtung Standardmethoden bewegten und schließlich in der Entwicklung störungsspezifischer Manuale kulminierten. Ohne Frage stellen Manuale einen erheblichen Fortschritt dar, v.a. was die Anpassung an klinische Gegebenheiten betrifft. Ferner können Manuale durchaus von Wert in der Ausbildungssituation sein, z.B. zur Instruktion technischer Details. Andererseits zeigt die klinische Erfahrung, daß die Anwendung von Manualen aufgrund standardisierter rigider Strukturen in der intendierten Form therapeutisch unbefriedigend ist; auch was die Akzeptanz der Patienten betrifft. Darüber hinaus geht das gestalterische Potential des Therapeuten verloren. Vom klinisch-praktischen Standpunkt betrachtet muß fraglich bleiben, ob Manuale individualisierte Therapieplanung sinnvoll ersetzten können, besonders für die Behandlung komplexer individueller Probleme. Hier bestehen beträchtliche Zweifel, die auch empirisch belegt worden sind (vgl. Malatesta, 1995a/b; Hickling & Blanchard, 1997).

Nach unserer Einschätzung wirkte sich der Einfluß der psychiatrischen Klassifikation auf die Entwicklung der *klinischen* Verhaltenstherapie eher ungünstig aus: Der ursprünglich lernorientierte Kliniker entwickelte sich zum Therapietechniker! Zunehmend zeigte sich bei Verhaltenstherapeuten eine Tendenz zur 'Kochbuchmentalität'. Seit etwa Anfang der 80er Jahre hat dieser Trend berechtigterweise zu erheblicher Kritik an der Verhaltenstherapie geführt, die als zu technisch, einengend, unethisch usw. empfunden wurde (DGVT Mitteilungen, 1984/5: Verhaltenstherapie in der Diskussion). Aufgrund der Tendenz zur technikorientierten Standardmethode (Meyer, 1975), die vielleicht für Forschungszwecke geeignet war, aber kaum den klinischen Realitäten und Anforderungen entsprach, zeigte sich bald auf der Seite praktizierender Kliniker, die eher von der idiographischen Komplexität psychischer Probleme beeindruckt waren, wachsende Irritation und Frustration. Im Vordergrund standen dabei Aspekte wissenschaftlicher Methodik und Kooperation, wohingegen reale Bedürfnisse von Patienten kaum adäquat angesprochen wurden. Die weitverbreitete Kritik an Ethik und Menschenbild der Verhaltenstherapie hat vermutlich hier ihre Wurzeln.

Wie ist von der psychologisch-therapeutischen Sichtweise her die psychiatrische Diagnose zu beurteilen? Trotz erheblicher Verbesserungen in den letzten zwei Jahrzehnten (vgl. Turkats Diskussion im Zusammenhang mit Persönlichkeitsstörungen, 1990) ist das nosologische System nach wie vor auf die 'Symptomebene' fixiert und, obwohl zunehmend präziser operationalisiert, nicht besonders trennscharf. So sind oftmals nicht einmal Experten in der Lage, Merkmale den passenden Kategorien zuzuordnen (vgl. Blashfield & Breen, 1989). Die Folge sind multiple Diagnosen bzw. hohe Komorbidität. Dies ist verwirrend und problematisch für die Bestimmung von Zielen und Fokus in der therapeutischen Intervention.

Besonders problematisch ist die mangelnde Beachtung von Lernmechanismen im diagnostischen Vorgehen. Gemäß der Lernperspektive entwickeln sich Probleme kontinuierlich und häufig in interaktiven Zusammenhängen. Erfaßt man Probleme in Kategorien zum Zweck ihrer (artifiziellen) Trennung, so verliert man sämtliche Informationen über die Dimensionen der Entwicklung sowie über relevante Interaktionen. Mit anderen Worten: Eine psychiatrische Diagnose ist kaum in der Lage, Beginn, Entwicklung und Aufrechterhaltung einer Störung adäquat zu beschreiben, geschweige denn zu erklären. Diese Informationen wurden dagegen als essentiell für eine lerntheoretisch fundierte Herangehensweise bei individualisierten Therapien betrachtet (vgl. Meyer & Turkat, 1979).

Schließlich ist die gutbekannte Assoziation psychiatrischer Klassifizierung mit Konzepten wie 'Normalität' und 'geistige Krankheit' hinderlich. Solche Konzepte basieren auf Wertmaßstäben, die häufig zu problematischen Etikettierungen führen (vgl. Szasz, 1961) und im krassen Widerspruch zu einer lernorientierten therapeutischen Herangehensweise stehen.

Trotz dieser Bedenken folgen wir Turkats Argumenten (Turkat, 1990), auch ein Vertreter der Einzelfallanalyse, für die Brauchbarkeit eines adäquat operationalisierten Diagnosesystems, das auf klinischen Beobachtungen aufbaut: Erstens wird präzise Kommunikation auf der Basis operationalisierter Begriffe ermöglicht, und zweitens ist ein valides taxonomisches System in der Lage, Spezialwissen zu akkumulieren, das wiederum die Generierung sinnvoller klinischer Hypothesen für die individualisierte Exploration fördern kann. Es wird argumentiert, daß Diagnose und Problemformulierung sich in dieser Weise sinnvoll ergänzen können. Der Hauptunterschied liegt darin, daß die psychiatrische Diagnose in erster Linie *deskriptiv* ist, wohingegen die Problemformulierung bemüht ist, den Mechanismus einer Störung in seiner Gesamtheit zu verstehen (Turkat & Maisto, 1983).

Klinische Voraussetzungen

Es ist nicht Absicht dieser Einführung, die Entwicklung der Verhaltenstherapie im Allgemeinen darzustellen. Das ist bereits an anderer Stelle besorgt worden, z.B. als wissenschaftliche Abhandlung (vgl. z.B. Kazdin, 1978; Schorr, 1994) oder eher autobiographisch (Eysenck, 1990). In diesem Text soll daher lediglich auf Grundlagen und Entwicklungen eingegangen werden, die speziell für den *Fallformulierungs-Ansatz* von Bedeutung waren. Dieses Modell wird zunächst in seiner Entwicklungsperspektive überblicksartig dargestellt. Die wesentlichen Komponenten werden anschließend in den nachfolgenden Kapiteln vertieft diskutiert.

An dieser Stelle soll ausgeführt und begründet werden, in welcher Weise die Entwicklung des Fallformulierungs-Ansatzes klinisch sinnvoll und weiterführend war. Zwei Aspekte erscheinen uns dabei wichtig: Das Beachten klinischer Realitäten in der Praxis sowie die kritische Auseinandersetzung bzw. Abgrenzung zur forschungsorientierten Verhaltenstherapie akademischer Herkunft. Die wesentlichen Grundbedingungen und Anregungen für den Fallformulierungs-Ansatz können folgendermaßen beschrieben werden:

Klinische Orientierung

Der Fallformulierungs-Ansatz entstand aus therapeutisch motivierten Experimenten im klinisch-psychiatrischen Setting bei schwergestörten Patienten mit komplexen Fallgeschichten. Häufig waren dies Patienten bei denen andere therapeutische Methoden bereits versagt hatten. In der Regel bestand keine große Erwartung für grundlegende Verbesserungen. Die Patienten waren wenig oder überhaupt nicht für eine Therapie motiviert. Eysenck hat diese Situation als die erste große Herausforderung für klinische Psychologen bezeichnet und zugleich darin eine Möglichkeit gesehen, lerntheoretische Therapiekonzepte zu entwickeln (Eysenck, 1990). Die Anfangsprobleme waren immens, nicht zuletzt wegen der feindseligen Haltung der etablierten Psychiatrie, insbesondere der dynamisch orientierten Psychotherapie. Zunächst wurden gestörte Verhaltensweisen sehr detailliert und systematisch beobachtet, in der Regel unter stationären Bedingungen. Im nächsten Schritt wurde versucht, Erkenntnisse psychologischen Lernens als plausible Therapieprogramme zu operationalisieren und diese in intensiver Teamarbeit durchzuführen. Dies setzte entsprechendes Training und Koordination aller Beteiligten voraus.

Experimentelle Anwendung von Lernprinzipien

In den Pioniertagen der Verhaltenstherapie waren es vor allem empirisch orientierte klinische Psychologen wie Hans Eysenck und Monte Shapiro, die darauf hinwiesen, daß jeder Patient mit seiner Störung ein 'neues' wissenschaftliches Problem darstellt, das mit Methoden der allgemeinen Experimentalpsychologie unter Hinzuziehung von wissenschaftlich entwickelten Lernprinzipien gelöst werden könne (Eysenck, 1990). Die ersten Fallveröffentlichungen, herausgegeben von Eysenck (1960/1964) am 'Institute of Psychiatry' in London, dokumentieren diesen Prozeß eindrucksvoll und haben nichts an ihrer Aktualität verloren. Obwohl Eysenck sich später zunehmend mit der Entwicklung von Lerntheorien beschäftigte, wurde die klinisch-experimentelle Arbeit von etlichen seiner Schüler fortgeführt, insbesondere von Victor Meyer, der mit seinen innovativen Arbeiten den weiteren Fortgang der *klinischen* Verhaltenstherapie wesentlich stimulierte. Als pionierhaftes Beispiel hierfür sei die Methode der Zwangsverhinderung und Verhaltensführung erwähnt (z.B. Meyer & Mitarbeiter, 1974) [1]. Insgesamt weisen diese Arbeiten darauf hin, daß Therapiemethoden am effektivsten sind, wenn sie direkt aus dem klinischen Kontext unter Anwendung relevanter Lernprinzipien entwickelt werden.

Bedeutung der individuellen Lerngeschichte

Im Fallformulierungs-Ansatz findet die individuelle Ausprägung von Problemstrukturen und ihrer Lerngeschichte besondere Beachtung. Dies baut auf klinischen Beobachtungen und den Erkenntnissen der klinisch-experimentellen Vorgehensweise auf. So zeigt ein detailliertes Studium klinischer Störungen, daß Problemstrukturen in hohem Maß idiographischer Natur sind, auch wenn eine identische diagnostische Kategorisierung anhand eines Primärproblems vorgenommen werden kann. Biologisch-genetische Dispositionen, individuelle Lerngeschichte und Probleminteraktionen sind hierbei entscheidende Parameter.

Bei genauer Betrachtung zeigt sich, daß jedes Problem in sich einzigartig ist, was eine standardisierte Herangehensweise für Analyse und Therapie, wie in letzter Zeit wieder gefordert (z.B. Schulte, 1996), eigentlich ausschließen sollte. Das soll nicht heißen, daß gut erforschte Standardmethoden völlig abgelehnt werden müssen. Sie haben sich als effektiv für (eher seltene) einfache und relativ isolierte Störungen erwiesen (z.B. Öst, 1987). Alternativ mögen sie als Prototypen methodische Anregung für individuell zugeschnittene Therapien liefern (Caspar, 1996a). Insgesamt weisen unsere klinischen Beobachtungen und Erfahrungen darauf hin, daß ein primär störungsspezifischer Ansatz bei komplexen Problemen, z.T. mit multiplen 'Symptomen', weder wirkungsvoll ist noch Akzeptanz bei Patienten erlangt.

Behandlung komplexer Störungen

Hiermit sind chronische Langzeitstörungen gemeint, die man typischerweise in psychiatrischen, insbesondere stationären, Einrichtungen antrifft. Die komplexe Struktur solcher Störungen beinhaltet häufig multiple Probleme, hohe Lebensbeeinträchtigung und geringe Behandlungsmotivation. Es ist sicher kein Zufall, daß dieses Setting die ursprüngliche Arbeitsbasis für die klinisch-experimentelle Herangehensweise war, da selten Langzeiterfolge mit störungsbezogenen Standardmethoden erreicht werden konnten. Obwohl hierzu keine systematischen klinischen Untersuchungen vorliegen, deutet die klinische Erfahrung eindeutig auf die Notwendigkeit einer individualisierten Herangehensweise hin. Dies läßt sich besonders eindrucksvoll anhand der Formulierung von Persönlichkeitsstörungen demonstrieren. So haben wir z.B. im Rahmen unserer Schema-Modell-Konzeption (vgl. Kapitel 6) auf die häufig sekundäre Bedeutung von 'Symptomen' hingewiesen, die als Konsequenz der Lerngeschichte und den daraus resultierenden kognitiven Verarbeitungsstilen verstanden werden können.

Betonung der therapeutischen Beziehung

Historisch betrachtet spielte die Therapeut-Patientinteraktion in der Verhaltenstherapie, zumindest konzeptuell, kaum eine Rolle. Vielmehr war man bemüht, sich von psychodynamischen Verfahren abzugrenzen, in denen der Einfluß der therapeutischen Beziehung als zu dominant und interpretativ eingeschätzt wurde (Eysenck, 1952). Es galt als Fortschritt, sich *ausschließlich* auf das präsentierte Problem zu konzentrieren, und der Therapeut sollte wissenschaftlich fundierte Therapietechniken anwenden. Dies erschien vielen zunächst als 'schöne neue Welt'.

Kliniker (z.B. Meyer, 1975; Lazarus, 1981) wiesen anhand individueller Fallkonzeptionen schon frühzeitig auf die Bedeutung der therapeutischen Beziehung hin, besonders im Zusammenhang mit komplexen Störungen. Für den Therapieprozeß bedeutet dies zweierlei: Die therapeutische Beziehung soll mit der Bedürfnislage des Patienten abgestimmt werden und muß gleichzeitig den Anforderungen einer gewählten therapeutischen Strategie entsprechen. Ein nicht einfacher Balance-Akt, für den es bis heute kaum entwickelte Richtlinien gibt. Standardvariablen zur Verbesserung der Beziehung, wie z.B. von Carl Rogers (1959) angeregt, erscheinen manchen Verhaltenstherapeuten als sinnvolle Alternative. Wir sind der Ansicht, daß dieses Vorgehen -nur wenn individuell begründet- kompatibel mit den Prinzipien der Verhaltenstherapie ist (vgl. auch Turkat & Brantley, 1981). In Kapitel 5 sollen unsere Ideen zur Beziehungsbildung naher erläutert werden.

Interessanterweise wird auch im kognitiv-behaviouralen Lager neuerdings auf Beachtung und Aufbau von *Behandlungsmotivation* und *therapeutischer Beziehung* hingewiesen, was, in Anbetracht der frühen Arbeiten von Meyer (Meyer & Chesser, 1970), eher an die 'Neuerfindung des Rades' erinnert. Als Beispiele können neuere Ansätze für Persönlichkeitsstörungen (z.B. Young, 1990, Beck & Mitarbeiter, 1990; Fiedler, 1995) angeführt werden sowie Grawes Überlegungen für eine 'Allgemeine Psychotherapie' (Grawe & Mitarbeiter, 1996) oder der 'Selbstmanagement-Ansatz' von Kanfer, Reinecker und Schmelzer (1996).

Verhaltenstherapie als klinisch-experimenteller Ansatz

Diese klinischen Realitäten waren für Eysencks Arbeitsgruppe die Grundlage für eine empirisch orientierte klinische Herangehensweise, die zuerst von Shapiro (1951, 1952, 1953) in Angriff genommen wurde. Ziel war es, zur Identifikation *idiographischer* Problemdimensionen das Problemverhalten psychologisch-experimentell direkt zu erfassen. Dies sollte eine therapeutisch zweifelhafte Etikettierung gemäß psychiatrischer Diagnostik ersetzen, die bekanntlich zu diesem Zeitpunkt nicht auf operationalisierten Verhaltenskriterien basierte und fragwürdige Validität aufwies. Darüber hinaus erschien es sinnvoll, die beschreibende Ebene (z.B. Syndrome) zu verlassen und sich stattdessen auf *funktionale* Zusammenhänge zu konzentrieren. Klinische Evidenz zeigte immer wieder, daß unterschiedliche Bedingungen ähnliche Symptome hervorbringen können oder unterschiedliche Symptome von ähnlichen kausalen Bedingungen ausgelöst werden können. Philosophisch betrachtet ist für den verhaltensorientierten Therapeuten die *Funktion* wichtiger als die *Form*, d.h. die Betonung liegt weniger auf einer (noch so präzisen) Beschreibung der Störung als auf dem Verhalten des Patienten in Interaktion mit seiner Umwelt. Die Tatsache, daß Patienten einigermaßen zuverlässig in Syndromklassen eingeordnet werden können ist weniger hilfreich, wenn es darum geht, unangepaßte Verhaltensweisen zu verändern. Eine mögliche Systematisierung für den *verhaltensanalytischen* Prozeß, die sich auf funktionsorientierte Kategorien bezieht, wurde kürzlich als Alternative angeregt (vgl. Hayes & Follette, 1993; Cone, 1997). Hierauf kann in diesem Zusammenhang nicht näher eingegangen werden.

Was verstehen wir unter einer klinisch-experimentellen Herangehensweise? Wir stützen uns hierbei auf die Prinzipien der Experimentalpsychologie und unterscheiden dabei zwischen *Prozeß* und *Ergebnis*. Der experimentelle Prozeß beinhaltet die Entwicklung von Hypothesen im Zusammenhang mit klinischen Beobachtungen, die anschließend einer Überprüfung unterzogen werden sollen. Dabei wird das Generieren von Hypothesen grundsätzlich von zwei Aspekten gesteuert:

(1) Die Wissensbasis etablierter Lernprinzipien und daraus ableitbare Theorien
(2) Die situativen Aspekte des klinischen Interviews, wie der subjektive klinische Eindruck, die Erfahrungsbasis des Therapeuten, die Motivation des Patienten, die therapeutische Beziehung etc.

Priorität hat zunächst die Verhaltensbeobachtung und Exploration. Hierauf bauen Verhaltensanalyse, Erklärungsmodell der Störung sowie therapeutische Intervention auf. Besonders die Problemformulierung als hypothetisches Modell der Störung nimmt eine zentrale Rolle ein. Sie erklärt den Mechanismus des Problems durch die Integration aller Verhaltensdaten und erlaubt Vorhersagen für relevante Problemsituationen. Diese Aspekte sollen im nächsten Kapitel näher erläutert werden. Als nicht zielführend werden dagegen symptomorientierte Etikettierungen oder spekulative Interpretationen angesehen.

Die therapeutische Veränderbarkeit des Problemverhaltens ist demnach direkt von der Problemformulierung ableitbar, ein Vorgang, der einer kontinuierlichen quantitativen wie qualitativen Bewertung unterzogen werden soll. Gleichzeitig dient diese Bewertung auch der *Verifizierung* der Problemformulierung. Der therapeutische Verlauf soll durch entsprechende Messung und Evaluation im Rahmen relevanter Dimensionen durchgeführt werden. Dies wird in Kapitel 4 näher ausgeführt.

Historisch betrachtet hat sich der Fallformulierungs-Ansatz in der klinisch-experimentellen Arbeit mit komplexen psychiatrischen Patienten entwickelt, die gemäß psychodynamischer Kriterien als nicht therapierbar angesehen wurden. Einerseits versuchte man zu analysieren, warum Therapieversuche erfolglos waren, andererseits verstand man sich als 'Detektiv', der in minutiöser Kleinarbeit versuchte, die Lernbedingungen komplizierter Fälle zu 'entschlüsseln'. Besondere Beachtung wurde dabei der *idiographischen* Problemanalyse sowie der Beobachtung und Überprüfung von Problemverhalten im natürlichen Umfeld geschenkt.

Wie ist der Fallformulierungs-Ansatz im Verhältnis zu anderen verhaltenstherapeutischen Entwicklungen einzuordnen? Nahezu alle pionierhaften verhaltenstherapeutischen Ansätze (z.B. Wolpe, 1958; Yates, 1960) waren zunächst klinisch-experimentell orientiert mit dem Ziel, psychopathologische Erklärungsmodelle zu entwickeln und in einem weiteren Schritt ableitbare therapeutische Methoden zur Anwendung und Überprüfung zu bringen. Bedingt durch das psychiatrische Setting waren diese Ansätze in der Regel störungsspezifisch fokussiert, d.h. häufig angeleitet durch interessierte Psychiater, die sich in der Verhaltenstherapie eine medizinmodellgerechte Technologie erhofften (Eysenck,1990).

Dieser 'faustische Pakt' war aus unserer Sicht die Basis für spätere Fehlentwicklungen, zumindest von der klinisch-therapeutischen Perspektive aus gesehen. Das Hauptinteresse richtete sich zunehmend auf die Entwicklung von Standardmethoden, um einerseits den Therapieprozess zu ökonomisieren und andererseits Effektivitätsstudien mit unterschiedlichen Patientengruppen zu ermöglichen. Solche Methoden waren einfacher anzuwenden und leichter zu überprüfen und schienen darüber hinaus bessere, zumindest kurzfristig, Kosten/Nutzeneffekte zu haben. Dazu kam, daß die Entwicklung der Verhaltenstherapie hauptsächlich im akademischen Setting stattfand, wo 'klinische' Arbeit dementsprechend organisiert wurde: Vorzugsweise beschäftigte man sich mit leicht gestörten Patientenpopulationen (z.B. monosymptomatische, isolierte Probleme oder gar Analogstudien mit Studenten), die kaum klinische Relevanz hatten. Als Konsequenz gewannen die Anforderungen der Forschung Priorität über klinische Variabilität und Komplexität. Typischerweise sprach man gerne vom 'wegkonditionieren' eines Problems. Die Analogie zum Medizinmodell ist auffällig: Man identifiziert 'Symptome' und verabreicht Standardtechniken wie 'Pillen'.

In der klinischen Praxis zeigte sich dagegen zunehmend, daß diese simplizistische Anwendung von Standardtechniken ('symptom-technique matching'), mit Ausnahme von eher seltenen isolierten Störungen, langfristig wenig erfolgreich war und von Klinikern wie Patienten zunehmend als oberflächlich oder sogar unethisch abgelehnt wurde (Bruch, 1988).

Wie könnte dagegen ein empirisch fundiertes Vorgehen aussehen, das klinischen Realitäten und individuellen Unterschieden Rechnung trägt, und wie soll eine angemessene Problemanalyse konzipiert und zu einem Erklärungs- bzw. Interventionsmodell entwickelt werden? Dies soll zunächst anhand von Shapiros Pionierarbeit erläutert werden, die darauf ausgerichtet war, empirisch-experimentelle Studien im klinischen Umfeld durchzuführen.

Shapiros empirische Einzelfallmethode

Trotz erheblicher Skepsis und Kritik v.a. psychodynamisch orientierter Kollegen (vgl. Eysenck, 1990), versuchte Monte Shapiro mit seinem Team bereits in den 50er Jahren, Ideen und Konzepte für experimentelle Fallstudien in der klinischen Praxis zu entwickeln (Shapiro, 1951, 1952, 1953, 1955, 1957; Shapiro & Nelson, 1955). Diese Arbeiten orientierten sich einerseits an der Methodik der Experimentalpsychologie und andererseits an den Erkenntnissen der Lernpsychologie.

Im Detail ging Shapiro folgendermaßen vor: Zunächst wurden Patienten gebeten, eine möglichst detaillierte Beschreibung ihrer Störung zu geben. In einem weiteren Schritt wurden diese subjektiv berichteten Problembeschreibungen durch geeignete Meßmethoden quantifiziert. Im Anschluß daran wurde versucht, das Verhalten lerntheoretisch zu erklären. Hierfür zog man erprobte Konzepte heran, die, wenn notwendig, modifiziert oder neu formuliert wurden. Schließlich wurden aus solchen, zunächst hypothetischen, Erklärungsmodellen Vorhersagen abgeleitet, die systematisch in klinischen Experimenten überprüft wurden.
Nach Durchführung dieser rigorosen Testprozedur hoffte man, ein plausibles theoretisches Modell zu formulieren, das anschließend auf seine Gültigkeit hin überprüft werden konnte. Obwohl der Kliniker eher forschungsorientiert operierte, war er doch bemüht, das experimentelle Vorgehen den klinischen Gegebenheiten anzupassen bzw. unterzuordnen. Eine artifizielle Trennung zwischen Analyse- und Interventionsprozeß wurde vermieden, d.h. Behandlungsmethoden sollten sich direkt aus klinischen Experimenten ableiten lassen und ihr Effekt sollte kontinuierlich evaluiert werden. Zusätzlich wurde darauf geachtet, volle Kooperation der Patienten für diese Prozedur zu erlangen. Es braucht nicht betont zu werden, daß ein erheblicher Aufwand an Zeit und Ressourcen für diese Experimente notwendig war.

Es steht außer Zweifel, daß Shapiros rigoroser, experimenteller Ansatz wichtige klinisch-lerntheoretische Wissensgrundlagen geschaffen und damit insgesamt einen wesentlichen Beitrag zur Entwicklung der *klinischen* Verhaltenstherapie geleistet hat. Darüber hinaus ist zu betonen, daß Shapiros Herangehensweise sich konsequent am 'Scientist-Practitioner-Modell' orientierte, das seit der Boulder Konferenz (American Psychological Association, 1949) immer wieder als Vorlage für klinisch-therapeutisches Vorgehen beschworen wird. Dies trifft auch auf den deutschsprachigen Bereich zu (vgl. Kapitel 2).

Andererseits muß auch auf die Grenzen dieses Ansatzes hingewiesen werden. Obwohl Shapiro der Ansicht war, daß seine Methode universal in der klinischen Praxis Anwendung finden sollte, zeigte sich bald, daß dieser Anspruch unrealistisch war und lediglich von einer kleinen Gruppe forschungsorientierter Kliniker, die in der Regel im universitären Umfeld arbeiteten (z.B. Arbeitsgruppe um Hans Eysenck), erfolgreich durchgeführt werden konnte. Was sich als sinnvolle und notwendige *klinische* Forschungsstrategie erwiesen hatte, offenbarte sich als unbrauchbar für die klinische Routinepraxis. Selbst bei größtem Interesse waren weder Expertise,

Zeit, noch die notwendigen Ressourcen vorhanden, um Erklärungsmodelle und Therapieprogramme mit individuellem Zuschnitt auf experimenteller Basis zu entwickeln. Zusätzliche Probleme ergaben sich in der therapeutischen Interaktion, da Patienten rasche Symptomverbesserungen anstrebten und keine langwierigen experimentellen Untersuchungen (als "Versuchskaninchen") über sich ergehen lassen wollten. Auch stellte sich heraus, daß Kliniker dazu tendieren, an therapeutischen Methoden festzuhalten, von denen sie *persönlich* überzeugt sind, trotz widersprüchlicher Daten oder gar Mangel an empirischen Beweisen, einfach weil sie sich in ihrem eigenen Erfahrungsbereich als effektiv erwiesen haben.

Schließlich muß auf Probleme der Operationalisierbarkeit und Messung von Problemverhalten hingewiesen werden. Wie später ausgeführt werden soll (Kapitel 4), sind hierbei mehrere Dimensionen zu beachten. Der Kliniker scheint oft überfordert, wenn es um Auswahl und Entwicklung therapiegeeigneter Meßverfahren geht. In vielen Fällen haben wir auch psychometrisches Denken beobachtet, welches eher auf den statistischen Vergleich als auf die therapeutische Veränderung gerichtet ist.

Wir können also feststellen, daß Shapiros Methode, trotz ihrer Eleganz und Innovation, nicht auf breiter Basis zur klinischen Anwendung kam, obwohl alle gewonnenen Erkenntnisse nahelegten, daß v.a. komplexe Fälle mit diesem Ansatz adäquat konzeptualisiert und behandelt werden konnten. Insgesamt haben diese frühen Studien ohne Zweifel die erfolgreiche Anwendung von Lernprinzipien auf hypothetisch-experimenteller Basis für klinische Probleme nachgewiesen [2]. Die Vorgehensweise im Kontext komplexer Störungen legte eine Betonung individueller Unterschiede der jeweiligen Probleme nahe. Folgerichtigerweise wurde bereits zu diesem Zeitpunkt auf sinnvolle und notwendige Konsequenzen für die weitere Modellentwicklung in der Verhaltenstherapie hingewiesen.

Meyers klinisch-experimenteller Ansatz

Victor Meyer war einer der ersten Psychologen, die nach Shapiros Methode zu arbeiten begannen. Als Kliniker bemerkte er allerdings bald, daß Shapiros wissenschaftlich ambitionierter Ansatz sich zunehmend von den *realen* klinischen Gegebenheiten entfernte. Um 1955 begann er daher nach neuen Möglichkeiten zu suchen um die *klinische* Praxis gemäß Lernprinzipien weiter zu entwickeln. Meyer (1975) hat sein Dilemma folgendermaßen beschrieben:

> "Das Hauptgewicht wird auf die experimentelle Methode gelegt, und die Mehrzahl der Veröffentlichungen stammen von forschungsorientierten Akademikern mit geringfügiger klinischer Erfahrung in der Anwendung von Lernprinzipien. Das Resultat ist, daß die verhaltenstherapeutische Literatur in der Hauptsache auf eine Forschungsperpektive bezogen wird und lediglich Hinweise gibt, wie man am besten Forschung unternimmt. Fragen der klinischen Praxis und Training in Verhaltenstherapie werden kaum angesprochen und der lernende Verhaltenstherapeut findet wenig konkrete Hinweise und Anregungen wie seine klinische Praxis entsprechend zu gestalten sei"(S. 11)...
>
> "Die Folge war, daß spezifische Techniken bestimmten diagnostischen Kategorien zugeordnet wurden. Obwohl ich anfangs auch diesem Prinzip folgte, wurden mir die Grenzen und Unangemessenheit dieses Vorgehens bald deutlich. Die Probleme mit technologischem Verständnis dieser Art sind zweifach. Erstens, nicht alle Patienten mit offensichtlich vergleichbaren Störungen sind für identische Technikprozeduren geeignet. So können z.B. im Rahmen einer systematischen Desensibilisierung manche Patienten sich nicht entspannen, andere haben Probleme sich relevante phobische Szenen vorzustellen, wiederum andere empfinden dabei keine Angst, und ein Teil wird nicht in der Lage sein, solche Therapieerfahrungen auf reale Lebenssituationen zu generalisieren. Zweitens, und von größerer Wichtigkeit, in psychiatrischen Settings finden sich selten Patienten mit isolierten und klar definierbaren Problemen. Man wird eher konfrontiert mit einer Vielzahl von Beschwerden und Problemen, die möglicherweise in Beziehung zueinander stehen; oder man findet in der verhaltensanalytischen Exploration ein anderes Hauptproblem als zunächst berichtet und diagnostiziert wurde" (S. 16).

Meyer wollte mit einer Verbindung von praxisbezogener klinischer Forschung und klinischer Praxis dieser Tendenz entgegensteuern. Im wesentlichen sollten folgende Fragen beantwortet werden: *Welche Behandlung, von wem durchgeführt, ist effektiv für welches Problem, unter welchen Bedingungen, und wie kann dies organisiert werden?*

Angesichts dieser Diskrepanz zwischen klinisch-experimentellen Idealvorstellungen und realen klinischen Bedingungen schien ein Kompromiß sinnvoll: Angestrebt wurde eine praktikable Herangehensweise, die einerseits auf wissenschaftlichen Prinzipien basiert, sich andererseits aber flexibel den klinischen Erfordernissen anpassen läßt und die Entwicklung innovativer Erklärungs- und Behandlungsmodelle ermöglicht. Oder anders ausgedrückt: Eine sogenannte 'quasi-experimentelle' Vorgehensweise, die von der subjektiven Beurteilung des Therapeuten geleitet wird. Dieser sollte hierfür allerdings sein Vorgehen im Rahmen von Lernprinzipien und klinischen Hypothesen kontinuierlich beobachten und begründen.

Solche Überlegungen wurden bereits in frühen Arbeiten entsprechend realisiert und konsequent weiterentwickelt (z.B. Meyer, 1957). Meyer sah sich in erster Linie als Kliniker und interessierte sich besonders für chronische und komplexe Störungen im psychiatrischen Umfeld, aus dem er seinen Therapieansatz erarbeitete. Dabei war ihm wichtig, daß die klinische Arbeit mit angewandter Forschung und dem Training von Verhaltenstherapeuten im gleichen Setting verzahnt wurde. Das heißt, Forschung und Training sollten in gleicher Weise den klinischen Bedingungen und Erfordernissen angepaßt werden. Meyer (1975) hat seine Herangehensweise folgendermaßen beschrieben:

> "Als Verhaltenstherapeut bin ich bemüht, mein gesamtes Vorgehen gemäß relevanter Lernprinzipien zu organisieren, gleichgültig ob es das Ziel ist motorische, autonome, oder kognitive Faktoren des gestörten Verhaltens zu verändern. Ich betrachte Verhaltenstherapie als kontinuierlichen Prozeß in dem Beobachtungen angestellt und anschließend Erklärungshypothesen entwickelt werden. Diese werden fortlaufend anhand weiterer Beobachtungen überprüft usw....der Vorteil dieser Herangehensweise ist, daß der Kliniker auf jeden Patienten zugeschnittene Therapieprogramme formulieren kann, die flexibel komplexen Problemstrukturen und praktischen Behinderungen angepaßt werden können. So können 'technologische Zwangsjacken' vermieden werden. Gemäß meiner Meinung sind es nicht Techniken sondern direkte Anwendung von Lernprinzipien, die es der Verhaltenstherapie ermöglichen, nahezu jede psychiatrische Störung ätiologisch zu erklären und ein passendes Behandlungsprogramm zu entwerfen (S. 21)".

Meyer wies besonders auf die zentrale Rolle des Erstinterviews hin, dessen Hauptziel die Erarbeitung eines adäquaten Erklärungsmodells auf der Basis von Lernprinzipien sei: Die sogenannte *Problemformulierung* wird als integrierendes Leitprinzip für den gesamten therapeutischen Prozeß beschrieben, die erklären soll, warum ein Patient zu einem bestimmten Zeitpunkt, in einem bestimmten Lebenszusammenhang eine bestimmte Störung entwickelt. Die Problemformulierung hat hypothetischen Charakter und bezieht sich auf alle präsentierten Probleme, einschließlich ihrer Lerngeschichte. Darüber hinaus soll die Problemformulierung Verhaltensvorhersagen erlauben.

Meyer schlug vor, daß der Therapeut sich im Erstgespräch analog zum wissenschaftlichen Experimentator verhalten soll: Er soll plausible Hypothesen entwickeln, die in einer zu begründenden Fragestrategie getestet werden können. Validierte Hypothesen werden graduell zum Erklärungsmodell zusammengefügt. Zur endgültigen Überprüfung werden Verhaltenstests durchgeführt, aus denen häufig bereits Prototypen für Interventionsmethoden abgeleitet werden können.

Schon frühzeitig hatte Meyer daher kritische Distanz zu standardisierten und systematisierten Erhebungsstrategien (z.B. Kanfer & Saslow, 1969) bezogen, die seiner Meinung nach zu mechanistisch und umständlich seien und häufig zu einer ziellosen und unüberschaubaren Anhäufung von Datenmaterial führten. Dies könne v.a. von unerfahrenen Therapeuten kaum bewältigt werden und stifte eher Verwirrung. Anstatt an einem rigiden Interviewschema festzuhalten, sollten Therapeuten ermutigt werden, eigene Ideen und Hypothesen über Entstehung und Verlauf einer Störung zu entwickeln. Als Hauptquellen für solche Hypothesen sollen die therapeutische Interaktion, der Wissensbereich der Lernprinzipien und allgemeine persönliche Erfahrung genutzt werden. Eine derartig entwickelte Herangehensweise gäbe dem Interview Form und Flüssigkeit und habe darüber hinaus einen motivierenden Einfluß auf die therapeutische Beziehung.

Die primären Grundannahmen für seinen Ansatz hat Meyer folgendermaßen formuliert:

- Der Therapeut soll motiviert und fähig sein, seine Ideen und Vorstellungen hinsichtlich der Probleme des Klienten präzise im Sinne von lerntheoretischen Hypothesen zu operationalisieren.
- Diese Beschreibungen sollen alle berichteten Probleme einschließlich der Entwicklungsgeschichte erfassen und erklären können sowie eine passende Therapiestrategie vorschlagen, die sich auf die Gesamtheit der Probleme bezieht.
- Alle hypothetischen Formulierungen sollen überprüfbare Vorhersagen des Problemverhaltens für spezifische Situationen ermöglichen.
- Hieraus sollen klinische Experimente entwickelt werden, die die Aufgabe haben, die Gültigkeit dieser klinischen Formulierungen festzustellen.
- Der Kliniker soll sich hierbei auf die Formulierung konzentrieren, die er aus Gründen der Plausibilität für den Klienten ausgewählt hat; es erscheint unrealistisch und unethisch, alle denkbaren Erklärungsmodelle heranzuziehen.
- Es ist sinnvoll und empfehlenswert, wenn sich klinische Therapeuten um empirisch-experimentelle Überprüfung Ihrer Hauptannahmen und Erklärungsmodelle bemühen.

Wie bereits erwähnt, ist dieses Vorgehen 'quasi-experimentell', da im klinischen Kontext kontrollierte Experimente weder angebracht noch sinnvoll möglich scheinen. Als Orientierung dient die Logik des Interviews. Zusätzliche Validierung wird durch Feedback von Co-Therapeuten und

Patienten ermöglicht. Der Umfang der Explorationen im Erstinterview hängt naturgemäß vom Schweregrad und der Komplexität der Störung ab. Je schwieriger eine Störung zu verstehen ist, desto notwendiger erscheint ein präzises Erklärungsmodell für die Therapieplanung. Dagegen brauchen unkomplizierte, 'monosymptomatische' Probleme dieser Prozedur nicht unbedingt routinemäßig unterzogen werden.

Schließlich ist zu erwähnen, daß Meyer zu den wenigen Verhaltenstherapeuten zählt, die sich bereits in den Anfängen mit Ausbildungsfragen beschäftigten. So schlug er vor, daß die Ausbildung für Therapeuten in die klinische Praxis integriert werden sollte, sozusagen als Lernen am Modell unter intensiven Supervisionsbedingungen. Hierfür ist wichtig, daß der Supervisor die Patienten aus der klinischen Praxis kennt. Leider fehlen im deutschsprachigen Bereich hierfür nach wie vor die Bereitschaft sowie die geeigneten Voraussetzungen. Dieses Problem ist an anderer Stelle ausführlicher diskutiert worden (Bruch & Hoffmann, 1996).

Weiterentwicklungen im Fallformulierungs-Ansatz

Die Arbeiten von Meyer wurden von einigen seiner Schüler, die in gleicher Weise Bezug auf klinische Realitäten nahmen, weiterentwickelt und neuen Anwendungsfeldern zugeführt. Besonders zwei profilierte Vertreter müssen hervorgehoben werden: Ira Turkat (1985; 1990), der in den 80er Jahren als erster begann, sich mit der Behandlung von Persönlichkeitsstörungen zu befassen, sowie David Lane (1990), der, im Rahmen seiner therapeutischen Arbeit mit Kindern und Jugendlichen im Schulbereich, sich in erster Linie um eine präzise Operationalisierung des Modells bemühte. Bedeutung und Einfluß

Diese Entwicklungen gewannen zunehmend Beachtung und Bedeutung, nicht zuletzt bedingt durch eine Reihe kritischer Analysen zum Status der Verhaltenstherapie Anfang der 80er Jahre (z.B. Wilson, 1982). Die wesentlichen Elemente beider Weiterentwicklungen sollen daher nachfolgend kurz dargestellt und diskutiert werden.

Der Beitrag von Ira Turkat

Ira Turkat begann seine Arbeiten mit Vic Meyer in den späten 70er Jahren. Er war zunächst darum bemüht, Meyers Ansatz und Weiterentwicklungen aktualisiert zu beschreiben und zu definieren (vgl. Meyer & Turkat, 1979) [3]. Dies schien angebracht, da Meyer selbst ein eher zurückhaltender Publizist war. Turkat schlug anfangs den Begriff 'Behaviour-Analytic Approach' als

Etikett vor. Da dies jedoch zu Mißverständnissen und Verwirrungen mit psychodynamischen Ansätzen führte (z.B. vermutete Integrationsabsichten), wurde der Begriff 'Case Formulation' (Deutsch: Fallformulierung) vorgeschlagen, der sich deutlicher an Meyers ursprünglichen Kernkonzepten wie 'Behavioural Formulation' oder 'Problem Formulation' anlehnt [4].

Turkat hat insbesondere drei wesentliche Komponenten in der Fallformulierung hervorgehoben: das *Erstinterview*, das *klinische Experiment*, und die *Behandlungsmethodologie*. Eine logische Verbindung zwischen diesen Komponenten erfolgt durch kontinuierliche Hypothesengenerierung und -überprüfung, wodurch korrektives Feedback ermöglicht wird. Diese Prozedur wird grundsätzlich individuellen klinischen Gegebenheiten angepaßt.

Hauptziel des Erstinterviews ist die 'Problemformulierung' im Gegensatz zur Diagnosestellung, die nach Turkat lediglich kommunikative Zwecke erfüllt. Obwohl sich Formulierung und Diagnose in diesem Sinne ergänzen sollen, hat letztere keine unmittelbare Relevanz für den Therapieprozeß. Die Problemformulierung besteht aus drei Elementen, die von Turkat (1990) folgendermaßen beschrieben wurden: "(1) Eine Basishypothese über Zusammenhang der präsentierten Probleme; (2) Hypothesen bezüglich der Entwicklungsgeschichte der relevanten Probleme; (3) Vorhersagen über zukünftiges Verhalten des Patienten" (S. 17). Oder anders ausgedrückt, die Problemformulierung kann als eine individualisierte klinische Theorie beschrieben werden, die alle Aspekte einer berichteten Störung erklären soll. Die Sammlung von relevanten Daten folgt dabei experimentellen Prinzipien, die dem klinischen Kontext angepaßt werden. Es handelt sich also nicht um kontrollierte Forschungsexperimente, sondern, auch in Hinblick auf Grenzen im psychopathologischen Wissen, um Hypothesen, die auf der Basis klinischer Beobachtungen und entsprechender Schlußfolgerungen gemacht werden. Turkat (1990) hat ein Reihe von Empfehlungen für das Erstinterview gemacht auf die kurz eingegangen werden soll.

Bereits der Ersteindruck, einschließlich nonverbaler Interaktionen, wie z.B. Erscheinung, Verhaltensauffälligkeiten, Körpersprache usw. können Hinweise für Hypothesen liefern, die allerdings besonders kritisch überprüft werden sollten, da Auswahl und Bewertung zunächst sehr subjektiv sind. Ebenso sollen hypothesenfixierte 'Verzerrungen' erkannt und vermieden werden; eine potentielle Fehlerquelle bei dieser Methode. Bekanntlich neigen erfahrenere Therapeuten häufig dazu, selektiv nach Informationen zu suchen und vorschnell Schlußfolgerungen zu ziehen, die sich auf ihr Erfahrungswissen beziehen.

Zur Bestimmung von unabhängigen und abhängigen Variablen soll eine genaue Operationalisierung der Störung auf der Basis der Problembeschreibung des Patienten durchgeführt werden. Wenn Patienten über eine

Vielzahl von Problemen berichten, was oft der Fall ist, soll versucht werden, Interdependenzen festzustellen. Zur Verbesserung der Systematik hat Turkat (1979) die 'Behavioural Analysis Matrix' vorgeschlagen, die eine detaillierte Erfassung der Reaktionsysteme, einschließlich antezedenter und konsequenter Bedingungen ermöglichen soll. Wir werden in Kapitel 2 hierauf näher eingehen.

Das Sammeln relevanter Informationen ist wesentlich für die Entwicklung geeigneter Hypothesen, die wiederum den weiteren Verlauf des Interviews bestimmen. Die Untersuchung konzentriert sich dabei vorangig auf prädisponierende, auslösende und aufrechterhaltende Faktoren des Problemverhaltens, essentiell also eine Fokussierung auf individuelle Lerngeschichte und funktionale Analyse.

Hieraus entwickelt sich allmählich das Erklärungsmodell, ein Vorgang, der kontinuierlich überprüft werden soll und abschließend anhand von klinischen Experimenten verifiziert wird. Im letzteren Fall werden Vorhersagen für spezifische (und typische) Problemsituationen gemacht, die anschließend möglichst in vivo rekonstruiert und evaluiert werden. Ferner ist wichtig, daß dieser Vorgang prinzipiell von *klinischen* Erwägungen geleitet wird, d.h. die Kreativität und Kompetenz des Therapeuten im Rahmen seiner klinischen Hypothesen ist allein ausschlaggebend für die Durchführung solcher Experimente. Klinische Experimente sollen erst in zweiter Linie Forschungszwecken dienen (vgl. Kapitel 4).

Sobald eine plausible Problemformulierung erstellt ist, wird diese mit dem Patienten ausführlich diskutiert. Dies beinhaltet u.U. eine Revision der Therapieziele und Behandlungsoptionen, wie z.B. sequentielle Strategien bei multiplen Problemen. Der 'ideale' Plan ist nicht immer anwendbar. Auch mögliche Hindernisse sollten im Rahmen einer Formulierung erkennbar sein. Diese Klärungsphase ist nicht nur aus ethischen Gründen angezeigt; auch Problemverständnis und Behandlungsmotivation sollen hierdurch gefördert werden.

Die Behandlungsstrategie, wie komplex auch immer, ist zunächst eine Interventionshypothese, die sich logisch von der Problemformulierung ableitet. Die nachfolgende Auswahl oder Konstruktion von Behandlungsmethoden soll ausschließlich hierdurch angeleitet werden. Grundsätzlich soll jede Form von 'symptom-technique matching', d.h. die mechanistische Zuordnung von Standardmethoden zu spezifischen Störungen, vermieden werden. Schließlich weist Turkat (1985) darauf hin, daß die Gestaltung der therapeutischen Beziehung sich in gleicher Weise an der Problemformulierung orientiert.

Zusammenfassend kann festgestellt werden, daß Ira Turkats Beitrag (1985, 1990) im wesentlichen in der konzeptuellen Begründung und Operationalisierung klinisch-experimenteller Methoden sowie weiterführender

Arbeiten zur praktischen Anwendung liegt, v.a. im Bereich der Persönlichkeitsstörungen. Es ist bemerkenswert, daß auch einige neuere kognitiv-behaviourale Ansätze in diesem Störungsbereich darauf aufbauen (z.B. Beck & Mitarbeiter, 1993). Als Anekdote sei hinzugefügt, daß gerade Beck noch Anfang der 80er im Rahmen eines Symposiums darauf hingewiesen hat, daß Persönlichkeitsstörungen wahrscheinlich nicht mit kognitiv-behaviouralen Methoden behandelbar seien (Beck, 1982).

Die Kontextanalyse von David Lane

Lanes therapeutischer Schwerpunkt ist auf Kinder und Jugendliche bezogen; ein eher vernachlässigter Anwendungsbereich der kognitiv-behaviouralen Therapie. Im Detail hat sich Lane (1990) um eine praxisorientierte Operationalisierung therapeutischer Einzelschritte bemüht, die in einem 5-Phasen-Modell dargestellt werden. Diese Präzisierung diente in erster Linie der Anpassung des Fallformulierungs-Ansatzes an Probleme im Schulbereich mit Kindern und Jugendlichen (Lane, 1998), worauf in diesem Zusammenhang nicht näher eingegangen werden soll. Lane nennt seinen Ansatz 'context focused analysis' womit die Bedeutung des familiären und sozialen Umfelds im Schulalter betont werden soll. Die Hauptphasen seines Modells können folgendermaßen zusammengefaßt werden:

(1) Die Problemdefinierung vom Standpunkt des Patienten gesehen wird als Prozeß wachsenden Problembewußtseins operationalisiert; (2) Aufgabe der Explorationsphase ist es, die gesammelten Problembeschreibungen zu ordnen und im Rahmen der lerntheoretischen und kognitiven Grundlagen zu explorieren, was (3) im Anschluß zu der beabsichtigten Problemformulierung führt, die (4) wiederum eine geeignete Interventionstrategie anregt (Was wird angestrebt, in welcher Weise, von wem durchgeführt und in welchem Setting?). Abschließend (5) findet eine umfassende Evaluierung des gesamten Prozesses statt.

Der in diesem Text vorgestellte Fallformulierungs-Ansatz baut auf Lanes Phasenmodell auf und wird im nachfolgenden Kapitel weiter expliziert.

Zusammenfassung

Es war Absicht dieser Einführung, die Entwicklung und Besonderheiten des Fallformulierungs-Ansatzes im Vergleich zu üblichen Interview- und störungsspezifischen Interventionstechniken herauszustellen. Im letzteren Fall wird der Patient typischerweise gemäß einer vorgegebenen Struktur befragt, die sich in der Regel an mehr oder weniger gut operationalisierten diagnostischen Kategorien orientiert. Dazu kommen häufig psychodiagnostische Testverfahren, die eher auf einen statistischen Normenvergleich ausgerichtet sind. So ist es aus unserer Perspektive zu bedauern, daß sich in den letzten Jahren wieder mehr Interesse an standardisierter Verhaltensdiagnostik herausgebildet hat (z.B. Margraf & Mitarbeiter, 1991). Bezüglich Intervention wird neuerdings vermehrt darauf hingewiesen, daß individualisierte Therapiestile angeblich keine Vorteile zu Standardmethoden aufweisen (Schulte, 1996; Fiedler, 1996a). Es ist anzunehmen, daß beiden Tendenzen die gegenwärtige Ökonomisierung der therapeutischen Versorgung (vgl. Petermann, 1996) und der Imperativ des Medizinmodells zugrunde liegen.

Wir halten es für problematisch, wenn die Beurteilung des Klinikers auf der Basis diagnostischer Einzelinformationen stattfindet, die in der Regel keiner weiteren Überprüfung unterzogen werden. Wenn man sich mit der Zuordnung zu einer diagnostischen Kategorie begnügt, ist die therapeutische Schlußfolgerung in der Regel eine sogenannte Standardmethode. Leider finden sich derartige Empfehlungen auch in den Anleitungen zur Verhaltensanalyse und Therapieplanung von anerkannten Ausbildungsinstituten. Wir haben oft beobachtet, daß dieses Vorgehen zu zweifelhaften therapeutischen Erfolgen führt und häufig von Patienten abgelehnt wird, die das Gefühl haben, nur 'oberflächlich konditioniert' zu werden. In diesem Zusammenhang kann auch an das viel diskutierte und kontroverse Menschenbild in der Verhaltenstherapie erinnert werden, das hierin seine Ursache hat. Aus unserer Sicht sind mangelnde Validierung diagnostischer Aussagen das Hauptproblem. Besonders bei komplexen Störungen führt dies häufig zu krassen Fehlentscheidungen.

Wir sind uns andererseits darüber im Klaren, daß eine stringent objektive Erfassung und Bewertung in der klinischen Situation kaum möglich ist. Shapiros Idealvorstellungen haben sich für die therapeutische Praxis als unrealistisch erwiesen, aber eine klinische Annäherung gemäß diesen Prinzipien erscheint sinnvoll und praktikabel. Das Konzept der 'Kontrollierten Praxis' von Petermann (1996), bei dem zumindest eine praxisorientierte *Evaluation* des therapeutischen Prozesses angestrebt wird, veranschaulicht überdies, daß auch im deutschen Sprachraum Anstrengungen in diese Richtung unternommen werden.

Der Ansatz der Fallformulierung ist aus den Anforderungen und Möglichkeiten des klinischen Settings hervorgegangen und stützt sich in erster Linie auf systematische Entwicklung und Überprüfung von begründbaren [5] klinischen Hypothesen. Hieraus werden Vorhersagen abgeleitet, die in klinisch relevanten Situationen evaluiert werden. Es ist plausibel, daß dieser Prozeß eine *sinnvolle* klinische Validierung ermöglicht und eine fundierte Anleitung für individuell zugeschnittene Therapieme thoden liefern kann. Unsere klinische Arbeit hat gezeigt, daß ein derartig entwickeltes Erklärungsmodell der standardisierten Diagnostik überlegen ist. Überdies wird der Kliniker zu einem empirisch-methodischen Vorgehen angeregt, was eher konsistent mit den Grundlagen der Verhaltenstherapie ist. Daher wird die zentrale Rolle der Problemformulierung als Erklärungs- und Leitmechanismus für den gesamten therapeutischen Prozeß betont. Klinische Beobachtungen und Hypothesen liefern die Basis hierfür. Ohne diese substantielle Problemformulierung können keine Vorhersagen und klinischen Tests durchgeführt werden, die wir als Voraussetzung für eine angemessene Behandlungsstrategie ansehen.

Wichtiger Bestandteil dieses Prozesses ist die Überprüfung der Problemformulierung. Dies erscheint aus ethischen wie wissenschaftlichen Gesichtspunkten unverzichtbar: Die Qualität derartig weitreichender Beurteilungen soll so ‘objektiv’ wie möglich sein, und es muß gewährleistet werden, daß dies der Verbesserung der Lebensqualität des Patienten dient. Eine brauchbare Formulierung soll Theorieeigenschaften besitzen, d.h. Vorhersagen für konkrete Problemsituationen erlauben, die am konkreten Fall überprüft werden können. Hierin sehen wir den klinischen Wert einer Formulierung: Wir erhalten Hinweise für angemessenere Behandlungsoptionen aber auch für eventuelle Schwierigkeiten und Komplikationen. Kann die Vorhersage und Erklärungskraft einer Formulierung nicht bestätigt werden, wird es notwendig diese und damit auch das Behandlungsprogramm zu revidieren. Darüber hinaus zeigt die klinische Praxis, daß der Prozeß der Überprüfung die Operationalisierung kritischer Verhaltensweisen ermöglicht und somit die Kommunikation mit Klienten, Kollegen und Supervisoren fördert.

Die Gestaltung der therapeutischen Beziehung, ein in letzter Zeit viel diskutierter Aspekt, wird ebenso von den Erkenntnissen der Problemformulierung bestimmt. Auf dieser Grundlage wird entschieden, ob der Therapeut z.B. als sozialer Verstärker fungieren, ob er direktiv oder nondirektiv ist, ob er sich komplementär verhalten oder ob er seine Rolle im Laufe der Behandlung anhand bestimmter Kriterien verändern soll.

Der Innovation und Kreativität des Klinikers sind lediglich durch seine Fähigkeit bzw. Unfähigkeit, gültige Problemformulierungen zu entwickeln, Grenzen gesetzt. Allerdings müssen zwei Dinge vorausgesetzt werden: Zum einen die Bereitschaft zu einem höheren Zeit- und Gestaltungsaufwand im Erstinterview, zum anderen zu einem spezialisierten intensiven Trainingsprogramm, mit dem diese Herangehensweise erworben werden kann. Aus unserer Sicht ein Aufwand, der sich lohnt, da alle weiteren Therapieschritte effizient von der Problemformulierung begründet, gelenkt und strukturiert werden, und auch kompliziertere Problempatienten mit dem Ansatz erfolgreich behandelt werden können.

Die nachfolgenden Kapitel haben die Aufgabe, die wesentlichen Komponenten des Fallformulierungs-Ansatzes detailliert und praxisorientiert zu beschreiben. Darüber hinaus werden klinische Illustrationen angeboten. Weitere zeitgemäße Beispiele finden sich bei Bruch und Bond (1998).

Anmerkungen

1. Paradoxerweise, aus unserer Sicht zumindest, waren auch diese Arbeiten Ausgangsbasis für verhaltenstherapeutische Standardverfahren. Obwohl akzeptabel für weitere Forschung, führte dies häufig auch zu unreflektierter klinischer Anwendung.

2. Nebenbei bemerkt haben diese Arbeiten auch zahlreiche Prototypen für die eher *technikorientierte* Verhaltenstherapie geschaffen, die ihren Höhepunkt in den 60er und 70er Jahren hatte. So gesehen läßt sich die aktuelle Diskussion (vgl. Fiedler, 1997a,b) hinsichtlich störungsspezifischer versus idiographischer Vorgehensweise bis zu den Anfängen der Verhaltenstherapie zurückverfolgen. Wir wollen hierauf im nächsten Kapitel näher eingehen.

3. Es mag an der Sprache liegen, daß diese Arbeiten von einigen deutschsprachigen Kollegen, soweit überhaupt bekannt, als 'strikt lerntheoretisch und nicht-klinisch' (z.B. Caspar, 1996a oder Schulte, 1996a) eingestuft werden, was dem Kenner des Ansatzes eher als seltsame Verdrehung erscheinen muß. Der Sache wird kaum geholfen, wenn man anhand eines kürzlich übersetzten Buches von Turkat (1996) zahlreiche 'Sinnfehler' entdeckt, die wenig zum Verständnis seiner konzeptuellen Vorstellungen beitragen werden. Wir hoffen mit diesem Text auch diesbezüglich einige Mißverständnisse auszuräumen.

4. Trotzdem hat es weiterhin Mißverständnisse und Kontroversen gegeben, wie verschiedentlich dokumentiert wurde. So hat erst kürzlich Adams (1996), ein ehemaliger Mitarbeiter Meyers, im Rahmen einer Diskussion darauf hingewiesen, daß Fallformulierung keine Behandlungstechnik ist sondern sich am ehesten als Methode beschreiben läßt, die zum Ziel hat, den Patienten und seine Probleme in seiner Gesamtheit zu verstehen, was folgerichtig Auswahl oder Design von geeigneten Behandlungsstrategien ermöglicht. Gleichermaßen Verwirrung hat der kognitive Ansatz von Persons (1989) gestiftet. Hier wird der Begriff Fallformulierung (unter Bezug auf Turkat!) zwar verwendet, impliziert aber lediglich klinische Fallkonzeption (ohne experimentelle Herangehensweise!) in der kognitiven Therapie.

5. Begründbar im Sinne relevanter persönlicher klinischer Erfahrungen im Rahmen lerntheoretischer und kognitiver Modelle.

2

Das Erstinterview

It is a capital mistake to theorize before one has data.
Insensibly one begins to twist facts to suit theories,
instead of theories to suit facts.
Sherlock Holmes

Wesentliches Ziel des Erstgesprächs in der Fallformulierung ist die Erarbeitung eines hypothetischen Erklärungsmodells der Störung, die sogenannte *Problemformulierung*. Die Problemformulierung nimmt anschließend eine Leitfunktion für alle nachfolgenden Planungs- und Interventionsschritte ein und wird damit zur zentralen Komponente des gesamten therapeutischen Prozesses. Hierfür müssen *relevante* Daten *systematisch* gesammelt werden, die die Entstehung und den Mechanismus der Störung lerntheoretisch beschreiben können, woraus anschließend eine begründete Interventionshypothese abgeleitet werden soll. Die methodischen Grundlagen unserer Herangehensweise im Interview sollen nachfolgend in den Kontext der Entwicklung verhaltensanalytischer Modelle und der gegenwärtigen Diskussion zur Verhaltensanalyse (oder Problemanalyse) und Therapieplanung gestellt werden.

Verhaltensanalytische Modelle

Die Bedeutung des Erstinterviews als kritischer Entscheidungsprozeß steht sicher außer Zweifel: Hier werden wichtige Schlußfolgerungen gezogen, die erhebliche Implikationen für die therapeutische Intervention und die therapeutische Beziehung haben. So kann man mit Bedauern feststellen, daß trotz dieser Ausgangslage relativ wenig Konsens über Fragen des Inhalts und der Prozedur besteht. Insbesondere zeigt sich eine beachtliche Variabilität im Vorgehen. Die Erfassung von Problemverhalten orientiert sich in unterschiedlicher Weise an psychiatrisch-diagnostischen, psychometrischen oder lerntheoretisch-verhaltensanalytischen Prinzipien, die mal eher 'akademisch', mal mehr 'klinisch' realisiert werden. Dies läßt sich exemplarisch an den Ansätzen von Kanfer und Saslow, Stuart, Wolpe, Lazarus, sowie Goldfried und Davison erläutern. Sie sollen hier kurz ausgeführt werden.

Die Arbeiten von Kanfer und Mitarbeitern gelten vielen bis heute als der 'Goldstandard' der Verhaltensanalyse. Kanfer und Saslow (1965) hatten schon vor über 30 Jahren ein elaboriertes 7-Stufen-Modell vorgestellt, dessen nachhaltiger Einfluß kaum zu überschätzen ist. Die Zielbereiche beziehen sich auf (1) Analyse der Problemsituation im Sinne von *Exzessen, Defiziten und angepaßtem Verhalten;* (2) Kausale Beschreibung bezüglich *antezedenter und konsequenter Ereignisse*; (3) Motivationsanalyse hinsichtlich *verstärkender und aversiver Bedingungen;* (4) Entwicklungsanalyse der *biologischen, soziologischen Veränderungen sowie des Verhaltens;* (5) Analyse von Selbstkontrollverhalten; (6) Analyse der Sozialbeziehungen und (7) Sozial-kulturell-physikalische Umweltanalyse. Auf den ersten Blick ein perfektes Modell, das alle wichtigen Parameter für gestörtes Verhalten zu erfassen scheint. Dies machte es v.a. für systematisch-akademisch denkende Therapeuten sehr attraktiv.

Stuart (1970), eher ein Vertreter der klinischen Routinepraxis, wies allerdings schon bald darauf hin, daß eine derartig breite Informationsbasis unnötig und unrealistisch sei. Meyer (1977) störte sich an dem 'nosologischen Geist' und 'akademischen Perfektionismus' dieses Modells, das sinnvolle Hypothesenbildung und klinisches Handeln eher behindere. Turkat (1986) wies auf unzureichende Operationalisierung und Spezifizierung für Entscheidungen hinsichtlich Datenintegration, Fallkonzeption und Handlungsanweisung für therapeutische Interventionen hin. Stuarts Alternative ist dann auch hauptsächlich auf präzise Spezifizierung des Problemverhaltens gerichtet, streng auf den Rahmen der Lerngleichung bezogen. Untersucht werden (1) *antezedente* Bedingungen mit der Differenzierung in (a) instruktive Auslöser, (b) diskriminierende Auslöser, (c) potenzierende Faktoren und (d) ermöglichende Faktoren. Für (2) konsequente Bedingungen werden (a) positive Verstärker, (b) aversive Ereignisse, (c) auslösende Ereignisse und (d) negative Verstärker untersucht. Man kann Stuarts Ansatz in gewisser Weise als Antithese zu Kanfers Ansatz bewerten, da er sich ziemlich puristisch auf die frühen Thesen der Verhaltenstherapie stützt. Die sehr enge Informationsbasis erscheint uns nach heutigen Maßstäben recht bedenklich, da ausschließlich Bezug auf Funktionsvariablen des Störverhaltens genommen wird, dagegen finden Entwicklungsbedingungen und Kontextvariablen wenig Beachtung.

Sowohl Kanfers wie Stuarts Konzeptionen haben eher theoretisch-akademischen Charakter, d.h. sie scheinen eher zur Darstellung in 'gelehrten Journalen' geeignet als zur Anleitung in der klinischen Praxis. Zum Vergleich soll anschließend auf einflußreiche *klinische* Konzeptionen eingegangen werden.

Wolpe (1980) hat auf die zentrale Bedeutung von 'Stimulus-Response'-Beziehungen hingewiesen, was seine klassisch-lerntheoretische Position unterstreicht. Darüber hinaus sammelt er Hintergrundinformationen über Familie, Religion, Erziehung, Beruf, Sozial/Sexualbeziehungen und appliziert eine Reihe von Standard-Fragebögen, die sich auf die Persönlichkeit, Angststruktur, Anpassung usw. beziehen. Für Therapeutenverhalten werden folgende Richtlinien empfohlen: (1) Herstellen einer 'objektiven' und permissiven Atmosphäre, (2) Lerntheoretische Erklärung geben und Veränderbarkeit von Verhalten betonen, (3) Fehleinschätzungen des Patienten korrigieren und Mißverständnisse klären, (4) auf Verhaltensdefizite hinweisen.

Lazarus (1981) hat sich wohl am weitesten von den klassischen Lernprinzipien entfernt. Er empfiehlt flexible Anpassung an Interaktionsangebote der Patienten, die sich vorwiegend an non-direktiven Prinzipien (im Sinne Rogers) orientieren. Zum Abschluß wird ein sogenanntes 'Leading Statement' formuliert, eine Art zusammenfassende Meinung des Therapeuten zum Problem, das mit dem Patienten ausführlich diskutiert wird. Es bleibt jedoch relativ unklar, wie man zu diesem Statement gelangt. Anschließend soll der Patient Stellung beziehen, besonders seine Gefühle betreffend. Zu einem späteren Zeitpunkt hat Lazarus einen umfangreichen Fragebogen zur Lebensgeschichte ('Basic ID') vorgeschlagen, womit Lebenserfahrungen und -stil erfaßt werden sollen, die als Grundlagen für symptomatische Störungen angesehen werden. Prinzipiell lehnt Lazarus eine Orientierung am funktionalen Modell der Verhaltenstherapie ab und betont stattdessen die Auswertung von Erfahrungen im affektiven, sensorischen, interpersonalen, kognitiven sowie Vorstellungs- und Drogenbereich. Es wird erwartet, daß auf dieser Basis Verhaltensdefizite und -ziele identifiziert und Entscheidungen über Therapiestile getroffen werden können. Therapietechniken werden für möglichst viele Bereiche in multimodaler Anwendung vorgeschlagen.

Goldfried und Davison (1976) halten sich dagegen enger an die lerntheoretischen Prinzipien der Verhaltenstherapie, weisen aber besonders auf die Notwendigkeit einer unterstützenden, empathischen Interaktion mit Patienten hin. Zusätzlich zu dem präsentierten Problem mit ausführlicher Entwicklungsgeschichte, sowie Problemdimensionen und Konsequenzen, richtet sich die Aufmerksamkeit des Interviews auf Erscheinung und Auftreten des Patienten sowie auf Organismus- und Umweltvariablen. Darüber hinaus werden subklinische Problembereiche, Verhaltensaktiva, Ziele, Prioritäten, Motivation und Erwartungen eruiert.

In der Bewertung fällt auf, daß die eher klinischen Ansätze öfter Kritik an dem als rigide und restriktiv empfundenen funktionalen Modell in der Verhaltenstherapie zum Ausdruck bringen. Alle Interviewansätze mit ihren unterschiedlichen Schwerpunkten basieren auf mehr oder weniger durchdachten und elaborierten Konzepten. Mit Ausnahme von Stuarts Modell werden zusätzlich zur funktionalen Lernanalyse v.a. Motivation, 'Compliance' und therapeutische Interaktion thematisiert. Trotzdem bleibt ein Unbehagen. Man ist um Gründlichkeit und Vollständigkeit bemüht, Notwendigkeit und Stellenwert zusätzlicher Information sind aber nicht immer einsichtig oder unzureichend begründet und operationalisiert. Um nichts falsch zu machen, werden dann häufig mehr Informationen zusammengetragen als zum Problemverständnis notwendig wäre (algorithmisches Vorgehen). Das Resultat ist dann eine Tendenz zu quasi 'mechanischer' Einbeziehung aller erreichbaren Informationen. Dies kann in sehr unterschiedlicher Weise realisiert werden (z.B. Beobachtung, Fragebögen, Hausarbeit etc.). Ist solches Vorgehen zielführend für ein therapeutisches Erklärungsmodell oder eher eine Analogie zum nosologischen Denkmodell? Wir werden weiter unten zu dieser Frage zurückkehren.

Bei der obigen Betrachtung bislang nicht angesprochen, sind hinlänglich bekannte Diskrepanzen zwischen erklärter Absicht im Interview und tatsächlicher Praxis. Hierzu gehört auch der Einfluß sogenannter 'non-spezifischer' Faktoren (die teilweise eine sehr spezifische Wirkung haben können!) in der Therapieinteraktion. Dieser Bereich ist bislang wenig systematisch erforscht worden, es werden aber immer wieder anekdotische Beweise hierfür aus dem klinischen Feld geliefert. Dies läßt den Schluß zu, daß Therapeuten durchaus nicht immer das anwenden oder durchführen, was sie im Rahmen ihres Modelles 'predigen'. So zeigt sich z.B., daß Therapeuten einer Schulrichtung z.T. sehr unterschiedlich vorgehen können. Auf der anderen Seite kann man verblüffende (meistens 'non-spezifischer' Art) Ähnlichkeiten bei Vertretern unterschiedlicher Ansätze im Therapiestil beobachten. Unsere eigene Erfahrung deutet darauf hin, daß vor allem im Erstinterview der persönliche Stil des Therapeuten einen nicht unerheblichen Einfluß haben kann. Eine vertiefte Diskussion dieser Aspekte findet sich bei Goldfried (1992). Im Folgenden wollen wir in einem Exkurs auf den gegenwärtigen Status der Problemanalyse in den deutschsprachigen Ländern eingehen.

Entwicklungen im deutschen Sprachraum

Im deutschsprachigen Raum lassen sich ähnliche Divergenzen feststellen, allerdings hat man den Eindruck, daß die Diskussion hier polarisierter geführt wird. So geht es mittlerweile weniger um das 'wie' in der Problemanalyse

(Begriffe wie Verhaltensanalyse oder gar funktionale Analyse werden eher selten oder gar nicht mehr verwendet), sondern darum ob eine (gar individualisierte!) Problemanalyse überhaupt noch sinnvoll ist. Ein Überblick über Entwicklung und unterschiedliche Positionen findet sich in einen kürzlich von Franz Caspar (1996a) herausgegebenen Text. In seinem Vorwort gibt Caspar richtigerweise zu bedenken, daß persönliche Präferenzen von Therapeuten eine zusätzliche, wenngleich oft übersehene Dimension darstellen: So gibt es die intuitiven, spontanen Therapeuten, die alles was sie bislang gelernt haben ohne viel Reflexion zur Anwendung bringen und jede wissenschaftliche Erkenntnis als rigide und unzumutbar bezeichnen. Hierdurch könne die 'Einmaligkeit' der therapeutischen Beziehung in Gefahr gebracht werden. Am anderen Ende des Spektrums befinden sich diejenigen, die ihr Modell in mechanischer, unflexibler Anwendung praktizieren und häufig in akribischer Kleinarbeit Daten akkumulieren, die selten therapeutischen Nutzwert haben.

Es ist zu bedauern, daß sich Caspar in seinem Rückblick in erster Linie an der Entwicklung der amerikanischen Verhaltenstherapielinie orientiert, die, trotz Lippenbekenntnis zum *wissenschaftlichen Kliniker* (Boulder Konferenz: American Psychological Association, 1949), kaum Pionierarbeit für die *klinische* Praxis geleistet sondern vielmehr den *klinischen Forscher* hervorgebracht hat (vgl. Malatesta, AuBuchon & Bruch, 1994). So ist es auch verständlich, wie es zu der Aussage kommt, daß angeblich bis in die späten 60er Jahre keine genuinen klinischen Ansätze entwickelt worden seien. Shapiro und Meyer, die eigentlichen Begründer der klinisch-individualisierten Fallkonzeption (vgl. Kapitel 1: 'Maudsley Approach', Eysenck, 1990) werden zwar namentlich erwähnt, offensichtlich aber mißverständlich eingeordnet und ungenau repräsentiert. Es muß noch einmal betont werden, daß die Maudsley Gruppe von Anfang an sämtliche Untersuchungen und Experimente im klinischen Umfeld durchführte. Auch machte man sich bereits in den 50er Jahren darüber Gedanken, wie die Kommunikation zwischen Klinikern und Wissenschaftlern verbessert werden könnte, ein momentan wieder sehr aktuelles Thema (z.B. Grawe, 1997).

Wie bereits im vorangegangenen Kapitel ausgeführt wurde, hat Victor Meyer seine professionelle Karriere vollständig der Entwicklung der *klinischen* Verhaltenstherapie gewidmet, was eher eine Ausnahme im akademischen Setting darstellt. Trotz zahlreicher Publikationen wird bis heute diese Pionierarbeit kaum gewürdigt, schon gar nicht von Verhaltenstherapeuten mit akademischem 'Forschungsdünkel'. Dies gilt uns als weiterer Beweis, falls noch erforderlich, für die mangelhafte Kommunikation zwischen Klinikern und Wissenschaftlern. Weitere wichtige Entwicklungen, die hierauf aufbauen, wie z.B. Turkats 'Case Formulation Model', finden bei Caspar keinerlei Erwähnung, obwohl diese Arbeiten von erheblichen Einfluß für die *klinisch-therapeutische* Entwicklung in Nordamerika waren. Nur zwei Beispiele seien erwähnt: Becks kognitiver Ansatz für Persönlichkeitsstörungen (Beck und Mitarbeiter, 1990) und Persons (1989) kognitiver 'Case Formulation'-Ansatz.

Die von Schmelzer (z.n. Caspar, 1996a) formulierten Kriterien für die Verhaltensanalyse [1], denen auch wir weitgehend zustimmen, werden nach wie vor als 'gute' Praxis empfohlen. Andererseits weist Caspar auf eine zunehmende Ablehnung gegen Verwissenschaftlichung und Rationalismus ('Kopflastigkeit') im verhaltenstherapeutischen Vorgehen hin. In diesem Zusammenhang wird auch auf die weitverbreitete Diskrepanz zwischen Anspruch und Wirklichkeit in der Problemanalyse hingewiesen. Dies mag z.T. an 'unklinischen' Problemanalysemodellen liegen. Caspar spricht aber auch (ehrlicherweise) vom 'inneren Schweinehund' der in der Routinepraxis häufig zum 'Schlendrian' verführt. Ein anderes (typisch deutsches Kassen-) Phänomen sind die Abrechnungsspezialisten, die unter dem Mäntelchen der Verhaltenstherapie etwas ganz anderes betreiben.

Caspar mißt den integrativen Bemühungen in der Verhaltenstherapie relativ viel Gewicht bei mit dem Hinweis, daß wesentliche Aspekte des therapeutischen Prozesses (z.B. die Beachtung der therapeutischen Beziehung oder die Ressourcenperspektive) erst durch solche Entwicklungen möglich wurden. Dabei scheint weniger wichtig, ob solche Absichten logisch begründet oder empirisch abgesichert sind [2]. Modellerweiterung und Methodenoffenheit sind 'politisch korrekte' Imperative, die nicht immer zwingend begründet werden. Auch Caspar hinterfragt deren Relevanz letztendlich nicht, obwohl auch er z.T. missionarischen Übereifer oder Profilierungsabsichten hinter manchen Ansätzen ('alter Wein in neuen Schläuchen') vermutet. Weiterhin ist fraglich, ob man der von ihm vorgenommenen Selektion und Bewertung immer zustimmen kann. Einerseits offenbaren sich eklektisch-integrative Präferenzen, andererseits werden Modelle, die u.E. in höchstem Maße wegweisend und einflußreich waren, wie Banduras 'Self-Efficacy'-Ansatz, nur nebenbei erwähnt.

Caspars Schlußfolgerungen zum gegenwärtigen Trend zu störungsspezifischen bzw. standardisierten Vorgehensweisen in der Problemanalyse und Intervention kann man wohl zustimmen: konventionelle Forschungsmethodik erfordert Standardisierung. Dies führt letztendlich zu einer Art Teufelskreis wobei zunehmend klinische Bedingungen ignoriert werden. Allerdings werden auch positive Aspekte gesehen: So sind Manuale von Nutzen, wenn sie differenziert und operationalisiert sind und als 'technische Prototypen' klinischen Realitäten angepaßt werden können. Das Hauptargument gegen Standardisierung wird aus 'konnektionistischer' Sicht formuliert (Caspar & Grawe, 1996). In diesem Rahmen wird eine Konzeptionalisierung komplexer Problemstrukturen vorgeschlagen. Caspar ist der Ansicht, daß sich dieses Modell am ehesten mit klinischen Beobachtungen deckt, d.h. bezüglich Variationen und Interaktionen bei Störmustern. Homogene Störungen sind eher selten, *klinische* Störungsbilder in der Regel eher variabel und kaum stabil, was gegen eine standardisierte Herangehensweise spricht. Caspar weist auch darauf hin, daß Störungsgruppen sich im unterschiedlichen Ausmaß ähneln. So sind z.B. Angstprobleme homogener als Persönlichkeitsstörungen. Techniken oder Manuale sind danach bestenfalls als Prototypen für vergleichbare Grundmuster geeignet. Als Schlußfolgerung wird 'Therapie als Neukonstruktion' vorgeschlagen. Dies beinhaltet (1) alle Probleme ansprechen und (2) günstige Veränderungsbedingungen schaffen: Zustände herstellen, Strukturen verändern, Sichtweisen modifizieren. Selektion und mögliche Koordination individualisierter und standardisierter Vorgehensweisen müssen diesem Prinzip entsprechen. Als besonderes Problem gilt die bei Standardverfahren applizierte Trennung zwischen 'spezifisch vs. nonspezifisch', die oft zur Ausgrenzung wichtiger Aspekte führt. Caspar und Grawe (1996) geben Hinweise für Auswahl- und Entscheidungsprozesse.

Im folgenden Jahr gewann das Thema 'Problemanalyse' mit einem Beitrag von Fiedler (1997a) zur 'Therapieplanung in der modernen Verhaltenstherapie' weiter an Profil. Die sich anschließende Diskussion hat inzwischen den Charakter einer Grundsatzdebatte mit hoher Beteiligung angenommen, zumindest im deutschen Sprachraum. Ein vergleichbarer Disput im angloSächsischen Bereich hat dagegen vergleichsweise weniger Resonanz gefunden (vgl. Malatesta, 1995a/b; Wilson, 1996, 1997; Hickling & Blanchard, 1997).Wir möchten im Folgenden kurz auf die aktuelle Diskussion eingehen und versuchen, Bezugspunkte zur Fallformulierung herzustellen.

Zunächst ist der Gesinnungswandel erstaunlich, der sich bei einigen Wissenschaftlern bzw. Therapeuten im Laufe der Zeit eingestellt hat. Handelt es sich hierbei um essentielle klinische Lernprozesse oder ist dies die Folge einer gesundheitspolitisch motivierten 'Klimaverschiebung'? So hatte Schulte (1974) als Pionier des 'diagnostisch-therapeutischen Prozesses in der Verhaltenstherapie' im Wesentlichen auf Kanfer und Saslow aufgebaut. Das Modell, das er heute in seinem Text 'Therapieplanung' (Schulte, 1996a) anbietet, ist in seiner störungsspezifischen Reduziertheit grundsätzlich nosologisch orientiert und hat sich erheblich von seinen Überlegungen und Positionen der 70er Jahre entfernt. Auf der Basis der Bochumer Therapiestudie (Schulte & Mitarbeiter, 1992), dessen klinische Validität und Generalisierbarkeit eher kontrovers beurteilt werden kann (vgl. Caspar & Grawe, 1996), spricht sich Schulte für eine Standardisierung des 'diagnostisch-therapeutischen' Prozesses aus. Dies wird dreifach begründet: (1) Psychologische 'Diagnostik' habe schon immer Standardisierung als wesentliches Gütekriterium angestrebt. (2) Kanfers Verhaltensanalysemodell (für Schulte offenbar die Ausgangsbasis) sei als Leitfaden konzipiert und daher bereits auf Standardisierung ausgerichtet und (3) schließlich der Verweis auf die eigene (oben zitierte) Untersuchung, wonach standardisierte Behandlungsprogramme zu besseren Therapieerfolgen als 'maßgeschneiderte' Interventionen führen. Hieraus wird gefolgert, daß Qualität im therapeutischen Prozeß nur durch standardisierte Methodenregeln und Entscheidungsprozesse gewährleistet sei. Die Alternative, die 'heuristische Einzelfallanalyse' birge dagegen 'die Gefahr eines subjektiven, wenig systematischen, vielleicht auch voreiligen und nicht immer rationalen Vorgehens' (Schulte, 1996a, S. 14). Weiterhin weist Schulte auf die Bedeutung und den Einfluß 'störungsspezifischen Wissens' hin, für ihn ein Argument für die Rationalität und Effektivität der therapeutischen Intervention. Es wird impliziert, daß eine störungsspezifische Intervention auf einem diagnostischen Leitsystem aufbaut. Diese Vorgehensweise erinnert fatal an das häufig beklagte 'symptom-technique matching' der frühen Verhaltenstherapie, das eher den Erfordernissen der Forschung als den klinischen Realitäten entsprach. Darüber hinaus scheint der Begriff Diagnostik, der dem Medizinmodell entlehnt ist, kaum geeignet, den lerntheoretisch orientierten verhaltensanalytischen Prozeß zu beschreiben - eine deutsche Besonderheit, die Verwirrung stiftet [3].

Am Beispiel 'sozialer Kompetenz' läßt sich das Dilemma verdeutlichen: Nach unserer klinischen Evidenz kann Standarddiagnostik kaum brauchbare Hinweise liefern, ob der Mechanismus der Störung sich auf *mangelnde Fertigkeiten* oder *sozial-evaluative* Angst bezieht. Man muß sich darüber hinaus fragen, wie gut Befürworter von Standardmethoden mit der klinischen Realität vertraut sind: Praktiker weisen immer wieder auf Inflexibilität und niedrige Akzeptanz von Manualen hin. Selbst bei gut ausgearbeiteten Manualen ist individuelle Anpassung erforderlich (falls überhaupt möglich). Der umgekehrte Weg erscheint da besser: Manuale als 'technische' Anregung und Expertise für individuell zugeschnittene Programme basierend auf dem Verständnis des Störmechanismus. Für Schulte ist dagegen ein Versuch zur Erklärung des Problems, der mit dem Patienten zusammen unternommen wird, weniger hilfreich: Er weist an anderer Stelle darauf hin, daß dem Patienten nichts erklärt werden soll: Erklärung sei Sache der Forschung - der Kliniker hilft dem Patienten sich zu verändern!

Die Vorstellung, daß ein standardisiertes Vorgehen zur Qualitätssicherung beiträgt, da wissenschaftliche Methodenregeln festgelegt und befolgt werden, scheint ebenso irrig wie naiv. Die Komplexität der klinischen Situation sowie die präsentierten Probleme lassen eine eindeutige Zuordnung kaum zu (vgl. Malatesta, 1995a). Zum einen ist die Generalisierbarkeit von Manualen fragwürdig, zum anderen muß davon ausgegangen werden, daß Kliniker sich eher an ihren eigenen 'subjektiven'

Methodenregeln orientieren, die oft wenig explizit sind, d.h. es besteht häufig eine Diskrepanz zwischen dem was 'rational' intendiert ist und dem was sich tatsächlich in der Praxis abspielt. Supervisoren, die sich nicht ausschließlich auf verbale Berichte stützen, ist dieses Phänomen wohl bekannt (vgl. Bruch, 1996 oder Goldfried, 1992). Schulte (1996b) räumt immerhin ein, daß die Realisierung einer Therapie unter Umständen individuelle Anpassung erfordert, wobei allerdings der Rückgriff auf standardisierte Regeln betont wird.

Ähnlich erstaunlich erscheint die Wandlung von Fiedler (1974), der im selben Band wie Schulte in Hinblick auf individuelle Varianz vielfältige Funktionen in der Gesprächsführung postulierte (inklusive Hypothesengenerierung!) und heute dagegen einen störungsspezifischen Ansatz im Rahmen der sogenannten 'modernen' Verhaltenstherapie vertritt (Fiedler, 1997a). In diesem Zusammenhang wird wiederholt auf das 'hohe Qualitätsniveau' im Zusammenhang mit langjährigen Forschungsarbeiten verwiesen, was von Fiedler als Garant für die Wirksamkeit erachtet wird. Besonders Fiedler hat mit seinen Thesen eine alte Diskussion neu entfacht, die bereits in den Anfängen der Verhaltenstherapie geführt wurde. Allerdings ging es damals noch um Standardmethoden, die in erster Linie in Forschungssettings entstanden waren und anschließend dem Kliniker schmackhaft gemacht werden sollten. Das medizinische Establishment war von den neuen Möglichkeiten begeistert, d.h. es ließen sich Therapietechniken quasi wie Medikamente verabreichen. Kliniker wie Meyer und Kollegen haben damals eindringlich vor diesem Irrweg, der den Prinzipien der Verhaltenstherapie zuwiderlief, gewarnt (vgl. Meyer & Crisp, 1966; Meyer, 1970; Meyer und Mitarbeiter, 1970; Meyer, 1975). Die Standardmethoden von damals sind sicher nicht mit den störungsspezifischen Manualen von heute zu vergleichen, trotzdem hat sich an der prinzipiellen Kritik wenig geändert [4]. Die von Fiedler (1997a) besonders herausgestellte Bedeutung von störungsspezifischen Manualen erscheint nur auf den ersten Blick als Fortschritt. Die Mehrzahl solcher Manuale baut in der Regel auf Forschungsergebnissen auf, die letztendlich mit fragwürdigen Standardmethoden in artifiziellen Gruppenstudien, häufig in analogen Settings und in der Regel mit wenig erfahrenen Therapeuten, gewonnen wurden. Die Schwierigkeiten mit der Interpretation und Bewertung solcher Studien sind von verschiedenster Seite eingehend diskutiert worden (z.B. Meyer, 1975; Rachman & Wilson, 1980; Grawe und Mitarbeiter, 1994).

Angesichts der zunehmenden Beliebtheit von solchen Manualen kommt der Verdacht auf, daß es manchen Therapeuten angenehm und bequem erscheint (v.a. den gemäß 'Medizinmodell' trainierten Kollegen) klare und überschaubare Regeln für die Auswahl und Anwendung von therapeutischen Techniken zu haben: Da erübrigen sich langwierige Verhaltensanalysen und die Entwicklung entsprechend individualisierter Behandlungsmethoden. Die Frage nach dem *wie* oder *warum* einer Methode ist marginal - man hofft und erwartet, daß es funktioniert! Statt Nachdenken erfolgt automatisierte Routine! Trotz solcher Beobachtungen ist es nicht unsere Absicht, Manuale zu verteufeln. Manuale als Prototypen, die im Rahmen kognitiv-behaviouraler Prinzipien entwickelt wurden, können zielführend für den Erwerb technischer Fertigkeiten sein, sowohl in der Ausbildung wie auch für die Planung individuell zugeschnittener Therapieprogramme. Ohne Zweifel ist im Vergleich zu den Standardmethoden der 60er und 70er Jahre ein ungleich höheres Niveau an methodischer Expertise erreicht worden, einhergehend mit der verbesserten Operationalisierung störungsspezifischer Klassifikationssysteme. Allerdings erscheint uns die Qualität der Manuale noch sehr unterschiedlich.

In keinem Fall, und da folgen wir der Berner Gruppe (Caspar, 1996a; Caspar & Grawe, 1996; Grawe & Mitarbeiter, 1996; Grawe, 1997), wird durch Anwendung störungsspezifischer Manuale eine individuelle Problemanalyse überflüssig, wie zunehmend angeregt wird (z.B. Schulte, 1996a). Grawe (1997) hat auf der Basis extensiver Metaanalysen psychotherapeutischer Forschung mittlerweile vier Perspektiven identifiziert, die in eine Fallkonzeption eingehen sollten: Außer der *Störungsperspektive* sind dies die *Ressourcenperspektive*, die *Beziehungsperspektive* und die *Konfliktperspektive*. Diese Perspektiven bilden für Grawe die Säulen für eine 'Allgemeine Psychotherapie', die theoretisch begründet, patientorientiert, aber nicht methodenfixiert sein soll. Auch bei Grawe wird die Erweiterung störungsspezifischen Wissens als positiv gesehen, die Eingang in jede Therapieplanung finden sollte. Es wird sogar vorgeschlagen, daß Patienten, die sich in 'einem ausgeprägten psychopathologischen Zustand' befinden primär störungsspezifisch behandelt werden sollten. Dem kann hinzugefügt werden, daß sowohl bei hoher Lebensbeeinträchtigung als auch bei (eher seltenen) isolierten Problemen, störungsspezifische Methoden zunächst im Vordergrund stehen sollten. Grawe weist allerdings darauf hin, daß störungsspezifisches Wissen bestenfalls zwei der von ihm als wichtig erkannten Wirkfaktoren erfaßt, nämlich *Problembewältigung* und *Problemaktivierung*. Zwei weitere, *Ressourcenaktivierung* und *Motivationale Klärung,* sind dagegen auf empirische Konzepte aus der allgemeinen Psychologie bezogen. Hieraus wird gefolgert, daß für eine individuelle Therapieplanung die Wissensbasis so breit wie möglich sein sollte (daher allgemeine Psychotherapie). Man muß sich allerdings fragen, ob diese zum Teil sehr heterogenen Konzepte so in einem Modellrahmen vereinigt werden können, daß eine sinnvolle praktische Anleitung für den Kliniker möglich wird. Grawe bevorzugt z.Zt. eine Einbettung in einen schematheoretischen Ansatz, weist aber gleichzeitig darauf hin, daß 'Allgemeine Psychotherapie' methodenoffen konzipiert ist und somit durch die Entwicklung neuer Konzepte und Theorien kontinuierlich Veränderungen unterliegen wird. Es ist zu fragen, wie Kliniker mit diesem Anspruch umgehen können, der doch kontinuierliche Erarbeitung klinisch-therapeutischer Methoden im Rahmen sich ständig verändernder Konzeptionen erfordern dürfte.

Im Fallformulierungs-Ansatz weisen wir gleichermaßen auf die Notwendigkeit von psychologischem Erklärungswissen hin, das über die Störungsperspektive hinausgehen sollte. Der Zugang hierzu soll aber durch klinisch fundierte Hypothesen erfolgen, also induktiv. Einmal entwickelte und überprüfte Konzepte können als Erklärungshypothesen auch deduktiv vermittelt werden, z.B. zum Gebrauch im Erstinterview. So halten wir z.B. die Schema-Perspektive im Zusammenhang mit komplexen Störungen für zielführend, wie an anderer Stelle ausgeführt wurde (Bruch, 1988). Wir wollen in Kapitel 6 hierauf näher eingehen.

Auch die inzwischen vorgeschlagene individuelle Anpassung an störungsspezifische Modelle (wie auch von Schulte und Fiedler angeregt) scheint problematisch, ganz einfach deshalb, weil individuelle Störungen nach unserer Ansicht mit Standardkategorien nicht sinnvoll erfaßbar sind. So weisen z.B. schemaorientierte Analysen regelmäßig auf die sekundäre Bedeutung vorgebrachter Beschwerden hin, ganz zu schweigen von 'Self-handicapping'-Strategien, um z.B. Symptomerwartungen von Therapeuten zu erfüllen (vgl. Snyder & Smith, 1982). Caspar (1997) hat in diesem Zusammenhang auf das Problem unscharfer Diagnosen und hoher Komorbiditätsraten hingewiesen. Behandelt man alle Probleme gleichzeitig oder eine Störung nach der andern? Wie ist es um Behandlungsprioritäten und Interaktionen zwischen Störbereichen bestellt? Vieles deutet darauf hin, daß Verhaltensstörungen komplexe idiographische Muster aufweisen, gewissermaßen eine Verflechtung von Biographie, Prädispositionen, psychophysiologischen Anfälligkeiten und interagierenden Reaktionssystemen (Lang, 1979). Wie weiter unten erläutert werden soll, sind wir in der Fallformulierung bemüht, solche Komplexitäten idiographisch im Rahmen kognitiv-behaviouraler *Prinzipien* zu verstehen; dies unterscheidet sich grundsätzlich von der individuellen Anpassung an störungsspezifische Erklärungsmodelle, die allerdings durchaus konstruktive Ideen zur Hypothesenbildung im Interview oder Prototypen für Therapiemethoden liefern können.

Das Hauptargument für die Qualität von Therapiemanualen ist regelmäßig die zugrundeliegende Forschung an der angeblich niemand vorbei kann. Wie ist es aber mit der Qualität dieser Forschung bestellt? Obwohl in den letzten Jahren Fortschritte bezüglich klinisch relevanter Forschung erzielt worden sind, werden Ergebnisse und ihr Zustandekommen nach wie vor kontrovers diskutiert, wie die Durchsicht von Fachzeitschriften jederzeit bestätigen kann. So räumt sogar Schulte (1996b) bezüglich der Bochumer Therapiestudie ein, daß offenbleiben muß, ob eine individuell zugeschnittene Problemanalyse und entsprechende Behandlung von trainierten Therapeuten nicht zu besseren Ergebnissen hätte führen können; eine diesbezügliche Versuchsbedingung hatte es in seiner Studie nicht gegeben. Grawe (1997) fragt sich am Beispiel *Depression*, wie störungsspezifisch Manuale tatsächlich sind. So stellt sich heraus, daß Manuale mit unterschiedlichen inhaltlichen Schwerpunkten zu ähnlichen Ergebnissen gelangen. Auf der anderen Seite fehlen klare Indikationskritereien und die Erfolgsquote liegt lediglich bei 30-40%. Weitere Beispiele zum Mythos 'Störungsspezifität' können bei Grawe nachgelesen werden. Es wurde bereits darauf hingewiesen, daß akademische Verhaltenstherapieforschung nicht immer ein Segen für Kliniker war. Sie diente vor allem sich selbst und der Karriere ihrer Vertreter. So wurden störungsspezifische Manuale nicht gezielt als 'klinischer Königsweg' entwickelt, sondern ergaben sich eher als (einigermaßen nützliche) 'Abfallprodukte' tradierter Forschungsstrategien. Entsprechende Pläne beinhalteten in der Regel Gruppenvergleiche, denen spezifische Symptome und standardisierte Behandlungen zugrunde lagen.

Obwohl die Problemanalyse des Einzelfalles nicht grundsätzlich abgelehnt wird, ist Schulte (1996a) doch eher der Ansicht, daß Therapeuten hiermit in der Regel überfordert sind:

> "Die Überprüfung der Gültigkeit oder Anwendbarkeit solcher Theorien auf ein Problem des jeweiligen Einzelfalles und vor allem die Entscheidung zwischen möglichen konkurrierenden Theorien sind im Einzelfall vom Therapeuten kaum zu leisten"(S. 57).

Die 'verbesserten' diagnostischen Leitfäden werden als sinnvolle und ausreichende Anleitung für Kliniker vorgeschlagen, die individuellen Bedingungen angepaßt werden können. Nur für ungenügend beforschte Störungen kämen individualisierte Problemanalysen noch in Frage. Caspar und Grawe (1996) halten dem entgegen, daß die klinische Realität deutlich zeigt, daß praktizierende Therapeuten sich ungern in 'schulmethodische Zwangsjacken' stecken lassen, die nicht ihrem Erfahrungshorizont entsprechen. Die weitverbreitete Tendenz zur eklektischen-integrativen Vorgehensweise bei Praktikern kann demnach als deutliches Votum gegen eine enge, symptomorientierte Sichtweise gewertet werden. Von unserem Standpunkt aus betrachtet liegt der Hauptwert störungsspezifischen Wissens in seinem Potential zur Generierung störungsbezogener Hypothesen im Interview und weniger in der Entwicklung von Prototypen für Standardmethoden (vgl. Wilson, 1996).

Es ist nicht möglich im Rahmen dieses Exkurses, auf die gesamte Breite dieser Diskussion einzugehen, die von einer Anzahl interessanter Positionen gekennzeichnet ist und im Wesentlichen den oben ausgeführten Standpunkten zugeordnet werden kann. Einige weitere Beiträge scheinen jedoch erwähnenswert:

Auf den Kopf gestellt wird das Thema von Lieb (1993) mit seinem Vorschlag, daß hochspezialisierte Manualisierung auf der Basis psychiatrischer Diagnostik einer individualisierten Fallkonzeption gleichkäme. Engberding (1996) stellt ein problemlösungsorientiertes Modell für Analyse und Therapie vor, daß eine Art Harmonie im Spannungsfeld von Standardisierung und Individualisierung anstrebt. Der Kliniker soll sich kontinuierlich damit auseinandersetzen; dies ermögliche einen kreativen therapeutischen Prozeß. Nicht erwähnt wird allerdings, daß diese Vision nicht den gegenwärtigen Bedingungen in Ausbildung und Supervision entspricht, die sich im Wesentlichen an Standardmethoden orientieren. Kreatives Problemlösen scheint uns eher möglich, wenn lerntheoretisches bzw. verhaltenstherapeutisches *Denken* gefördert wird. Hierauf soll weiter unten eingegangen werden.

Ein andersartiger Kompromiß wird von Tuschen (1996) angestrebt. Standardisierte Diagnostik hat angeblich den Vorteil, daß man nichts übersieht und der Therapeut nicht seinen persönlichen Präferenzen folgt. Aber: Auch bei gutentwickelten störungsspezifischen Modellen sei individuelle Anpassung und auch einzelfallbezogene Diagnostik durchaus sinnvoll und manchmal sogar unvermeidbar! Wir möchten uns grundsätzlich gegen solche Kompromisse aussprechen, die u.E. eine zielführende logisch-hypothetische Struktur im Interview, aufbauend auf individuell-relevanten Aussagen des Patienten, verhindert.

Wir finden uns dagegen eher in Übereinstimmung mit den Prinzipien des 'Selbstmanagement-Ansatzes' (Kanfer & Mitarbeiter, 1996). Hier wird hypothesenorientiertes Vorgehen auf der Basis theoretischer Konzepte und idiographischer Daten propagiert, das 'transtheoretisch', 'schulübergreifend' und 'methodenoffen' sein will. In der Fallformulierung liegt die Betonung vergleichsweise eher auf einer Modellkonsistenz, d.h. wir sind bemüht, brauchbare Konzepte und Praktiken aus anderen Ansätzen in ein kognitiv-behaviourales Modell zu 'assimilieren'.

Was hat diese recht vehement geführte Diskussion am Ende bewirkt? Obwohl die Hauptbeteiligten in ihren Positionen verharren (v.a. Caspar, 1997 und Fiedler, 1997b) werden am Ende versöhnlichere Töne angeschlagen: Caspar beteuert, daß es eine Abwertung der Störungsperspektive nie gegeben hat, man möge dies nur relativiert zu anderen Einflußgrößen sehen. Fiedler verweist auf die goldene Mitte zwischen Phänomen- und Störungsorientierung. Am Ende doch nur ein 'Sturm im Wasserglas'? Kaum. Caspar (1997) weist auf weiterführende Probleme hin, z.B., daß im Forschungsbemühen um immer bessere, effektivere Diagnoseleitfäden und dazu passenden Manualen kaum noch von der Rolle des Therapeuten und seiner Ausbildung gesprochen wird. Dies betrifft auch die Bochumer Studie (Schulte & Mitarbeiter, 1991), in der die klinische Kompetenz der Therapeuten nicht erfaßt wurde. Auf der anderen Seite wird von Gefahren geredet (Fiedler, 1997a), z.B. wenn Kliniker 'substantielle' Manuale ignorieren und stattdessen vor sich hin 'wurschteln'. Wir sehen die eigentliche Gefahr darin, daß die Therapie gemäß Manualen, wie schon jetzt in der Forschung praktiziert, zunehmend von therapeutischen Hilfskräften durchgeführt wird. Dies wird damit gerechtfertigt, daß Manuale leicht lernbar seien und erfahrenere Therapeuten nicht unbedingt bessere Ergebnisse erzielten als Trainees (vgl. Wilson, 1996). Dreht man den Spieß um, welche Schlußfolgerungen können hieraus für die Therapieausbildung gezogen werden? Wir meinen: Falls kompetente, kreative und verantwortungsbewußte Therapeuten erwünscht sind, die mit komplexen klinischen Problemen umgehen können, wird man sich intensiver als bisher mit Fragen der Ausbildung auseinandersetzten müssen, statt auf die 'Omnipotenz' störungsspezifischer Manuale zu setzen (Bruch & Hoffmann, 1996). Aus unserer Perspektive ist der gegenwärtige Trend zur technikorientierten Ausbildung zu beklagen. Vielmehr sollte man sich darum bemühen, Therapeuten in der Ausbildung anzuleiten, empirisch-psychologisch zu denken, gemäß den kognitiv-behaviouralen Basisprinzipien. Betrachtet man die Diskussion von der anglo-sächsischen Perspektive aus, so scheint es, daß diese Prinzipien im deutschsprachigen Raum weniger fest verankert sind. Die Betonung scheint eher auf 'importierten' Standardtechniken zu liegen, was als Mangel an eigenständiger Entwicklung betrachtet werden kann. Erklärt sich hieraus die zwiespältige Einstellung zur Verhaltenstherapie und die Tendenz sich auf vertraute, etablierte Positionen zurückzuziehen? Besonders Gewicht und Einfluß des psychodynamischen Establishments kann nach wie vor als erheblich bewertet werden: Einerseits sind kognitiv-behaviourale Ansätze inzwischen recht gut etabliert, trotz deduktiv-philosophischer und -wissenschaftlicher Denktraditionen, andererseits empfindet das Psychoestablishment induktiv-empirische Vorgehensweisen nach wie vor eher als simplizistisch und ethisch unangemessen (im Vergleich dazu hat man weniger Probleme mit spekulativen Interpretationen psychodynamischer Provenienz).

Ebenso typisch ist eine grundsätzliche Abneigung gegen jede Form direktiver Therapie, speziell in Deutschland. Macht 'politisch korrekte' Vergangenheitsbewältigung hier befangen? Vielen erscheinen non-direktive Verfahren wie z.B. die Gesprächspsychotherapie [5] daher besonders attraktiv.

> Wir sind dagegen der Ansicht, daß kognitiv-behaviourale Ansätze in ihrer Grundstruktur direktiv, zielorientiert und transparent sind, allerdings immer auf der Basis kooperierender Übereinstimmung. Speziell diese Merkmale ermöglichen adequate Trainigsmöglichkeiten und Wissensvermittlung und verhindern 'interpretative Machtexzesse' im therapeutischen Prozeß.

Anderen gilt die Gesprächspsychotherapie als idealer 'Veredler' für alle möglichen Integrationsbemühungen, wie z.B. die 'Klientenzentrierte Verhaltensanalyse' (Bastine, 1973). Integrative Kompromißversuche laufen u.E. häufig auf die 'Quadratur des Kreises' hinaus: Theoretische Grundlagen werden ignoriert oder abgelehnt und vermeintlich Innovatives, nicht selten wenig Kompatibles, hinzugefügt. Eklektisches Denken überwiegt, und es gibt wenige Ausnahmen, wo ein durchdachtes, konsistentes Therapieprozeßmodell angestrebt wird, wie z.B. die deutsche Entwicklung des Selbstmanagement-Ansatzes (Kanfer, Reinecker & Schmelzer, 1996).

Um es noch einmal deutlich zu machen: Wir argumentieren nicht gegen sinnvolle und notwendige Erweiterungen des klassischen lerntheoretischen Modells, unsere eigenen Arbeiten liefern den Gegenbeweis (z.B. Bruch, 1988). Wir meinen allerdings, daß entsprechende Entwicklungen auf klinischen Analysen aufbauen und konzeptuell in den kognitiv-behaviouralen Rahmen einordbar sein sollten. Die in letzter Zeit entwickelten Schemaansätze (Bruch, 1991; Grawe und Mitarbeiter, 1996) sehen wir als einen gelungenen Versuch in diese Richtung. Die Verhaltenstherapie sollte auf keinen Fall zum eklektischen Selbstbedienungsladen verkommen, in dem jeder Therapeut seine persönlichen Präferenzen 'austoben' kann. Dies führt zur 'Baukastenmentalität' der technikorientierten Verhaltenstherapie, wo man gemäß fragwürdiger Indikation auswählt oder hinzufügt. Hierzu gehört auch der gegenwärtige Trend, die Problemanalyse zu simplifizieren oder grundlegende Elemente (z.B. funktionale Analyse) ganz abzuschaffen (vgl. Caspar, 1996a). Dazu kommen weitere Motive: Diejenigen, die sich in erster Linie für die Theorieentwicklung interessieren, haben nicht immer die klinische Praxis im Rahmen bestehender Konzeptionen im Blickfeld. Andere sehen Lücken im kognitiv-behaviouralem Ansatz, wie z.B. die 'Gefühlsperspektive', die sie mit 'Importen' aus anderen Schulen ausfüllen.

Es ist daran zu erinnern, daß die Verhaltenstherapie auf wissenschaftlich fundierten Grundlagen aufbaut, die nicht nach Belieben verändert werden können, ohne den Ansatz insgesamt in Frage zu stellen. Metzger (1985) hat schon vor mehr als einem Jahrzehnt darauf hingewiesen, daß viele Kritiker, die sich zwecks Überwindung der 'Enge' der Verhaltenstherapie für Theorienvielfalt, Methodenintegration u.ä. stark machen, wenig über die tatsächlichen Grundlagen und Potentiale der Verhaltenstherapie zu wissen scheinen, die in der Tat flexibler und elaborierter sind als gemeinhin angenommen. Metzger deutet dies als Unwilligkeit, Originaltexte zu lesen und als Konsequenz von z.T. äußerst mangelhaften Übersetzungen. Am Beispiel von Skinners Arbeiten macht Metzger deutlich, daß schon in frühen Konzeptionen die volle Komplexität menschlichen Verhaltens dargestellt werden konnte, einschließlich kognitiver Faktoren (wofür angeblich eine 'kognitive Revolution' erforderlich war). Viele weitere Beispiele könnten dem hinzugefügt werden. Wir möchten bereits hier deutlich machen, daß die Fallformulierung grundsätzlich auf lerntheoretische Konzeptionen aufbaut und bemüht ist, notwendige Erweiterungen in diesem Rahmen weiter zu entwickeln.

Merkmale im Interview

Angesichts der Kontroversen im Bereich der Problemanalyse muß vorerst offen bleiben, welches die Kriterien für einen angemessenen Interviewstil sind und wie Informationen evaluiert werden können. Die zahlreichen Ansätze sind kaum einer akzeptablen wissenschaftlichen Überprüfung unterzogen worden. Eine verwirrende Situation für den Kliniker, dem es überlassen bleibt, bei der Fülle des Angebots eigene Wertmaßstäbe zu bilden und therapeutische Schlußfolgerungen zu ziehen. Im Folgenden soll kurz auf einige grundsätzliche Merkmale zur Bestimmung und Bewertung von Interviews eingegangen werden.

Der Aktivitätslevel des Interviewers ist seit langem Gegenstand von kritischen Diskussionen. Dies kann am Beispiel des *direktiven* Interviewstils verdeutlicht werden. Gesprächstherapieorientierte Therapeuten sehen hierin eine Minderung der Interviewqualität, da eine unangemessene Beeinflussung stattfindet. Von anderer Seite wird dagegen auf sinnvolle oder sogar notwendige Aspekte (zumindest für bestimmte Klienten) direktiver Strategien hingewiesen (z.B. Turkat 1986). So wird z.B. von einigen Therapeuten der 'komplementäre' Interviewstil vorgeschlagen (z.B. Grawe und Mitarbeiter, 1994), um eine optimale Anpassung an die Bedürfnissituation des Klienten zu erreichen. Die klinische Forschung kann z.Zt. noch keine klaren Empfehlungen geben. Klinische Erfahrung macht dagegen deutlich, daß der Aktivitätslevel des Interviewers erheblichen Einfluß auf den Verlauf und das Ergebnis des Interviews hat. Wir werden weiter unten ausführen, daß die Problemformulierung auch begründete Empfehlungen zur Gestaltung des Aktivitätslevels geben kann.

Erwartungen hinsichtlich des Verlaufs und des Ausgangs einer Therapie beeinflussen können sowohl Therapeuten- wie auch Patientenverhalten beeinflussen. Beim Patienten mögen sie mit früheren therapeutischen Erfahrungen, erhofften therapeutischen Erfolgen aber auch dem möglichem Verlust von Krankheitsgewinn zusammenhängen. Es wurde auch beobachtet, daß Patienten Erwartungen von Therapeuten im Rahmen des jeweiligen Krankheitsmodells zu erfüllen suchen. Solche Faktoren können die Erfassung der tatsächlichen Probleme beeinträchtigen und in eine falsche Richtung weisen. Der Therapeut hingegen mag zu rigide auf sein konzeptuelles Modell fixiert sein, was seine Erwartungen und Herangehensweise beeinflussen kann. Dies beinhaltet in der Regel selektive Wahrnehmung, blinde Flecken u.ä.. Unseres Wissens gibt es bis heute wenig systematische Untersuchungsdaten zu diesem Thema, die brauchbare Hinweise für den Kliniker liefern könnten.

Schlußfolgerungen im Interview werden kontinuierlich vom Kliniker gemacht. Dies ist notwendig um die beträchtliche Informationsmenge im Rahmen eines Modellverständnisses zu organisieren. Solche Annahmen können von vielen Faktoren abhängen, wie z.B. beruflicher Erfahrung und theoretischer Ausrichtung. Die Gefahr zu modellkonsistenten Schlußfolgerungen nimmt mit wachsender beruflicher Erfahrung des Therapeuten zu, was häufig einen 'Tunnelblick' zur Folge hat. Andererseits fühlt sich der unerfahrene Kliniker oft von Informationen 'überflutet', was zu Verwirrung und widersprüchlichen Folgerungen führen kann. Da es kaum möglich ist auszumachen, inwieweit Schlußfolgerungen 'objektiv' und valide sind, scheint es sinnvoll, den Interviewer bezüglich der hypothetischen Natur seiner Beobachtungen und Schlußfolgerungen zu sensibilisieren. Durch dieses Vorgehen kann die Qualität des Interviews stark verbessert werden. Auf die Funktion der Entwicklung von Hypothesen während des Interviews soll später eingegangen werden.

Persönliche Charakteristiken wie Attraktivität, Körpersprache, Geschlecht des Befragers und des Befragten, Verhalten während des Interviews, Konzentrationsgrad, Motivation etc. können ebenfalls einen deutlichen Einfluß auf die Interviewsituation haben und zu entsprechenden Beurteilungen und Schlüssen führen. Auch dieser Bereich ist unserem Wissen nach kaum systematisch erforscht. Trotz alledem scheint es uns klinisch sinnvoll, auf die Bedeutung dieser Merkmale hinzuweisen, besonders im Rahmen der Ausbildung von Therapeuten.

Das Erstinterview in der Fallformulierung

Im folgenden soll das Erstinterview erläutert werden wie es an diesem Institut seit Meyers Pionierarbeiten (vgl. Kapitel 1) entwickelt wurde. Wie bereits angedeutet, ist das vorrangige Ziel die Entwicklung eines klinisch-hypothetischen Erklärungsmodells (die *Problemformulierung*) der berichteten Störung. Um dies zu erreichen, müssen *relevante* Informationen auf der

Basis *begründeter* Hypothesen gesammelt und anschließend überprüft werden. Dieser zunächst relativ aufwendige Vorgang scheint angebracht, da das hypothetische Erklärungsmodell den weiteren Ablauf des therapeutischen Prozesses zielführend strukturiert und leitet, wodurch eine qualitative Überprüfung ermöglicht wird (s. Kapitel 4). Solche Sorgfalt scheint angemessen, wenn man bedenkt, daß eine Therapie für Klienten langfristige und oft schwerwiegende Konsequenzen beinhaltet. Ebenso ist evident, daß die Qualität und Ergebnisse des Interviews von erheblicher Bedeutung für die Motivation und das Problemverständnis auf Seiten der Patienten sind und damit auch instrumental für die Herausbildung einer konstruktiven therapeutischen Beziehung sind. Der Zeitaufwand für die Erarbeitung einer zunächst provisorischen Problemformulierung beträgt in der Regel 1.5 - 2 Stunden. Betrachten wir diesen Vorgang etwas genauer:

Die Prozedur der *Fallformulierung* ist dynamisch-deterministisch angelegt. Grundlage hierbei ist die Annahme, daß gestörtes Verhalten im Rahmen experimentell etablierter Lernprinzipen und kognitiver Modelle erklärt werden kann. Die eminente Bedeutung des Erstinterviews liegt in der Schaffung einer Struktur, die Ursachen und aufrechterhaltende Faktoren des untersuchten Verhaltens erklären soll. Ebenso soll möglich sein, Problemverhalten für spezifizierte Situationen vorherzusagen und und zur weiteren Überprüfung und Generierung von Interventionshypothesen zu nutzen.

Eine weitere wichtige Annahme sind *individuelle Unterschiede* in der Entwicklung und Ausformung von Verhaltensproblemen. Vor allem Ansätze, die in klinischen Settings entwickelt wurden, haben hierauf immer wieder hingewiesen. So betonte Meyer (z.B. 1957) die Notwendigkeit *individualisierter Verhaltensanalysen* in seiner Pionierarbeit mit komplexen Fällen auf psychiatrischen Stationen. Es hatte sich immer wieder gezeigt, daß diagnostisches Etikettieren und die Anwendung von Standardtechniken (*symptom-technique matching*) bei diesen Patienten zu keiner erfolgreichen Behandlung führten. Diese Problematik läßt sich vielleicht am besten anhand der Unterschiede zwischen *psychiatrischer Diagnose* und der *Problemformulierung* verdeutlichen: Beschwerden mögen oberflächlich betrachtet ähnlich erscheinen und möglicherweise in identische psychiatrische Kategorien einordbar sein. Eine idiographisch ausgerichtete Analyse weist dagegen in der Regel auf erhebliche Unterschiede bezüglich Ursachen und Verlauf einer Störung hin. Dies läßt sich am Beispiel einer sozialen Phobie veranschaulichen: Der zugrundeliegende Störmechanismus mag entweder durch soziale *Defizite* oder durch soziale *Ängste* (z.B.Furcht vor negativer Beurteilung) bedingt sein. Entsprechend ergeben sich unterschiedliche Behandlungsprioritäten und Sequenzen in der Behandlungsstrategie.

Die Fallformulierung ist bemüht, die Enge und Rigidität der frühen Konditionierungstheorien sowie ihre Technikorientierung und geringe Akzeptanz, vor allem bei komplexen Problemen, zu überkommen. Daher besteht Offenheit und Unvoreingenommenheit gegenüber signifikanten klinischen Erkenntnissen aus allen Bereichen, die innovative und kreative Praktiken zum Verständnis der Komplexität menschlichen Verhaltens fördern können. Anwendung und Bewertung sollte allerdings im Rahmen experimental-psychologischer Prinzipien geschehen. In diesem Sinne sind wir auch bemüht, die Erkenntnisse anderer Disziplinen zu nutzen, die das Potential haben, lerntheoretische Therapieansätze zu bereichern und zu stimulieren. Wir halten es dabei allerdings für wichtig, daß solche Anpassungen in das kognitiv-behaviourale Denkmodell integriert werden, um die Erklärungs- und Prognosefähigkeit nicht 'eklektisch' zu verwässern. Nur dann lassen sich konzeptuelle Verwirrungen vermeiden. Als Therapeuten verfolgen wir dieses Ziel konsequent und praxisorientiert im Hinblick auf die klinische Anwendung für den individuellen Fall. So hat Meyer (1970) z.B. so unterschiedliche Gebiete wie *soziale und kognitive experimentelle Psychologie, Physiologie, Anatomie, Neurophysiologie, Soziologie, Pharmakologie*, ja sogar *Elektronik* als mögliche Quellen für die Entwicklung von Verhaltenstherapiemethoden vorgeschlagen.

Klinische Vorgehensweise

Die kritischen Fragen, die im Rahmen des Erstinterviews mit Blick auf eine Problemformulierung beantwortet werden, können folgendermaßen artikuliert werden:

- Welche Probleme bestehen aus der Sicht des Patienten?
- Welches Therapieziel wird vom Klienten angestrebt?
- Handelt es sich um Verhaltensprobleme?
- Gibt es funktionale Beziehungen zwischen Umwelt und Verhalten?
- Wie sind die Probleme entstanden und wodurch werden sie aufrecht erhalten?
- Welche Faktoren können eine Änderung bewirken?

Wir bevorzugen einen zielorientierten Interviewstil, der sich zugleich flexibel (zunächst auf der Basis unserer Hypothesen) an den Bedürfnissen, der Stimmungslage sowie dem Kooperations- und Aktivitätsniveau der Patienten orientiert. Hieraus resultieren *empathisch-akzeptierende*, *emotional-unterstützende* oder *direktiv-führende* Beziehungsstile (vgl. Kapitel 5). Vor allem letztere werden häufig als kontrovers oder gar als 'unethische Manipulation' empfunden. Rationale Gegenargumente finden dabei wenig

Gehör. Turkat (1986) hat etwas provokant darauf hingewiesen, daß, falls Logik ein Maßstab sei, der gesamte therapeutische Prozeß eigentlich direktiven Prinzipien folgen müßte: Schließlich suche ja der Patient nach Orientierung, wenn er zum Therapeuten geht, um mit seinen Lebensproblemen besser fertig zu werden. Dies wird folgendermaßen erläutert:

> "The directive style of interviewing as advocated here has often been the target of criticism. Such objections stem from theoretical notions which seem to have little scientific basis. For example, the author has seen many beginning therapists berated by their supervisors for being 'too directive'. Often, they are accused of being non-emphatic if one does not understand the specifics of a problem. It would seem that the most efficient way to understand is to ask direct questions. Second, the notion of a patient to be 'too fragile' to handle direct inquiry has little scientific support. Descriptively speaking, the patient encounters daily the problems he or she is purported to be 'too fragile' to discuss. The author finds that directness and openness seem highly valued by most patients" (p 127).

Die Entwicklung von Fragestrategien wird durch das Generieren und Überprüfen *begründeter* Hypothesen (vgl. Kapitel 3) unterstützt und gesteuert. Dieser Prozeß beginnt mit dem ersten Klientenkontakt, d.h. bereits der erste (auch nonverbale) Eindruck ist potentiell geeignet, um Hypothesen bezüglich der Problemstellung zu generieren. Turkat (1986) beschreibt dies folgendermaßen:

> "The clinician scrutinises the manner in which the patient speaks, such as tone, pitch, style, choice of words and phrases, intensity, latencies between words, sentences, questions, and replies searching for a clue.... the patient's physical presentation such as hairstyle, clothing, posture, motor activity, and so forth... An example will help to illustrate this point. If a young man in the clinic lobby whose physical presentation includes poorly matched, ill-fitting clothes, unstyled hair, thick-rimmed eyeglasses, and uneasy movements and facial expressions when introduced to the therapist, then a preliminary general hypothesis of social skills deficit is suggested. Depending on subsequent inquiry, one might hypothesize further certain consequences of this social skills deficit such as loneliness, depression, and so forth" (p 121).

Jede Form von Information, die der Klient anbietet, wird auf diese Weise ausgewertet und die Formulierung von Fragen im Interview wird durch begründete Hypothesen geleitet, die je nach Lage der Antworten verifiziert oder falsifiziert werden (in Kapitel 3 wird dieser Vorgang anhand eines klinischen Beispiels näher erläutert). Auf diese Weise sammeln wir systematisch und 'logisch' durchdacht Informationen, vergleichbar mit dem graduellen Zusammenfügen eines 'Puzzles'. Eine kontinuierliche Elaboration bzw. Revision der Formulierung ist integraler Teil des therapeutischen Prozesses, da fortlaufend 'neue' Informationen evaluiert werden müssen. Es ist daher nicht empfehlenswert, im Interview spontan das Thema zu wechseln, wie häufig in Therapiesitzungen beobachtet werden kann. Dies würde eine hypothesenorientierte Fragestrategie behindern und u.E. eher zu Verwirrung und Orientierungsverlust führen. So ist es zum Beispiel sinnvoll, in der Ausbildungssituation Trainees immer wieder zu ermutigen, sich zugrundeliegende Hypothesen bewußt zu machen, diese klar zu formulieren und zu begründen. Aber auch erfahrenere Therapeuten sollten stets bemüht sein, ihren persönlichen Standpunkt bei der Entwicklung und Bewertung von Hypothesen (v.a. bei erfahrungsbezogenen Anfangshypothesen) kritisch zu reflektieren. Oft ist es daher sinnvoll, das Erstinterview in einer Co-Therapiesituation durchzuführen, die Bestätigung aber auch korrigierendes Feedback ermöglicht. Nach unseren Erfahrungen deuten unangemessene Hypothesen auf mangelnde Erfahrung (persönlich wie therapeutisch), Mangel an Grundlagenwissen oder Fehleinschätzungen zur Person des Patienten und seines (sub)kulturellen Milieus hin.

Diese 'subjektiv' gesteuerte Vorgehensweise hat natürlich nur pseudoexperimentellen Charakter. Sie funktioniert dennoch gut in der Praxis, wenn Therapeuten Disziplin und Aufwand bei der Entwicklung und ständigen Überprüfung von klinischen Hypothesen nicht scheuen.

Der Prozeß der Fallformulierung

Für den prozessualen Ablauf hat Lane (1990) fünf Phasen (vgl. Abbildung 2.1) vorgeschlagen, wodurch die Struktur und inhaltliche Qualität des Interviews bestimmt werden. Die einzelnen Schritte dieses Prozesses sind durch korrektive Feedbackschleifen aufeinander bezogen, um den Vorgang flexibel und überprüfbar zu gestalten. Anhand kontinuierlicher Hypothesengenerierung entwickeln wir einen 'roten Faden', der die Orientierung im Interview ermöglicht.

Die ersten drei Phasen in diesem Modell beziehen sich auf das Erstinterview, was dessen Bedeutung in der Fallformulierung deutlich hervorhebt. In der klinischen Anwendung ist eine klinisch flexible Anwendung ratsam und häufig sinnvoll. Beobachtungen bzw. Hypothesen bezüglich Patientenverhalten in der Interviewsituation geben hierfür eine

Anleitung und Entscheidungshilfe. Abbildung 2.1 gibt einen Überblick der einzelnen Schritte, die kontinuierlich klinischen Bedingungen angepaßt werden (vgl. Bruch & Bond, 1998).

Phase 1: Problemdefinition
1. Problembeschreibung aus der Sicht des Betroffenen
2. Mitteilen der therapeutischen Veränderungswünsche
3. Problembestimmung auf der Basis dieser Informationen

Thema: Ein Bewußtwerdungsprozeß, der zu einem gemeinsamen Problemverständnis führt.

Phase 2: Exploration
4. Entwicklung von Erklärungshypothesen
5. Durchführung einer mehrdimensionalen Problemanalyse
6. Verhaltensdaten sammeln, um Hypothesen zu überprüfen

Thema: Schrittweise Verfeinerung der Beobachtungen.

Phase 3: Problemformulierung
7. Problemformulierung und Erstellen von Interventionshypothesen
8. Besprechung dieser Ergebnisse, evtl Neuformulierung der Ziele
9. Klinisches Experiment zur Überprüfung der Problemformulierung und der Interventionshypothesen

Thema: Entwicklung und Überprüfung von Hypothesen für eine adäquate Erklärung des Problems.

Phase 4: Intervention
10. Entwicklung/Adaptation geeigneter Methoden
11. Ausarbeitung des Interventionsprogramms und Therapievertrag
12. Durchführung der Behandlung

Thema: Ein Vorgang strukturierter therapeutischer Praxis.

Phase 5: Evaluation
13. Die therapeutischen Veränderungen werden empirisch und klinisch evaluiert
14. Erzielte Fortschritte werden konsolidiert, Generalisierung wird optimiert, flexible Anpassung an weitere Zielbereiche falls notwendig
15. Therapeutische Intentionen, Aktivitäten und Ergebnisse wiederholt einer Bewertung unterziehen, überdenken und ggf. korrigieren

Thema: Prozeß einer empirisch überprüfbaren Kompetenzgewinnung.

Abb. 2.1. Phasenablauf in der Fallformulierung

Nachfolgend sollen Aspekte der Phasen 1 bis 3, die sich auf das Erstinterview beziehen, näher beschrieben werden. Auf weitere Aspekte dieses Modells wird in den folgenden Kapiteln eingegangen werden. Diese Trennung erfolgt ausschließlich aus didaktischen Gründen, d.h. die beschriebenen Phasen sind als integrierender, kontinuierlicher Prozeß zu verstehen.

Problemdefinierung (Phase 1)

Die *Problemdefinierung* basiert auf der subjektiven Darstellung des Patienten, d.h. sie ist *deskriptiv* und nicht *interpretativ*. Ziel ist es, ein präzises Verständnis darüber zu entwickeln, was der Patient als sein Hauptproblem ansieht, warum er zu diesem Zeitpunkt um therapeutische Hilfe nachsucht und was er verändern möchte. Die Form der Beschreibung der gegenwärtigen Probleme wird dem Patienten überlassen (falls möglich). Sie soll detailliert und persönlich bedeutsam sein. Wir bestärken Patienten darin, sich in ihrer eigenen Sprache auszudrücken und auf Probleminterpretationen, wie sie eventuell im Rahmen früherer Therapien vorgeschlagen wurden, zu verzichten. Bereits zu diesem Zeitpunkt wird der Patient ermutigt, seine Ansichten und Erwartungen bezüglich der therapeutischen Veränderungen und Ziele zum Ausdruck zu bringen. Sie werden nach Besprechung der Problemformulierung nochmals überprüft und ggf. neu formuliert. In Fällen mit Beziehungsproblemen (z.B. Ehe, Familie) erscheint es oft angemessen, Aussagen und Meinungen anderer betroffener Personen zu erfragen, allerdings nur nach Beratung und Zustimmung aller Beteiligten. Dies gilt auch für Kinder und Jugendliche, wo das Selbstexplorationsniveau teilweise sehr eingeschränkt sein kann. Diskrepanzen und widersprüchliche Informationen sollten immer geklärt werden, v.a. bezüglich der Motivation aller Beteiligten. Entscheidend ist, daß der Information des Patienten Priorität gegeben wird. Der Therapeut macht keine (suggestiven) Vorschläge oder Interpretationen. Offene Fragen oder Widersprüche müssen später im Rahmen der Problemformulierung diskutiert werden (z.B. Bestimmung des Hauptproblems).

Man vergegenwärtige sich den Fall eines zwanghaften Ehemanns, der das eheliche Zusammenleben durch Kontroll- und Waschrituale erheblich beeinträchtigt. Wenn die Situation untragbar wird, mag seine Gattin mit Scheidung drohen, falls er ablehnt sich in Behandlung zu begeben. In solchen Fällen muß ein Konsensus bezüglich der Therapieziele gefunden werden, bevor ein Veränderungsprogramm erstellt werden kann. Wir versuchen, einen Prozeß wachsender Bewußtwerdung zu fördern, damit die Sorgen und Betroffenheit aller im Therapieprozeß

Beteiligten gemeinsam getragen werden, dies schließt auch den Therapeuten ein.

Wie beginnen wir das Erstinterview? Üblicherweise erklären wir am Anfang dem Klienten den Zweck des Interviews und erläutern kurz die verschiedenen Möglichkeiten, Verhaltensprobleme anzugehen (insbesondere kann der kognitiv-behaviourale Ansatz dem medizinisch-psychiatrischen gegenübergestellt werden). Weiterhin wird dem Patienten erklärt, wie der Therapieprozeß im Einzelnen abläuft und welche Rolle er dabei einnehmen wird.

Dies beinhaltet z.B. die Erklärung, daß Verhaltenstherapie eine aktive Therapieform ist, die auf Lernannahmen basiert und als kontinuierlicher Lernprozeß strukturiert wird. Daß Zeitdauer und Frequenz der Therapiesitzungen dem Behandlungsprogramm angepaßt werden, und daß der Patient in der Regel Hausaufgaben, Übungen u.ä. zwischen den Sitzungen absolvieren soll.

Falls es sich um eine Lehrsitzung mit Trainees handelt [6], werden alle Beteiligten vorgestellt, und man versucht eine angemessene Atmosphäre herzustellen. Der Zweck der Gruppe wird erklärt, aber es wird auch akzeptiert, wenn der Patient das Gruppensetting ablehnt. Dem Patienten wird bestätigt, daß er als 'Freiwilliger' nur über Angelegenheiten berichten soll, die nicht seine Intimsphäre verletzen. Es wird angeboten, ggf. zu einem späteren Zeitpunkt ein vertrauliches Gespräch zu führen. Weiterhin sollte kontinuierlich anhand subjektiver Einschätzungen überprüft werden, ob während des Interviews Ängste, Stimmungsschwankungen, Konzentrationsstörungen u.ä. auftreten. In manchen Fällen sind Pausen oder Entspannungsübungen angezeigt, um eine Anpassung an die Interviewsituation zu fördern. In jedem Fall muß darauf geachtet werden, daß der Patient nicht überlastet wird. Schließlich wird der Patient ermuntert, aktiv am Interview teilzunehmen, Fragen zu stellen, Anregungen zu geben und Diskussionsbeiträge zu machen.

Zunächst erfragen wir relevante biographische Daten wie Alter, Geschlecht, Status, Beruf etc. Eine beispielhafte Beschreibung wie man das Erstinterview gestalten kann, haben Meyer und Turkat (1979) wie folgt gegeben:

"We begin typically by generating a list of all the behavioural difficulties the client is currently experiencing. Each problem is listed in general terms with the aim of generating an exhaustive list. The list of behavioural difficulties serves a variety of purposes such as structuring the clinical interview, specifying the range of problems the individual is experiencing, and, most importantly, providing the therapist with information for generating hypotheses. Preferably, the list of problems and subsequent information is recorded on a blackboard or some other medium which the client and therapist can visually refer to (as the wealth of information to be elicited is usually beyond memory capabilities). Visual inspection of the behaviour problem list often provides 'clues' as to how the presenting complaints may be related an account for one another. If such relationships are discovered, then clinical efficiency is facilitated. For example, with a particular client it may be hypothesised that this person is depressed because he is sexually impotent. Consequently, for clinical expediency, sexual impotence will be examined first. In certain cases, the list of behaviour problems does not facilitate the formulation of such an hypothesis. Therefore, the most incapacitating behaviour difficulty is examined first. In either case, the next step in conducting the initial interview involves a development behaviour analysis of each individual problem the client is experiencing" (p 262).

In Fällen wo es schwierig erscheint, eine klare Beschreibung des wesentlichen Problems zu erlangen, wird empfohlen mit dem Patienten eine Auflistung aller Probleme in der Therapiesitzung durchzuführen oder dies als 'Hausaufgabe' vorzuschlagen. Eine solche Zusammenstellung stimuliert Hypothesen hinsichtlich der Zusammenhänge zwischen den berichteten Beschwerden und erlaubt somit Rückschlüsse auf den zugrunde liegenden Problemmechanismus. Dies kann folgendermaßen illustriert werden:

Beispielsweise kann die folgende Problemliste im Erstinterview aufgestellt werden:

1. Depression
2. Mangel an Freunden
3. Exzessives Händewaschen
4. Unfähigkeit das Haus zu verlassen
5. Schlafstörungen
6. Exzessive Sauberkeit

Der Therapeut versucht, eine Erklärungshypothese für all diese Beschwerden zu finden. Eine treffende Hypothese in Bezug auf diese Problemliste ist *die Angst vor Ansteckung*. Eine derartige Hypothese ist abgeleitet von folgenden Überlegungen: Die Patientin *wäscht ihre Hände und säubert ihr Haus* deshalb so exzessiv, damit mögliche Ansteckung durch Schmutz, Bazillen etc. vermieden werden kann. Im weiteren vermeidet sie, *ihre Wohnung zu verlassen*, um sich nicht noch mehr ansteckenden Reizen auszusetzen. Das Resultat ist *soziale Isolation*, *Grübeln über ihre verzweifelte Lage während der Nacht* (was zu *Schlaflosigkeit* führt) und schließlich *Depression*. Weitere Probleme können vorhergesagt werden, die dem Mechanismus 'Angst vor Ansteckung' unterliegen könnten: Soziale Vermeidung (durch Berührungsängste), Sexualprobleme, Abstauben oder Absaugen (mit dem Staubsauger) von Personen, die das Haus betreten wollen (ist gar nicht so ungewöhnlich wie es sich anhört), verhindern, daß Personen das Haus betreten etc.

Funktionale Analyse (Phase 2)

Im nächsten Schritt konzentrieren wir uns auf die lerntheoretische Analyse der berichteten Beschwerden. Dies wird im Rahmen der wohlbekannten funktionalen Analyse durchgeführt, die sich an der Verhaltensgleichung (SORKC Modell nach Kanfer & Philipps, 1970) und der später hinzugekommenen Verhaltensmusteranalyse nach Lang (1971) orientiert. Die funktionale Analyse hat nach wie vor einen hohen Stellenwert in der Fallformulierung, obwohl sie in manchen Kreisen inzwischen als antiquiert gilt (vgl. Caspar, 1996a). Ein zeitgemäßer Überblick bezüglich der Entwicklung und Variationen findet sich bei Kanfer, Reinecker und Schmelzer (1996). Wir wollen uns hier auf Aspekte beschränken, die für die Fallformulierung von Bedeutung sind. Eine Illustration wird in Abbildung 2.2 gegeben.

Nach Identifikation der Störbereiche wird jedes berichtete Problem anhand dieser Kriterien ausführlich untersucht. Dieses Verfahren und dessen Grundlagen sind hinreichend bekannt (vgl. Kanfer & Philipps, 1970) und sollen hier nicht weiter ausgeführt werden. Einige uns besonders wesentlich erscheinende Punkte werden im Folgenden hervorgehoben.

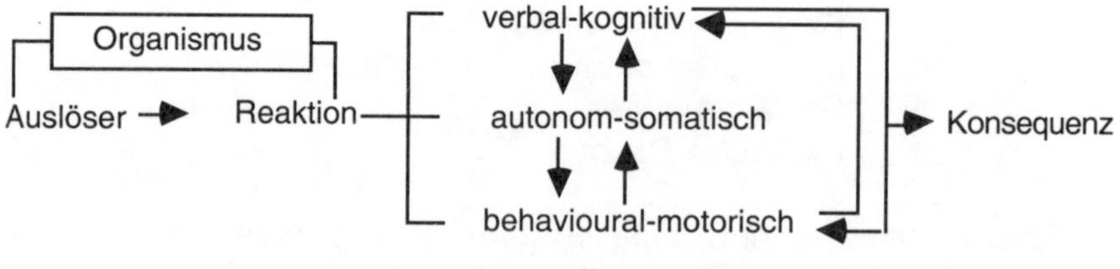

Abb. 2.2. Response Systeme in der Funktionalen Analyse

Eine detaillierte Stimulusanalyse soll klären, in welchem Umfang Generalisierungseffekte und Auslöserhierarchien existent sind. So exploriert man typische Problemsituationen hinsichtlich hoher bzw. niedriger Auftretens wahrscheinlichkeit. Hiermit läßt sich z.B. bestimmen in welchem Ausmaß eine Störung isoliert bzw. generalisiert ist.

Bei der Organismusvariable halten wir es für sinnvoll, die biologischen und physiologischen Faktoren (z.B. Reiz-Reaktionsbereitschaft) der klassischen Analyse nach Kanfer und Saslow um habituelle, psychologische Variablen zu erweitern. Dies betrifft in erster Linie die Rolle von Schemata, Einstellungen, dysfunktionalen und irrationalen Denkhaltungen sowie Attribuierungen im individuellen Verhalten. Wenn die funktionale Analyse entsprechende Hypothesen anregt, können fokussierte Befragungen durchgeführt werden, wie z.B. die von uns vorgeschlagene Schema-Analyse für komplexe Probleme (Bruch, 1988). Es ist offensichtlich, daß die Organismusvariable als prädisponierender Faktor besonders relevant für die Entwicklungsperspektive ist, die weiter unten erläutert wird.

Für die Analyse der Reaktionsebene messen wir der Exploration der Reaktionskomponenten große Bedeutung zu. Lang (1971) hatte in seinem einflußreichen Modell drei aufeinander bezogene, interaktive Systeme vorgeschlagen, die als *verbal-kognitiv, physiologisch-somatisch und behavioural-motorisch* bezeichnet wurden. Diese Konzeptualisierung erlaubt uns, komplexe Interaktionen von Verhaltenskomponenten zu untersuchen.

> So ist es z.B. zielführend für die Therapieplanung festzustellen, ob und in welcher Weise einzelne Komponenten einen kausalen Einfluß ausüben. Bei einer Angstreaktion ließe sich anhand einer Verlaufsanalyse u.a. eruieren, ob ein System (z.B. kognitiv vs. autonom) primärdominanten Charakter besitzt. Häufig findet man auch Wechselbeziehungen, die in der Graphik durch Pfeile angedeutet werden. Als Beispiel sei *antizipatorische Angst* genannt, in der Regel eine sich aufschaukelnde Interaktion zwischen kognitiven und physiologischen Variablen (Meyer & Reich, 1978). Die im deutschen Sprachbereich zusätzlich eingeführte emotionale Komponente halten wir für redundant und konzeptuell verwirrend, da im Rahmen von Langs Ansatz eine subjektiv erlebte Emotion sich aus diesen drei Komponenten zusammensetzt und somit auf einer übergeordneten Ebene einzuordnen wäre.

Gemäß den Ausführungen von Lang (1971) sind Reaktionssysteme zwar aufeinander bezogene, aber nur mäßig hoch korrelierende Komponenten, die sich von synchronen bis zu dissynchronen Zuständen bewegen können (Rachmann & Hodgson, 1974). Die Meßebene für Reaktionssysteme ist ebenfalls von kritischer Bedeutung. So finden sich häufig signifikante Diskrepanzen zwischen subjektiven Einschätzungen und objektiven Messungen (Bruch, 1988). Wir haben insbesondere beträchtliche

Unterschiede bei der Erfassung physiologischer Reaktionen festgestellt. Zum Beispiel tendieren ängstliche (verbal-kognitives System) Individuen dazu, körperliche Symptome wie Herzschlag als entsprechend überhöht und bedrohlich einzuschätzen. Darüber hinaus lassen sich in der Regel individuelle Unterschiede hinsichtlich der Meßmodalitäten feststellen: So kann sich eine Streßreaktion in unterschiedlichen physiologischen Modalitäten manifestieren, die oft geringe oder gar keine Korrelation aufweisen (z.B. Herzrate und Hautleitfähigkeit). In der klinischen Praxis geben präzise Informationen hinsichtlich der Dominanz und Struktur der Reaktionskomponenten Anleitung für die Therapieplanung. Daher sollte man z.B. bei einer Angstreaktion, die durch das verbal-kognitive System ausgelöst und bestimmt wird, den Fokus der Behandlung auf kognitive Restrukturierung ausrichten, wohingegen im Falle einer physiologischen Dominanz beispielsweise Biofeedback als Methode in Frage käme. Die Pfeilrichtungen in Figur 2.2 weisen auf mögliche Interaktionen hin.

	Antezedent	Verhalten	Konsequenz
Kognitiv	X	X	X
Physiologisch	X	X	X
Motorisch	X	X	X
Umfeld	X		X

Abb. 2.3. Die Problemanalyse-Matrix

Schließlich halten wir es für wichtig, auch andere relevante Parameter der Reaktionssysteme, wie Intensität, Häufigkeit und Dauer, festzustellen, um ein möglichst umfassendes Verständnis der berichteten Probleme zu entwickeln. Zur Systematisierung hat Turkat (1979) die *Problemanalyse-Matrix* (Abbildung 2.3) vorgeschlagen, die zusätzliche Überprüfung der kognitiven, physiologischen und motorischen Komponenten für auslösende und konsequente Bedingungen empfiehlt.

Bei der Erfassung der aufrechterhaltenden Faktoren richten wir unser Augenmerk v.a. auf Konfliktsituationen zwischen kurz- und langfristigen bzw. positiven und negativen Konsequenzen. So werden z.B. bei einer sozialen Phobie Ängste durch erfolgreiche Vermeidung zunächst reduziert - langfristig führt dieses Verhalten aber zunehmend zu sozialer Isolation und Depression. Ferner ist dabei von Interesse, in welcher Weise internale (Selbstregulationssystem) bzw. externale Faktoren involviert sind. So deutet z.B. die Dominanz kurzfristiger positiver Verstärker über langfristig negative Konsequenzen bei Verhaltensstörungen auf dysfunktionale Selbstregulationsprozesse hin; eine typische Konstellation bei Suchtproblemen, wo die aufrechterhaltenden Bedingungen durch mangelnde Selbstkontrolle charakterisiert werden können.

Entwicklungsanalyse (Phase 2)

Im nächsten Schritt wird der idiographische Verlauf aller Kernprobleme im Detail untersucht. Sinn und Zweck der ätiologischen Analyse war häufig ein Gegenstand von Kontroversen bei Verhaltenstherapeuten und wurde von frühen Verhaltenstheoretikern (z.B. Stuart, 1979) durchwegs abgelehnt. Sie betrachteten diesen Schritt als einen Rückfall in Richtung dynamischer Psychotherapien. Verhaltenstherapie sollte sich dagegen auf die gegenwärtige Situation konzentrieren (the 'here' and 'now'). Turkat (1986) hat die Hauptargumente für die Notwendigkeit einer ätiologischen Analyse treffend zusammengefaßt:

> "First, there is sufficient scientific and clinical evidence that one of the best overall predictors of future behaviour is previous behaviour. Second, in order to change a behaviour in a meaningful way, one must know the potential causal and maintaining variables. Finally, one cannot prevent future behavioural problems unless one knows what the etiologic determinants are. In the initial interview, etiologic enquiry usually serves to either identify antecedents and consequences of relevance or to validate predictions from the hypothesised mechanism of disorder. In the former case, etiologic enquiry is used to develop an hypothesis about the mechanism of disorder. In the latter case, the clinician predicts what the history of the presenting problems are. In either case, every behavioural problem is examined from its very first occurrence through all changes in its development to the present" (p 124).

Diese Exploration fokussiert zunächst auf die Umstände, unter denen das Problem zum ersten Mal aufgetreten ist. Anschließend werden auf einer Zeitskala signifikante Ereignisse bezüglich des untersuchten Problems erfragt. Dabei ist besonders wichtig, ob Veränderungen (z.B. Generalisierung) im Erscheinungsbild der Störung und der auslösenden und aufrechterhaltenden Bedingungen feststellbar sind. So kann man z.B. oft feststellen, daß stimuluskontrollierte Ängste im weiteren Entwicklungsverlauf zunehmend durch operante Faktoren aufrecht erhalten werden. Hierzu folgendes Beispiel:

Eine kürzlich verheiratete Frau erleidet während der Schwangerschaft in der Untergrundbahn (Hitze, Überfüllung, Steckenbleiben) eine

schwere Panikattacke, die von Übelkeit und kurzzeitigem Bewußtseinsverlust begleitet ist. In der Folgezeit vermeidet sie nach und nach jede Form von öffentlichen Verkehrsmitteln und verläßt schließlich auch das Haus nicht mehr. Ihr Mann ist sehr besorgt und nimmt ihr sämtliche Arbeiten ab, vor allem außer Haus.
Die ursprüngliche Angstreaktion kann mit klassischer Konditionierung (Typ B; Eysenck, 1980) erklärt werden. Im weiteren Verlauf verlagert sich das Problem schwerpunktmäßig in Richtung Agoraphobie, die operant (Zuwendung/Krankheitsgewinn) verstärkt wird.

Weiterhin von Interesse sind prädisponierende Faktoren, die zur Anfälligkeit für spezifische Beschwerden beitragen können. Dies betrifft v.a. Umweltbedingungen und psychobiologische Variablen. So ist es z.B. sinnvoll bei Angstproblemen das habituelle psychophysiologische Erregungsniveau zu erfassen, das Einfluß auf die Konditionierbarkeit, Auftretenswahrscheinlichkeit und Zeitdauer von Angstreaktionen haben kann [7] (Lader & Wing, 1966). Auch neuere Untersuchungen bestätigen diese Annahmen (z.B. Eckman & Shean, 1997). Außer biologisch-physiologischen Merkmalen sollten Erziehungsstile, der soziale Kontext, die religiös-moralische Weltanschauung und Schema-Strukturen beachtet werden.

Bei komplexen Problemen mit multiplen Symptomen ist sorgfältig zu prüfen, inwieweit sich bereits kausale oder interaktive Beziehungen in der Entwicklungsperspektive etabliert haben. Solche Explorationen sind essentiell, da, unabhängig von den Entstehungsbedingungen, aufrechterhaltende Faktoren im Laufe der Zeit beträchtlichen Veränderungen unterliegen können. Das Verständnis kausaler Beziehungen zwischen Problembereichen ist wesentlich für ein umfassendes Erklärungsmodell, das auch Hinweise für mögliche Prioritäten oder Sequenzen in der Intervention geben soll.

Zusammenfassend kann festgestellt werden, daß ein volles Verständnis der Entwicklungsperspektive ein wesentlicher Aspekt unserer Problemanalyse ist. Weitere Explorationen erscheinen nur dann gerechtfertigt, wenn der Interviewkontext zwingend weitere bedeutsame Hypothesen nahelegt. So geben ätiologische Informationen häufig Anregungen für Hypothesen bezüglich früh erlernter, z.T. fixierter, fehlangepaßter Verhaltensmuster. Solche Hypothesen führen uns z.B. zur Schema-Analyse mit der wir uns im nächsten Abschnitt befassen wollen.

Schema-Analyse (Phase 2)

Bei komplexen, chronischen Störungen, wie z.B. Persönlichkeitsstörungen, haben wir aufgrund klinischer Beobachtungen Hypothesen entwickelt, die berichtete Probleme im Rahmen unterschiedlicher Verhaltensebenen zu erklären versuchen (Bruch, 1988). Der klinische Hintergrund sowie einige richtungsweisende Forschungsergebnisse werden später in Kapitel 7 erörtert.

Wie oben ausgeführt, ist die am besten zugängliche Ebene die Beschreibung des präsentierten Problems, das in der *deskriptiven, funktionalen und Entwicklungsanalyse* exploriert wird. Eine weitere Ebene nimmt Bezug auf den Lebensstil mit Betonung des interpersonalen Verhaltens des Klienten. Beispiele hierfür sind unzweckmäßige, fehlangepaßte und restriktive Verhaltensmuster, die häufig zu sozialer Isolation und depressiver Verstimmung führen und von negativen und pessimistischen Kognitionen begleitet werden. Solche Verhaltensmuster weisen nach unseren Erfahrungen unterschiedlich direkte Beziehungen zu den vorgebrachten Beschwerden auf. Die dritte Ebene bezieht sich auf früh erlernte, fixierte Verhaltenserfahrungen, die sich im Laufe der Entwicklung zum Erwachsenenalter zu überdauernden Selbst-Schemata etablieren.

Diese Ebenen sehen wir als hierarchisch-kausal angeordnet, d.h. Schemata bedingen Lebensstile, die wiederum zur Anfälligkeit für Verhaltensstörungen beitragen.

Wir haben an anderer Stelle darauf hingewiesen (Bruch, 1988), daß solche Schemata höchst bedeutsam für Selbstregulationsprozesse sind, speziell in Bezug auf interpersonales, leistungsorientiertes und problembewältigendes Verhalten. So können frühe Mißerfolgserlebnisse u.ä. zu ausgeprägten negativen Schemata führen, die v.a. pessimistisch-verzerrte Sichtweisen sowie negative Erwartungen und Bewertungen beinhalten. Hierdurch wird adaptives, zielorientiertes Verhalten beeinträchtigt, ein Teufelskreis der zu weiterer Herausbildung und Bestätigung des negativen Selbstbildes führt. Nichtkonsistente Informationen werden dagegen von der Schema-Struktur 'ignoriert' oder entsprechend assimiliert. Dieser Mechanismus hat beträchtliche Auswirkungen auf den therapeutischen Prozeß, insbesondere was Behandlungsmotivation und kognitive Verarbeitung therapeutischer Erfahrungen betrifft. Für den unerfahreren Therapeuten ist die Schemaebene oft weniger offensichtlich (selten Teil der Verhaltenstherapie-Ausbildung) und schwieriger zu explorieren, da Patienten sich häufig ihrer Schema-Strukturen nicht bewußt sind.

Obwohl Selbst-Schemata als wichtiges Leitprinzip im individuellen Lebensstil sind und oft kausale wie aufrechterhaltende Funktionen für

Verhaltensbeschwerden haben können, werden sie aufgrund ihrer automatischen permanenten Eigenschaften kaum reflektiert. Darüber hinaus wird eine Bewußtwerdung aufgrund ihrer 'schmerzhaften' Qualitäten häufig vermieden. Klinisch manifestieren sich negative Schemata oft als Unsicherheitsgefühle und pessimistische Lebenserwartungen. Ebenso erscheint eine adaptive Informationsverarbeitung erheblich gestört, d.h. meßbare Fortschritte in der Therapie werden negativ bewertet oder falsch attribuiert und führen zu keiner Verbesserung der Selbsteffizienz (vgl. Bruch und Mitarbeiter, 1989). Darüber hinaus sind negative Selbst-Schemata indikativ für geringe Motivation und Resistenz in der Therapie. Solche Schemata können sich auf Teilaspekte oder den gesamten Lebenstil beziehen, wobei Dauer und Komplexität der berichteten Probleme offenbar eine Rolle spielen. Nach unseren Beobachtungen besteht dagegen kein Zusammenhang zu spezifischen Störungen (Bruch, 1991). Im Rahmen klinischer Untersuchungen dieses Phänomens haben wir ein *Selbst-Schema-Modell* für komplexe Störungen vorgeschlagen, das in Kapitel 7 näher erläutert werden soll.

In diesem Zusammenhang ist zu begrüßen, daß innerhalb der letzten Dekade auch anderswo intensive Auseinandersetzungen mit komplexen Störungen in der Verhaltenstherapie stattgefunden haben, die zu ähnlichen Ansätzen führten. Eine Übersicht für Persönlichkeitsstörungen findet sich bei Wessler (1993). Im deutschsprachigen Bereich waren es v.a. Grawe und Mitarbeiter (1996) die ein schematheoretisches Rahmenkonzept für Verhaltensstörungen angeregt haben.

In der Interviewsituation ist der explorative Zugang zur Lebensstil- und Schemaebene oft problematisch, da diese Inhalte den Klienten, wie erwähnt, häufig nicht bewußt sind. Darüber hinaus kommt es nicht selten zu Vermeidungs- oder Verleugnungstendenzen [8], bedingt durch mit der Schema-Struktur assoziierten, negativ besetzten, Emotionen. Dies stellt für den Therapeuten eine erhebliche Herausforderung dar. Eine mögliche Strategie richtet sich auf die Untersuchung der Zusammenhänge zwischen berichteten Problemen und Lebensstil bzw. allgemeiner Entwicklung des Klienten. Das kann z.B. mit Hilfe der *General Systems Theory* gemäß Miller (1971) durchgeführt werden. Diese Analyse kann klären, ob die vorgebrachten Beschwerden nur Anteile oder die Gesamtheit der individuellen Funktionsfähigkeit beeinträchtigen (z.B. generalisierte interpersonale Störungen, Ausweitung auf Familie, Arbeit oder andere interpersonale Beziehungen). Dieser Ansatz wurde von Meyer und Liddell (1977) ausführlich beschrieben.

Weiterhin ist es sinnvoll nach typischen Anzeichen für negative Schemata-Strukturen zu suchen, z.B. automatische negative Kognitionen, negatives Selbstbild sowie schemakonsistente Verhaltensweisen. Eine sorgfältige Analyse der frühen Lebensentwicklung kann z.B. grundlegende Ängste und Konflikte identifizieren, die z.B. als Folge hoher Leistungserwartungen oder Mangel an Selbstverantwortlichkeit (bei übermäßig behütenden Eltern) verstanden werden können. Andere Hypothesen mögen auf Annäherungs-Vermeidungskonflikte hinweisen, z.B. wenn Grundängste sich einerseits auf Übernahme von Verantwortung, andererseits auf die negativen Folgen von Vermeidung beziehen (z.B. elterliche, soziale oder Selbstmißbilligung). Solche Grundängste und Konflikte führen häufig zu einem entsprechenden Lebensstil, der durch chronisch-negative Emotionen geprägt ist und somit als Vulnerabilitätsfaktor (im Sinne von erhöhter Konditionierungswahrscheinlichkeit) für Verhaltensstörungen betrachtet werden kann.

Schema-Konzeptionen können erklären, wie, wann und warum ein Verhaltensproblem entsteht und sich kontinuierlich weiter entwickelt. Auf der anderen Seite stößt man bei dieser Analyse auch auf eher 'vage', oft komplexe, fehlangepaßte Verhaltensweisen, die sich nicht in Form von herkömmlichen Störungen manifestieren und in einer klassischen funktionalen Verhaltensanalyse daher oft nicht erkannt werden. Eine mehrschichtige Konzeptualisierung von Verhaltensproblemen unter Einbeziehung von Schema-Perspektive und Lebensstil hat darüber hinaus hohen Vorhersagewert bezüglich Symptomrisiko und Rückfallwahrscheinlichkeit.

Zum Schluß möchten wir betonen, daß im Rahmen einer umfassenden Fallformulierung auch positive Ressourcen im Lebensstil des Patienten erfaßt werden sollen. Zu diesem Zweck explorieren wir Verhaltensaktiva und besondere Fähigkeiten im Bereich der Selbstkontrolle. Von Interesse ist auch, ob ein Patient z.B. in spezifischen Situationen mit seinen Problemen besser bzw. schlechter umgehen kann und welche Umstände dabei eine Rolle spielen. Solche Informationen liefern wertvolle Hinweise für den Aufbau von Selbstregulation, wodurch Ausweitung und Konsolidierung therapeutischer Fortschritte gefördert werden.

Die Problemformulierung (Phase 3)

Nach Abschluß beschriebener Explorationen wird versucht, anhand der gewonnenen Informationen das hypothetisches Erklärungsmodell, die *Problemformulierung*, zu entwickeln. Meyer und Turkat (1979) haben die Problemformulierung als klinische Theorie beschrieben, die: "(1) eine Beziehung zwischen allen Beschwerden des Klienten herzustellen versucht, (2) erklären kann warum der Klient diese Störung(en) entwickelt hat und (3) das Problemverhalten unter spezifizierten Stimulusbedingungen vorhersagen kann" (S 261).

Meyer und Liddell (1977) haben wiederholt auf die Grenzen der klassischen funktionalen Analyse hingewiesen, die zum Verständnis individueller Unterschiede und der Komplexität von Problemen wenig aussagen kann. Stattdessen erscheint ein konzeptuelles Modell sinnvoll, welches die *gesamte* Person aus kognitiv-behaviouraler Sicht zu verstehen versucht. Im Idealfall sollen folgende Fragen beantwortet werden: *Warum hat ein Individuum zu einem bestimmten Zeitpunkt die beschriebenen Beschwerden erworben, was sind die zugrundeliegenden Bedingungen (falls vorhanden), und welche funktionale Bedeutung haben die Störungen im täglichen Leben? Ferner, welche Faktoren haben die Entwicklung einer bestimmten Störung beeinflußt? Schließlich, warum verhält sich ein Individuum in einer gegebenen Situation in bestimmter Weise, oder warum hat eine spezifische Situation mehr Einfluß als eine andere auf das Problemverhalten?*

So hilft die Formulierung z.B. bei der Klärung, ob vorgebrachte Beschwerden als isoliert einzuschätzen sind, oder in Beziehung zu anderen Problemebenen stehen. Falls letzteres zutrifft, ist von Interesse, inwieweit das präsentierte Problem als abhängige oder unabhängige Variable einzustufen ist. Die Formulierung hilft auch bei der Beantwortung der Frage, warum Individuen unter Einfluß vergleichbarer Stressoren unterschiedliche Verhaltensprobleme entwickeln oder, alternativ, Bewältigungsverhalten zeigen. Mit anderen Worten: Die Formulierung soll Entstehung, Entwicklung und Aufrechterhaltung der problematischen Verhaltensweisen erklären und zusätzlich Vorhersagen für das untersuchte Verhalten unter spezifizierten Stimulusbedingungen ermöglichen. Vorhersagen werden im klinischen Experiment überprüft. Hierauf soll näher in Kapitel 4 eingegangen werden.

Wir halten es für sinnvoll und notwendig, die Formulierung dem Klienten zu erläutern und ihm Gelegenheit zur Diskussion zu geben. Hiermit wird *Verstehen* wie *Zustimmung* ermöglicht, eine wesentliche Voraussetzung für Motivation und Identifikation mit dem Therapieprogramm sind, das bekanntlich aktive Partizipation des Patienten einschließen soll. Andererseits sollen *Verständnisprobleme* und *Ablehnung* der Formulierung gründlich reflektiert werden, da dies meistens auf Lücken und Inkonsistenzen im Interview hinweist, die einer Klärung bedürfen. Turkat (1986) empfiehlt folgende Checkliste für diesen Vorgang:

1. Dem Patienten den Sinn der Problemformulierung erläutern.
2. Eine Zusammenfassung der explorierten Probleme geben.
3. Darstellung des zugrundeliegenden Mechanismus der Störung(en) anbieten.

4. Illustration wie dieser Mechanismus alle vorliegenden Probleme auslöst und aufrechterhält.

5. Erklären warum die Probleme entstanden sind, wenn möglich eigene Beispiele des Patienten aus dem Interview verwenden.

6. Betonen daß diese Probleme (potentiell) erlernt wurden.

7. Darlegen der möglichen Behandlungsoptionen.

8. Abwägung positiver und negativer Konsequenzen, die sich aus den Behandlungsoptionen ergeben.

9. Auf mögliche Schwierigkeiten bei der Dürchführung der Behandlung hinweisen.

10. Klären ob der Therapeut den Patienten behandeln kann. Im negativen Fall Gründe erläutern.

11. Den Patienten bitten, eine Bewertung dieser Ausführungen abzugeben.

12. Den Patienten über mögliche Behandlungspräferenzen befragen (falls mehrere Optionen angeboten wurden).

13. Den Patienten auffordern, sich eine Woche Zeit zu nehmen, um die angebotene Problemformulierung, Schlußfolgerungen und Behandlungsoptionen zu überdenken.

14. Alle Fragen, die der Patient einbringt, beantworten.

Die in dieser Weise überprüfte und akzeptierte Problemformulierung dient anschließend als Leitmodell für den weiteren therapeutischen Prozeß. Sie ist die Entscheidungsbasis für geeignete Meßmethoden und liefert Hinweise für die Planung klinischer Experimente sowie für die Auswahl oder Entwicklung geeigneter Interventionsmethoden. Auch Fragen der Behandlungsstrategie (z.B. Prioritäten- und Sequenzensetzung im Einsatz von Methoden) werden im Rahmen der Formulierung entschieden. Mit anderen Worten, im Fallformulierungs-Ansatz basiert Problemverständnis nicht auf diagnostischen Entscheidungs(gummi)bäumen oder dem Auflisten von Standardstressoren, vielmehr verfolgen wir eine individuumzentrierte, mehrdimensionale Problemanalyse, die die Interaktion zwischen Klient und Umwelt betont. Die wesentlichen Aspekte für die Problemformulierung können also folgendermaßen zusammengefaßt werden: (1) Berücksichtigung der idiographischen Perspektive psychischer Probleme, (2) Durchführung einer mehrschichtigen Analyse im Rahmen kognitiv-behaviouraler Prinzipien und (3) Beachtung möglicher Beziehungen zwischen symptomatischen Beschwerden und Lebensstil sowie fehlangepaßten Schemata.

Die hypothesengenerierende, experimentelle Herangehensweise zieht sich wie ein 'roter Faden' durch das gesamte Interview sowie den nachfolgenden Therapieprozeß und ermöglicht sinnvolle Auswahl und Verarbeitung von therapierelevanten Informationen. Da die Problemformulierung direkt im Anschluß an das Erstinterview erarbeitet und besprochen wird, hat sie zunächst provisorischen Charakter. Sie wird anschließend kontinuierlich weiter elaboriert, modifiziert und anhand von Informationen im fortlaufenden Therapieprozeß überprüft, wodurch bestätigendes oder korrektives Feedback ermöglicht wird. Dieser Ablauf ist in Abbildung 2.4 dargestellt.

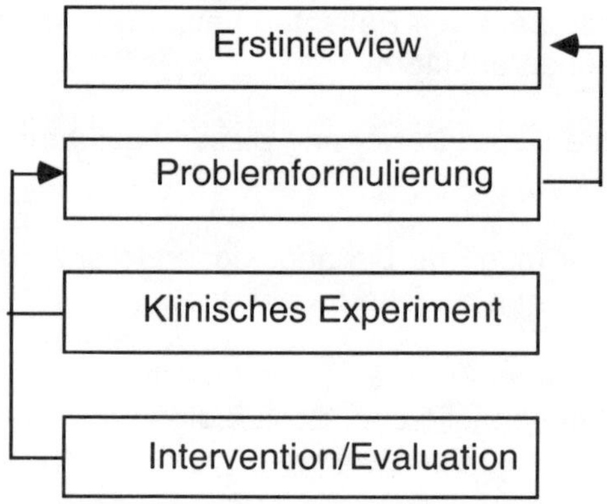

Abb. 2.4. Therapeutischer Prozeß

Wenn Vorhersagen nicht bestätigt werden können oder im Verlauf der therapeutischen Intervention Mißerfolge und unkontrollierbare Fluktuationen im Verhalten offenbar werden, wird eine nochmalige Überprüfung der Formulierung bzw. eine eventuelle Revision notwendig. In seltenen Fällen, wo eine Formulierung nicht erarbeitet werden kann (z.B. bei unzureichender oder unzugänglicher Information) ist eine pragmatische Vorgehensweise (in der Regel störungsspezifisch) angebracht. Wir sind uns darüber im Klaren, daß dies die therapeutische Effektivität erheblich herabsetzen kann, v.a. wenn 'Symptome' als isolierte Phänomene ('symptom-technique matching') behandelt werden. In manchen Fällen ist es aber auch möglich, durch stringente kontinuierliche Beobachtung des therapeutischen Verlaufs (z.B. Evaluierung von Erfolg/Mißerfolg) eine Formulierung retrospektiv zu erstellen. Dies scheint besonders dann sinnvoll, wenn die Grenzen einer symptomatischen Behandlung offensichtlich werden.

Auswahl, Entwicklung und Anwendung von Therapiemethoden

Es wurde bereits im Vorwort darauf hingewiesen, daß dieser Text kein weiteres Kochbuch für Therapietechniken sein will. Im Gegenteil: Im Rahmen der Fallformulierung wollen wir zu kreativer und selbständiger Therapieplanung anregen. Wie in diesem Kapitel deutlich gemacht wurde, ist die präzise Ausarbeitung einer Problemformulierung als gültiges Erklärungsmodell eine essentielle Voraussetzung hierfür. Idealerweise sind alle weiteren Schritte in der Therapie hiervon ableitbar. Wir wollen dennoch kurz einige Erwägungen und Prinzipien zur Auswahl und Anwendung von Interventionsmethoden zur Diskussion stellen.

Nach Erreichen eines Problemverständnisses, Festlegen von allseits akzeptierten Therapiezielen, der Bereitschaft zur Therapie, kommt in der Fallformulierung das 'technische Design' erst an vierter Stelle in unserer Planung. Wir stellen immer wieder fest, daß Therapeuten verzweifelt nach geeigneten Therapietechniken Ausschau halten, anstatt eigene Ideen und Schlüsse aus der (hoffentlich) erarbeiteten Lernanalyse zu ziehen. Je klarer diese operationalisiert ist, desto einfacher können zielführende Optionen identifiziert und direkt abgeleitet werden. Therapieplanung sollte sich in erster Linie auf mögliche Lernprozesse und Ziele konzentrieren und erst danach auf 'technisches Know -how', wozu es zahlreiche Möglichkeiten und Varianten gibt. Der Bau eines Hauses beginnt nicht mit dem Dach!

Zunächst ist es wichtig, klare Ziele zu beschreiben, die häufig im Lichte der Problemformulierung neu definiert werden müssen. Im nächsten Schritt geht es um die Identifikation und Auswahl möglicher Optionen zur Erreichung dieser Ziele. Von der Lernperspektive aus gesehen, gibt es hierfür drei bekannte Möglichkeiten: (1) Stärkung und Entwicklung von bereits vorhandenen Ressourcen, (2) Reduzierung von unangemessenen oder schädlichen Verhaltensweisen und (3) Initiierung und Aufbau eines 'neuen' Verhaltensrepertoires. Es ist wichtig, daß alle Möglichkeiten mit Kollegen, Supervisoren und nicht zuletzt dem Klienten gründlich betrachtet und diskutiert werden.

Am Beispiel 'sozialer Angst' läßt sich dies verdeutlichen: Behandlungsoptionen sind davon abhängig, ob solche Ängste sich z.B. primär auf 'Beurteilung durch andere' oder 'Mangel an sozialen Fertigkeiten' gründen. Im ersten Fall wäre ein *Angstreduktions*-

programm sinnvoll, wohingegen im zweiten Fall ein *soziales Kompetenztraining* in Betracht käme. Ferner müssen Umweltvariablen wie soziales Milieu, Kommunikationsstrukturen, soziale Standards usw. beachtet werden. Häufig kommen mehrere Optionen z.B. als sequentielle Strategie in Frage. Verhaltensstörungen, selbst wenn sie auf den ersten Blick betrachtet identisch erscheinen, haben selten vergleichbare Hintergründe und Erscheinungsformen.

Bevor die Behandlung beginnt, sollten mit allen Beteiligten Lernoptionen ausgearbeitet werden, die sich plausibel aus der Problemformulierung ableiten und begründen lassen und die eindeutig auf die gewählten therapeutischen Ziele gerichtet sind. Es ist nicht immer sinnvoll, sich auf das zuerst berichtete oder auffälligste Problem zu konzentrieren, wie es zu oft unreflektiert geschieht oder gelegentlich von Klienten verlangt wird. Weiterhin sollten die entwickelten Behandlungsmethoden und Anwendungsmodalitäten klar im Rahmen der fünf 'Ws' beschrieben und erklärt werden: Wer, Was, Wo, Wann und Wie?

Ein zusätzlicher Aspekt von kognitiv-behaviouralen Therapien können Vereinbarungen (sogenannte 'Verträge') sein. Dies wird häufig mißverstanden. Solche Verträge sind kein legalistisches Hilfsmittel, um mäßig motivierte Patienten 'bei der Stange' zu halten. Vielmehr geht es darum mit Vereinbarungen, Transparenz und Verantwortung für alle therapeutischen Handlungen herzustellen. Sie sind nur dann akzeptabel, wenn sie auf der Basis eines Konsenses aller Beteiligten entstanden sind. Dies beinhaltet auch die erwarteten Aktivitäten des Patienten im Rahmen der Therapie.

'Ideale' Therapieprogramme im Sinne der Problemformulierung sind selten in der Praxis durchführbar. Erwartungen sollten also auf realistische Ziele ausgerichtet sein. Dementsprechend sollte geprüft werden, wozu der Patient bereit und in der Lage ist. Ebenso inwieweit Umweltbedingungen fördernd oder einschränkend sind. Obwohl eine angemessene Problemformulierung zu erwartende Schwierigkeiten bei der Durchführung vorhersagen sollte, zeigt sich in der klinischen Realität immer wieder, daß unvorhergesehene Hindernisse auftauchen. Dies sollte zum Anlaß genommen werden Formulierung, und Programm nochmals einer Überprüfung zu unterziehen.

Ablauf und 'Timing' der Behandlung sind auch von Bedeutung. Wenn man kognitiv-behaviourale Therapie als aktive Behandlung (im Sinne einer Klientenbeteiligung) versteht, dann muß es fragwürdig erscheinen, wenn der gesamte Therapieablauf im Sprechzimmer, meistens einmal pro Woche, stattfindet. Leider sind Therapiebedingungen häufig derartig strukturiert, v.a. in medizinischen Settings. Aber auch psychologische Therapeuten neigen zu solchem Routineverhalten. Ebenso insistieren die Kostenträger, daß Therapie in rigiden Stundeneinheiten abgerechnet wird. All dies macht es oft schwierig, wenn nicht unmöglich, Therapie im natürlichen Umfeld ohne das Korsett des Stundentakts durchzuführen. Es ist bekannt, daß intensive Behandlungen, wie Exposition oder Zwangsverhinderung, nur dann effektvoll sind, wenn sie im Rahmen eines kontinuierlichen Lernprogramms erfolgen. Hierzu werden häufig längere, kontinuierliche Behandlungszeiträume benötigt.

Mit der Behandlung beginnt eine gleichzeitige Beobachtung und Evaluierung des therapeutischen Prozesses. Dies ermöglicht eine Rückmeldung und Korrektur des Behandlungsverlaufs. Auf diesen Aspekt wollen wir in Kapitel 4 näher eingehen.

Zusammenfassung

Das Erstinterview im Fallformulierungs-Ansatz ist ein dynamischer, innovativer und zielorientierter Prozeß, der bemüht ist, Wissen und Expertise im weitesten Sinne einzubeziehen, solange eine Konzeptualisierung im Sinne kognitiv-behaviouraler Prinzipien möglich ist. Dieser Prozeß beinhaltet kontinuierliches Sammeln von Informationen auf der Basis von begründeten Hypothesen (vgl. Kapitel 3), die gemäß den Prinzipien der experimentellen Psychologie entwickelt und überprüft werden.

Die klinisch-therapeutischen Erfahrungen an diesem Institut belegen eindeutig die Brauchbarkeit und erfolgreiche Anwendung dieses Modells. In Anbetracht der Komplexität menschlichen Verhaltens sind wir uns aber trotzdem der Tatsache bewußt, daß jedes (psychologische) Modell, in dem Versuch spezifische Verhaltensprobleme zu erklären und vorherzusagen, an Grenzen stößt. Unsere Herangehensweise halten wir in diesem Sinne für einen Annäherungsversuch, d.h. eine zielführende klinische Methode mit heuristischem Wert. Weiterhin sind wir der Ansicht, daß die Methodik des Erstinterviews wegen seiner eminenten Rolle im Therapieprozess eine besondere Rolle in der *praktischen* Ausbildung und Supervision einnehmen sollte. Dies erfordert didaktische Transparenz und enge Zusammenarbeit mit Patienten wie mit lernenden Therapeuten, d.h. es erscheint uns sinnvoll, das Erstinterview als Lehrveranstaltung in Kleingruppen durchzuführen, in denen die Beteiligten aktiv teilnehmen. Wir haben mit dieser Lehrdidaktik sehr gute Erfahrungen gemacht, auch was die Akzeptanz und Beteiligung von Trainees wie Patienten betrifft. Für diese *unmittelbare* praktische Erfahrung und Reflexion gibt es unserer Meinung nach keinen Ersatz.

Diese Auflistung wichtiger Aspekten des Erstinterviews ist sicherlich nicht vollständig. Unseres Erachtens gibt es keine Grenzen für kreative, erfindungsreiche Strategien, solange die beschriebene experimentelle

Vorgehensweise befolgt wird. Gemäß diesem Prinzip bevorzugen wir eine flexible Herangehensweise und halten die Anwendung von standardisierten Erfassungsroutinen für weder notwendig noch erwünscht. Obwohl wir Patientenberichte als die primäre Informationsquelle ansehen, sind wir darüber hinaus bemüht, auch zusätzliche Quellen zur Verifizierung und weiteren Exploration zu nutzen - wie z.B. Beobachtung im natürlichen Umfeld oder Befragung von Partnern, Freunden oder Familienangehörigen. Widersprüchliche Informationen sollten in jeder Interviewphase geklärt werden. Hierfür kommen vielfältige Ursachen in Frage, wie z.B. falsche Hypothesen, unzulängliche Interviewtechniken oder auch Manipulationsversuche des Klienten und anderer Beteiligter. Zusätzliche Informationen von Bezugspersonen sollten allerdings nur bei Zustimmung des Patienten eingeholt werden.

Grundsätzlich ist es nicht akzeptabel, Hypothesen aufrechtzuerhalten, die nicht durch entsprechende Daten verifiziert werden können. Gleichermaßen sollten einmal etablierte und favorisierte Hypothesen nicht zum Selbstzweck ausarten und durch selektive, zielfixierte Fragestrategien gestützt werden. Es ist leider immer wieder zu beobachten, daß Therapeuten sich manchmal schwer tun, einmal entwickelte Basishypothesen wieder zu verwerfen. Therapeuten mit festgelegten Modellanschauungen und vorgefaßten psychopathologischen (Hypo-)Thesen scheinen hierfür besonders anfällig. Darüber hinaus ist auch zu bedenken, daß es sich bei der beschriebenen Herangehensweise um ein subjektiv bewertetes 'Pseudoexperiment' handelt, d.h. wir verfügen über keine exakte wissenschaftliche Evaluationsmöglichkeit. Eine ausführlichere klinische Illustration des Erstinterviews wird im Anhang A gegeben.

Anmerkungen

1. Diese Merkmale werden folgendermaßen beschrieben: 1. Individualisierte Problemanalyse, 2. Funktionale Betrachtungsweise, 3. Logisch-operationale Einheit zwischen Diagnose und Interventionsmaßnahmen, 4. verhaltenstherapeutische Diagnostik als Prozeß in der Zeit, 5. aktive Rolle des Klienten, 6. Ökonomie: 'Was ist nötig?'

2. Dies erscheint uns ein bedenklicher Weg in Richtung Methodeneklektizismus. Wir bevorzugen dagegen den Ausbau und die Erweiterung des lerntheoretischen Modells.

3. Der im anglo-sächsischen Sprachbereich bevorzugte Begriff 'Assessment' ist einigermaßen schwierig ins Deutsche zu übertragen. Begriffe wie 'Erfassung' oder 'Erhebung' wären mögliche Alternativen zu 'Diagnostik'.

4. Vergleicht man einmal die Entwicklung der Verhaltenstherapie im deutschen Sprachraum mit den angel-sächsischen Ländern, so zeigen sich unterschiedliche Tendenzen, über deren Hintergründe man spekulieren kann. Abgesehen von der sogenannten kognitiven Wende in den 70er Jahren (englisch: Cognitive Connection), führte klinische Unzufriedenheit mit der Verhaltenstherapie im deutschsprachigen Raum zum (Wieder-) Ausstieg aus der Verhaltenstherapie (Interessanterweise hatten viele deutsche Verhaltenstherapie-Pioniere einen psychoanalytischen Hintergrund; z.B. Jaeggi, 1984 oder Gleiss, 1984) oder zu verstärkter Forderung nach Integration therapeutischer Methoden (z.B. Bastine, 1984). In Abwesenheit zwingender theoretischer Begründungen oder geeigneter Modelle galt die 'Weisheit': Solange die Kaffeemaschine funktioniert braucht man nicht zu wissen *warum* sie funktioniert. Eine typische Diskussion mit Beiträgen von profilierten Vertretern hat hierzu Anfang der 80er Jahre unter dem Titel *Verhaltenstherapie in der Diskussion* stattgefunden (DGVT Mitteilungen, 1984/5).

   Eine ähnliche Sinnkrise im anglo-sächsischen Bereich führte dagegen zu anderen Schlußfolgerungen. Hier wurde zwar auch gesehen, daß sich die Verhaltenstherapie akademisch 'verrannt' hatte und außer Forschungstechniken dem Kliniker wenig zu bieten hatte. Besonders die wachsende Kluft zwischen Klinik und Forschung bereitete viel Unbehagen (Wilson, 1982). Dennoch bestand das Bestreben, das Modell Verhaltenstherapie nicht insgesamt in Frage zu stellen, sondern weiter zu entwickeln, d.h. den klinischen Realitäten besser anzupassen.

   Eine Folge war die Wiederbelebung des 'scientist-practitioner model' (Barlow & Mitarbeiter, 1984), diesmal mit der Forderung die Forschung 'klinischer' zu gestalten, d.h. Forschungsstrategien den realen therapeutischen Verhältnissen (wieder)anzupassen. Als Konsequenz erschien nun auch die Einzelfallforschung salonfähig, eher eine Neuerfindung des Rades, wenn man sich auf die wegweisenden Experimente von Shapiro und Mitarbeiter (z.B., 1955) besinnt.

5. Es ist bemerkenswert und typisch zugleich, daß Rogers 'client centered counselling approach' letztendlich nur im deutschsprachigen Raum zum Therapieansatz 'erhoben' wurde.

6. Wir sind der Ansicht, daß klinische Praxis und Ausbildung eng verzahnt werden sollten und glauben, daß bei entsprechender Koordinierung sowohl Patienten wie Auszubildende davon profitieren. Bei Problemanalysen in der Gruppe ist die Betonung daher weniger auf klinische Demonstration (wie oft im psychiatrischen Setting beobachtbar) als auf Zusammenarbeit gerichtet. Jede Information und Bewertung wird mit dem Patienten besprochen und diskutiert. Zur besseren Transparenz kann eine Wandtafel benutzt werden. Trainees sind in der Lage, die Entwicklung und Begründung klinischer Hypothesen am klinischen Fall zu beobachten und werden aufgefordert, eigene Hypothesen zu formulieren und zu begründen. Das Resultat sind in der Regel konstruktive und zielführende Diskussionen, die nach unseren Erfahrungen einen motivierenden Einfluß auf den therapeutischen Prozeß haben.

7. So haben Lader und Wing (1966) gezeigt, daß niedriges Erregungsniveau zu einem flachen Angstanstieg, kurzer Erregungsphase und schneller Rückkehr zur Basislinie führt, wohingegen bei hohem Angstniveau steiler Anstieg, lange Erregungsphase und verzögerte Rückkehr zur Basislinie eher typisch sind.

8. Young (1990) hat hierzu eine Reihe interessanter Strategien vorgeschlagen, die innovativ über den Rahmen der bekannten kognitiv-behaviouralen Methoden hinausgehen.

3

Die Entwicklung klinischer Hypothesen

Einleitung

Wie bereits ausgeführt, ist die Generierung zielführender Hypothesen von zentraler Bedeutung für die Fallformulierung. In der Ausbildungssituation setzt die Vermittlung solcher Fähigkeiten Transparenz für den Beobachter im Interview voraus. In diesem Kapitel soll daher eine Illustration aus der Praxis gegeben werden, die vergleichbar zur Ausbildungs- bzw. Supervisionssituation kommentiert wird.

Es wird immer wieder behauptet, daß klinische Annahmen eine Frage der Intuition seien, denen schwer auf den Grund zu kommen sei. Es ist sicher richtig, daß Individuen, v.a. in sozialen Interaktionen, ständig Hypothesen (über andere Menschen) entwickeln, deren Ursache und Hintergrund in der Regel *nicht bewußt* reflektiert wird. Trotzdem wird häufig berichtet, daß frühe Annahmen auf der Basis des 'ersten Eindrucks' richtig waren, worüber Betroffene meistens selbst erstaunt sind. Wie kann Intuition und Hypothesenbildung für den therapeutischen Kontext konzeptualisiert und nutzbar gemacht werden?

Für das Erstinterview gehen wir davon aus, daß die Hypothesenbildung von Faktoren wie situationsbezogener Wahrnehmung, persönlicher Lebenserfahrung und Expertenwissen beeinflußt wird. Solche Quellenvielfalt erscheint uns unproblematisch, solange die verwendeten Informationen vom Therapeuten bewußt reflektiert werden (evtl. eine Aufgabe der Selbsterfahrung in der Ausbildung). Beispielsweise haben Hypothesen, die sich auf Körpersprache (soziale Erfahrung) beziehen einen grundsätzlich anderen Hintergrund als solche, die auf störungsspezifisches Verhalten (z.B. Lerntheorien) gerichtet sind. Andererseits scheint der Zeitfaktor für die Qualität von Hypothesen von erheblicher Bedeutung. So sind substantielle persönliche wie professionelle Meinungsbildung und Urteilskraft das Produkt langjähriger Auseinandersetzung und Verarbeitung relevanter Erfahrungen. Es ist anzunehmen, daß die Fähigkeit zur Intuition aus diesem Prozeß hervorgeht, gewissermaßen als eine ökonomisierte und 'automatisierte' (d.h. nicht mehr bewußt reflektierte) Urteilsbildung. Gemäß diesem Verständnis wäre der Erwerb von Intuition durchaus zielführend, vorausgesetzt dieser Vorgang wird reflektiert und evaluiert. Caspar (1996) geht davon aus, daß jede klinische Analysesituation durch intuitive Faktoren beeinflußt wird. Daraus wird gefolgert, daß eine Kombination von rationalen und intuitiven Vorgehensweisen in der Verhaltensanalyse angestrebt werden sollte. Seine eigenen Untersuchungen hierzu scheinen zu bestätigen, daß rationale und intuitive Vorgänge (häufig in rascher Folge) interagieren.

Wie ist das Zusammenwirken rationaler und intuitiver Faktoren zu verstehen? Handelt es sich um eine Interaktion relativ unabhängiger Verhaltensweisen oder kann eine Dimensionalität angenommen werden? Dreyfus und Dreyfus (1986; zit. n. Caspar) haben vorgeschlagen, daß Expertenintuition durch wiederholtes (automatisiertes) Ablaufen rational-analytischer Prozesse entsteht. Dies ist kongruent mit unseren eigenen Lehr- und Ausbildungserfahrungen und folgerichtig erscheint es sinnvoll rationale und intuitive Vorgänge auf einem Kontinuum anordnen.

Ist diese Fähigkeit trainierbar und wie kann sie Bestandteil der therapeutischen Ausbildung werden? Als Schlußfolgerung für Hypothesengenerierung ergibt sich aus diesen (z.Zt. noch recht spekulativen) Überlegungen zweierlei: Es erscheint angemessen, Zugang zu einer relevanten Wissensbasis zu ermöglichen und gleichzeitig den Prozeß einer aktiven Verarbeitung dieser Informationen zu fördern. Für die Praxis bedeutet dies, den Therapeuten dazu anzuhalten, Expertenwissen zu aktivieren, Hypothesen zu bilden, und schließlich den Vorgang zu begründen und zu evaluieren. Solche Hypothesen sollen einerseits kreative Sichtweisen ermöglichen, andererseits sich auf empirisches Wissen stützen. Die Analyse von Erstgesprächen zeigt dagegen, vor allem in der klinischen Ausbildung, daß solche Ansprüche kaum realisiert werden. Wolpe (1982) hat kritisch darauf hingewiesen, daß zwar allgemeine diagnostische Regeln und Gesprächsstile zum Sammeln und Anhäufen von Informationen vermittelt werden, dagegen aber keine Strategien, wie solches Wissen zielführend für ein psychopathologisches Erklärungsmodell exploriert, geordnet und integriert werden kann. Typischerweise beobachtet man bei lernenden Therapeuten die Tendenz, 'endlos' Informationen zu sammeln, um sich schließlich in vielen Details zu verlieren, d.h. den 'Wald vor lauter Bäumen' nicht mehr zu sehen. So hören wir immer wieder in Ausbildungssituationen von Verwirrung und Schwierigkeiten, die Fülle der Informationen zu einem begründeten Verständnis der Problematik des Patienten zu gliedern. Oder wir beobachten eine ‘Briefkastenmentalität’ im Sinne des psychiatrisch-diagnostischen Klassifikationssystems: Der Interviewer hat ein kategoriales System im Kopf und versucht es entsprechend ‘auszufüllen’. Letztendlich wird angestrebt, ein Krankheitslabel und eine dazu passende Behandlungstechnik zu finden.

Für diesen beklagenswerten Zustand gibt es eine Reihe von Gründen. Zuerst einmal sind viele Ausbildungsprogramme, entgegen klinischer Empfehlungen, nicht den experimental-lerntheoretischen Grundlagen der Verhaltenstherapie verpflichtet (Wolpe, 1982, 1986). Zum zweiten gibt es kaum operationalisierte Trainingsmethoden zur Aneignung von hypothesengeleiteter Gesprächsführung für die Verhaltensanalyse. Schließlich ist die verhaltenstherapeutische Ausbildung immer noch schwerpunktmäßig *technik-orientiert*, was in der Regel eine korrespondierende, reduzierte Gesprächsform zur Folge hat. Am Beispiel eines technik-orientierten Trainees kann dieses Problem verdeutlicht werden: Das Sammeln symptombezogener Informationen wird übermäßig in die Länge gezogen (z.T. fünf oder mehr Sitzungen) bis sich schließlich eine gewisse Ratlosigkeit einstellt. Oft besteht Unsicherheit ob alle notwendigen Fragen gestellt worden sind. “Wie geht es jetzt weiter?” ist typischerweise die Frage an den Supervisor. Es besteht erstrangig eine Fixierung auf berichtete Beschwerden, aber kaum Orientierung in Richtung eines Erklärungsmodells. Anschließend wird versucht, geeignete Standardmethoden zu identifizieren, die bei dem jeweiligen Symptom zur Anwendung kommen. Die Folge ist ein mechanistischer Therapieablauf, vergleichbar mit der Verabreichung von Medikamenten bei physischen Problemen. Hierdurch wird verhindert, daß der lernende Therapeut ein umfassendes Problemverständnis erwirbt, das auch idiographische und ätiologische Informationen berücksichtigt.

Es wurde bereits ausgeführt, daß unser vorrangiges Ziel im Erstgespräch die Entwicklung einer gültigen Problemformulierung ist. Dies bestimmt unsere Vorgehensweise für die Gesprächsführung. Der Therapeut verhält sich dabei wie ein Detektiv: Er stellt Hypothesen auf und überprüft sie anhand faktischer Informationen (Meyer & Turkat, 1979; Bruch & Meyer, 1993). Der Prozeß der Hypothesenentwicklung und -überprüfung beginnt bereits mit der ersten Interaktion. Ohne diese experimentelle Struktur ist das Erstgespräch ohne Orientierung und weitgehend nutzlos (Wolpe & Turkat, 1985).

In dem nachfolgenden Beispiel soll dargestellt werden, wie eine erste Basishypothese anhand eines komplexen klinischen Falls entwickelt werden kann. Hypothesen können auch ‘falsch’ sein und müssen revidiert bzw. neu formuliert werden, wenn sie nicht durch Informationen im Interview bestätigt werden können. Eine Hypothese gilt als validiert wenn sie konsistent mit *sämtlichen* erhobenen Daten ist. Unsere klinische Illustration fokussiert auf die Generierung klinischer Hypothesen, und es wird kommentiert wie diese den Gesprächsverlauf bestimmen können. Ein vollständiges Beispiel für ein Erstinterview wird im Anhang A dieses Buches gegeben. Weitere Illustrationen finden sich z.B.bei Wolpe und Turkat (1985).

Kommentierte Falldarstellung [1]

Ein insulinabhängiger Diabetiker, Karl, wird vom behandelten Arzt zur Therapie überwiesen, weil er aufgrund hoher emotionaler Erregung und häufiger Wutausbrüche nicht in der Lage ist, seine Insulinbehandlung kontinuierlich und wirkungsvoll durchzuführen. Diese Behandlung beinhaltet im wesentlichen regelmäßige Eigeninjektionen. Der Patient ist zum Zeitpunkt des Gesprächs im zweiten Semester an einer Universität eingeschrieben.

Therapeut (Th): ...was führt Sie zu mir? Wie kann ich Ihnen helfen?

Patient (Pt): Naja, ich versuche zu studieren.

Th: Kommen Sie damit nicht zurecht, gibt es Probleme?

Pt: Es fällt mir alles ziemlich schwer. Ich habe nur 13 Stunden belegt, alle anderen dagegen 15 oder 16.

Th: Warum nur 13?

Pt: Ich möchte erst mal feststellen, ob ich damit klar komme.

Th: Gibt es irgendwelche Schwierigkeiten bei den Veranstaltungen, die Sie jetzt belegt haben?

Pt: Manchmal, v.a. wenn ich vom Schlafen abgehalten werde.

Kommentar

Schon zu diesem Zeitpunkt werden Informationen aus drei verschiedenen Bereichen für die Generierung klinischer Hypothesen geliefert:

1. Informationen bezüglich der Überweisung

2. Äußerungen des Patienten

3. Verhalten des Patienten

Obwohl die Informationen noch relativ vage sind (weniger als 30 Sekunden Gesprächsinteraktion), versucht der Therapeut bereits erste Hypothesen zu entwickeln, die die weitere Befragungsstrategie lenken können. In Hinblick auf diesen Vorgang sind folgende Punkte zu berücksichtigen: Erstens, klinische Hypothesen sollen konsistent mit allen gewonnenen Informationen sein. Zweitens, sollen sie das Problemverhalten für definierte Stimulusbedingungen vorhersagen, und drittens sollen sie Hinweise und Schlußfolgerungen für ein umfassendes Erklärungsmodell der Störung ermöglichen. Mit anderen Worten, es ist wichtig, daß der Therapeut schon zu Beginn des Gesprächs eine begründete, logische Vorgehensweise entwickelt, dementsprechend Informationen erfragt und der Versuchung widersteht, ziellos ein Maximum an Daten zu sammeln.

So kann bei Karl aus der Überweisunginformation gefolgert werden, daß seine Eigeninjektionen mit emotionaler Erregung assoziiert sind, wodurch diese lebensnotwendige Therapie erheblich beeinträchtigt, wenn nicht gar in Frage gestellt scheint. Darüber hinaus scheint Karl unkontrollierbaren Ärger zu empfinden. Angstreaktionen bei Injektionen treten relativ häufig auf, Ärgerreaktionen sind dagegen eher ungewöhnlich. Deshalb sollte die weitere Exploration klären, *warum* Karl in dieser Situation ärgerlich wird. Ärger ist eine emotionale Reaktion, die normalerweise bei Verletzung persönlicher Regeln, Werte, Erwartungen u.ä. eintritt. Demnach kann man vermuten, daß die Insulinbehandlung für Karl ein entsprechendes Problem darstellt. Im nächsten Schritt sollten Hypothesen entwickelt werden, um herauszufinden, worauf sich solche Verletzungen beziehen und welche weiteren Informationen hierüber Klarheit verschaffen könnten.

Als zweite relevante Informationsquelle dienen oben zitierte Aussagen des Patienten. Als Erwiderung auf die allgemein gehaltene und 'offene' Frage: "Wie kann ich Ihnen helfen?" weist Karl sofort darauf hin, daß er *versuche* zu studieren. Hier liegt offenbar ein Problem. Es scheint, daß Karl Schwierigkeiten hat mitzuhalten und besondere Kraftanstrengungen aufbringen muß. Dies wird mit der nächsten Frage weiter exploriert: Karl bestätigt, daß das Studium für ihn ein Kampf ist. Er weist auch darauf hin, daß er weniger Stunden als üblich belegt hat. Man könnte zunächst meinen, daß Karl sich überfordert fühlt, aber seine Antwort: "Ich möchte erstmal feststellen, ob ich damit klar komme", klingt eher als Infragestellen bestehender Erwartungen und Regeln an der Universität. Demnach wäre Karls reduzierte Stundenzahl nicht auf Streß- oder Unzulänglichkeitsgefühle zurückzuführen, sondern möglicherweise ein Versuch, seine Unabhängigkeit unter Beweis zu stellen. Als Karl anschließend gefragt wird, ob es irgendwelche Probleme bei der Absolvierung dieses Studienpensums gäbe, bejaht er: "Manchmal, wenn ich vom Schlafen abgehalten werde."

So formt sich bereits nach nur wenigen Gesprächssekunden der Eindruck eines 'rebellischen' jungen Mannes, der sehr um seine Unabhängigkeit besorgt ist und kritisch gegenüber Regeln und Standards zu sein scheint.

Wenn wir nun die Informationen aus beiden Quellen (Überweisung und Gesprächsanfang) im Kontext betrachten, so ergibt sich ein plausibler Zusammenhang: Die Aufforderung zur Eigeninjektion wird als Anordnung empfunden, und daher abgelehnt. Gleichzeitig löst sie Ärgergefühle aus. In ähnlicher Weise reagiert Karl auf das als Zwang empfundene Pflichtpensum, indem er seine Unabhängigkeit betont: er belegt nur 13 anrechenbare Stunden.

Weiterhin wird deutlich, daß Karl es ablehnt, von anderer Seite in irgendeiner Weise kontrolliert zu werden: Karl scheint verbittert über jede Einschränkung, die man ihm auferlegt und ist entschlossen, dagegen anzukämpfen. Dieser ‘Kampf’ wird sogar noch deutlicher, wenn wir eine dritte Informationsquelle betrachten: Karls Verhalten während des Gesprächs. Es wirkt starr und scheint unterschwellig aggressiv. Wir haben also einen jungen Mann vor uns, der offensichtlich darum bemüht ist, stark und unabhängig zu erscheinen und überdies seinen Groll über die als Zwang empfundenen Einschränkungen in seinem Leben zum Ausdruck bringt.

Warum demonstriert Karl seine Unabhängigkeit und lehnt jegliche Bevormundung ab? Wir entwickeln die Hypothese, daß die unerwartete Konfrontation mit einer schweren Krankheit als Schwäche und Abhängigkeit (von medizinischer Versorgung) erlebt wird. Dies löst Ängste aus, die Karl versucht, mit trotzigem Unabhängigkeitsverhalten zu bewältigen. Er will auf keinen Fall *schwach* und *abhängig* erscheinen. Auch sein eigenwilliges und reduziertes Arbeitspensum soll zum Ausdruck bringen, daß er nicht beeinflußbar, sondern unabhängig ist. Seine Befürchtung, schwach oder abhängig zu erscheinen, motiviert ihn in besonderer Weise zu aggressivem und kämpferischem Verhalten, d.h. im Gespräch ist er unnahbar und abweisend.

Diese Annahmen sind konsistent mit allen bisher erfaßten Informationen. Im nächsten Schritt soll versucht werden, überprüfbare Verhaltensvorhersagen zu entwickeln, die folgendermaßen formuliert werden können:

1. Karl will nicht schwach oder abhängig erscheinen. Daher wird er im therapeutischen Gespräch darum bemüht sein, solche Gefühle zu unterdrücken. Emotionen wie Ärger sind dagegen, als Ausdruck von Unabhängigkeit und Stärke, eher akzeptabel.
2. Es ist unwahrscheinlich, daß Karl einen engen Freundeskreis hat, sofern er überhaupt Freunde hat. Intime Freundschaften sind in der Regel unvereinbar mit exzessivem Bedürfnis nach Unabhängigkeit.
3. Karl wird sich in allen Situationen, die ein Gefühl von Schwäche und Abhängigkeit auslösen, ängstlich und unwohl fühlen. So wird er

Situationen als unangenehm erleben, in denen sich z.B. ein Mangel an Wissen offenbart (etwa im Seminar).

4. Es ist anzunehmen, daß Karl sich aufgrund seiner Verhaltenstendenzen sozial isoliert. So ist es wahrscheinlich, daß er von anderen wenig verstanden oder sogar abgelehnt wird.
5. Es ist wahrscheinlich, daß Karls Eltern Schwäche und Abhängigkeit abgelehnt und unterdrückt und dabei gleichzeitig als Modell für emotionale Kontrolle und Unabhängigkeit fungiert haben .
6. Eine therapeutische Behandlung, die diese Ängste (schwach oder abhängig zu erscheinen) nicht mit einbezieht, wird aller Voraussicht nach nicht erfolgreich sein. Daher erscheint uns eine nur auf die problematischen Eigeninjektionen bezogene Desensibilisierung unangemessen.

Mit diesen Überlegungen im Kopf führen wir das Gespräch mit Karl weiter:

Th: Wenn Sie z.B. die ganze Nacht lernen müssen, um den Stoff zu bewältigen?

Pt: Ich versuche, dies zu vermeiden. Ich wohne aber in einem Mehrbettzimmer im Studentenwohnheim. Man kommt dort einfach nicht zum Schlafen.

Th: Es herrscht ständig Party-Atmosphäre, ist das das Problem?

Pt: Ja.

Th: Machen Sie gelegentlich auch mit?

Pt: Klar.

Th: Aber nicht jeden Abend?

Pt: Nein, nicht mal jedes Wochenende.

Th: Was denken Sie, wie oft Sie mitmachen sollten?

Pt: Überhaupt nicht.

Th: Warum?

Pt: Weil ich weiß wie sich Alkohol bei mir auswirkt.

Th: Finden auch andere Parties statt auf denen Haschisch geraucht oder andere Drogen genommen werden?

Pt: Ja, das kommt vor.

Th: Ist das etwas, das Sie auch gerne tun würden oder getan haben?

Pt: Nein, niemals.

Th: Gut, dann lassen Sie uns mal kurz über Ihr Studium sprechen. Worin bestehen die Hauptschwierigkeiten? Sie sagten bereits, daß Sie die ganze Nacht vom Schlafen abgehalten werden, das hängt vielleicht mit dem Leistungsdruck im Studium und den gemeinschaftlichen Problemen im Studentenwohnheim zusammen. Gibt es sonst noch Probleme an der Uni?

Pt: Eigentlich keine.

Kommentar

Zu diesem Zeitpunkt wird Karls Abwehrhaltung so offensichtlich, daß es sinnvoll scheint, vorübergehend auf unverfängliche und neutrale Bereiche auszuweichen (z.B. "Wo sind Sie zur Schule gegangen?" "Wie sind Sie an diese Uni gekommen?" usw.). Bei sehr hoher emotionaler Erregung sollte eine Entspannungspause eingelegt werden. Schließlich kehrt der Therapeut aber wieder zum Thema 'Probleme an der Uni' zurück, um weiter zu eruieren inwieweit Karl in der Lage ist, über Probleme (seine 'schwache' Seite) zu reden.

Th: Abgesehen vom Studium, wie läuft es sonst so?

Pt: Ganz gut, würde ich sagen. Abgesehen davon, daß ich beim Trinken nicht mitmachen kann.

Th: Sind Sie zufrieden mit sich?

Pt: Manchmal.

Th: Sind Sie manchmal auch etwas niedergeschlagen?

Pt: Ja, durchaus.

Th: Wie oft passiert das?

Pt: Das kommt ganz drauf an.

Th: Können Sie sich an das letzte Mal erinnern, als Sie deprimiert waren?

Pt: Ich versuche, sowas zu vergessen.

Th: Das kann ich gut verstehen, trotzdem scheint es mir wichtig, mehr darüber zu reden um herauszufinden, ob wir dies besser erklären können.

Pt: Gut.

Th: Lassen Sie mich zuerst ein wenig erklären was ich vorhabe. Ich möchte gerne eine Vorstellung davon bekommen, wie sich ihr Leben im Einzelnen abspielt. Und, falls wir dabei auf Probleme stoßen, sollten wir uns die etwas näher anschauen, worin sie bestehen und vielleicht herausfinden wie und warum sie entstanden sind. Anschließend können wir überlegen, ob es eine Lösung für Ihre Probleme gibt. Was halten Sie davon? Ich werde Ihnen ganz offen meine Meinung sagen, d.h. ob ich Probleme sehe und ob Sie etwas dagegen unternehmen sollten. Wir können das zusammen besprechen. Falls wir zu einem gemeinsamen Verständnis kommen, können wir überlegen, was Sie vielleicht an sich verändern wollen und wie wir das angehen könnten. Ich möchte betonen, daß meine Sichtweise von Problemen nichts mit sogenannter 'Verrücktheit' oder 'Geisteskrankheit' zu tun hat. Als Verhaltenstherapeut bin ich Lernprinzipien verpflichtet, d.h. ich gehe davon aus, daß jede Form von Verhalten in der einen oder anderen Weise gelernt wird, auch sogenannte Verhaltensprobleme. Demnach kann solches Verhalten durch Lernen auch wieder verändert werden. Ich werde Ihnen jetzt einen Haufen Fragen stellen, um die *notwendigen* Informationen zu bekommen. Erst danach kann ich Vorschläge machen, wie man Ihnen, falls Sie weiterhin interessiert sind, vielleicht helfen könnte.

Pt: Das klingt wie in der Werbewoche der Studentenvereinigungen.

Th: Damit bin ich noch nie verglichen worden. Aber gut, haben Sie bitte keine Hemmungen, irgendwelche Kommentare abzugeben oder Fragen zu stellen.

Pt: Ja sicher.

Th: Zunächst möchte ich von Ihnen so genau wie möglich ihre jetzige Situation beschrieben haben. Das hilft mir, alles besser zu verstehen. Aber lassen Sie mich bitte wissen, wenn ich zu tief bohre oder wenn Sie über irgend etwas im Moment nicht mit mir reden wollen oder können. Natürlich ist es besser, wenn wir ganz offen miteinander sein können. Nun, wir haben gerade über Ihre Depressionen gesprochen. Wann haben Sie sich das letzte Mal richtig deprimiert gefühlt?

Pt: Ich kann mich nicht daran erinnern.

Kommentar

Gemäß unserer Erfahrung reagieren Patienten, die aktiv Hilfe suchen, sehr positiv auf eine solche Einführung, zeigen sich kooperativ und beginnen sich zu öffnen. Es ist auffällig, daß Karl eher abblockt und sich somit konsistent zu unserer Anfangshypothese verhält. Hierdurch wird eine weitere Exploration behindert, und es scheint sinnvoll die taktische Vorgehensweise zu ändern. Wir fragen deshalb nach Gefühlen, die Karl mit Stärke assoziiert.

Th: Wann waren Sie zum letzten Mal sehr verärgert?

Pt: Gestern.

Th: Was war passiert?

Pt: Ich habe versucht, mir eine Spritze zu geben, und es tat sehr weh. Das macht mich ganz verrückt. Ich kann es einfach nicht ertragen.

Th: Also gut, Sie versuchten, sich eine Spritze zu geben, und es tat weh, und Sie wurden ärgerlich. Worüber genau?

Pt: Ich glaube, einfach über die Tatsache, daß ich das immer wieder machen muß. Weil ich mich einfach damit abfinden muß und sozusagen gezwungen bin etwas zu tun, was sonst niemand hier zu tun braucht.

Kommentar

Diese Informationen bestätigen unsere Anfangshypothese. Im nächsten Schritt möchten wir nun feststellen ob es stimmt, daß der Patient Probleme hat 'schwach' zu erscheinen. Deshalb wollen wir wissen, wie er auf seine 'Diabetes'-Diagnose reagiert hat.

Th: Wann wurde bei Ihnen zum erstenmal die Diagnose 'Diabetes' gestellt?

Pt: Am 26. März.

Th: Etwa vor einem Jahr?

Pt: (nickt zustimmend)

Th: Gab es vor dieser Diagnose irgendwelche Probleme in Ihrem Leben?

Pt: Wie meinen Sie?

Th: So ganz allgemein betrachtet.

Pt: Sicher, es hat immer mal schlechte Zeiten gegeben. Das kommt wohl bei jedem vor, aber insgesamt bin ich ganz gut mit allem klargekommen und habe 'ne Menge Spaß gehabt.

Th: Hatten Sie immer gute Freunde?

Pt: Ja.

Th: Enge Freunde?

Pt: Ja, ich hatte, was ich brauchte.

Th: Auch Freundinnen?

Pt: Ja klar.

Th: Wie war das Verhältnis mit Ihrem Vater ?

Pt: Sehr gut.

Th: Und Ihrer Mutter?

Pt: Naja, wir kommen nicht so richtig miteinander klar.

Th: Gut. Bevor Sie als Diabetiker diagnostiziert wurden, war ihr Leben also mehr oder weniger in Ordnung?

Pt: Nein, man kann nicht sagen, daß es *völlig* in Ordnung war. Ich habe mit der Zeit Veränderungen bei mir bemerkt, obwohl die Lebensumstände gleich blieben.

Th: Ich komme gleich noch mal auf diese Umstände zurück. Also, es ging Ihnen allmählich schlechter und Sie entwickelten diese Symptome. Haben Sie das Ihrem Vater erzählt?

Pt: Ja, er war ja der Arzt.

Th: Er ist Ihr Arzt?

Pt: Ja.

Th: Hat er Ihre Probleme zuerst festgestellt, oder haben Sie es zuerst bemerkt und ihm dann erzählt?

Pt: Mir ist es zuerst aufgefallen, und ich habe ihn eines Tages von der Uni aus angerufen.

Th: Wie hat er darauf reagiert?

Pt: Er sagte nur: "Komm sobald wie möglich nach Hause."

Th: Hat er Ihnen Blut abgenommen?

Pt: Nein, nur eine Urinprobe.

Th: Was kam danach? Bitte beschreiben Sie mir genau in allen Einzelheiten was anschließend passierte.

Pt: Ich fuhr ins Krankenhaus und ließ meinen Urin untersuchen. Anschließend ging ich nach Hause. Am Nachmittag rief die Klinik an und forderte mich zu einem Bluttest auf, da sie Zucker im Urin gefunden hatten.

Th: Gut, wie ging es weiter?

Pt: Sie stachen mir in den Finger, entnahmen Blut und stellten bei der Analyse fest, daß der Blutzuckerwert stark erhöht war.

Th: Wie haben Sie sich gefühlt, als man Ihnen am Telefon mitteilte, daß Sie Zucker im Urin haben? Was löste das bei Ihnen aus?

Pt: Es wurde mir nicht persönlich mitgeteilt, sondern meinem Vater, der es mir dann eröffnete. Es war mir klar, was das bedeutete; ich ahnte sofort, was auf mich zukommt. Ich bin nämlich mit einem Diabetiker zur Schule gegangen. Ich wußte auch, was als nächstes kommen würde: Eine Blutprobe.

Kommentar

Es wird deutlich, daß Karl sich weiterhin auf eine sachliche-distanzierte Beschreibung der Ereignisse hält und trotz eindeutiger Fragen nichts über seine persönlichen Gefühlsreaktionen sagen will oder kann. Trotzdem bleiben wir am Thema, insbesondere sind die Umstände und die Art und Weise von Interesse, wie der Vater Karl über seine Diagnose informiert hat (siehe obige Hypothesen).

Th: Wo hat Ihr Vater mit Ihnen darüber geredet?

Pt: Bei uns zu Hause.

Th: Bei Ihnen zu Hause, als Ihr Vater nach Hause kam?

Pt: Genau.

Th: War es ungewöhnlich, daß er um diese Zeit nach Hause kam?

Pt: Nein.

Th: Er kam also wie üblich nach Hause, und was tat er als nächstes? War er wie immer und meinte dann “Komm her, mein Sohn, wir müssen mal miteinander reden”, oder wie?

Pt: Nein, er sagte mir nur, daß ich Zucker im Urin hätte.

Th: So ganz sachlich.

Pt: Genau so, ich hatte am Morgen den Test gemacht und wollte nun das Ergebnis wissen, und er sagte es mir.

Th: Erschien er in irgendeiner Form betroffen?

Pt: Nein, aber er ist ja schließlich Arzt.

Th: Wirkte er auf Sie kalt?

Pt: Nein.

Th: Ernst?

Pt: Vielleicht, ich nehme an, daß dies seine Natur ist.

Th: Er zeigt also seine Gefühle eher nicht?

Pt: Das stimmt.

Th: Also gut, er sagte es Ihnen so ganz nüchtern und unvorbereitet. Und wie haben Sie darauf reagiert?

Pt: Ich bin einfach ins Auto gestiegen und weggefahren. Ich glaube, ich wollte es nicht an mich 'ranlassen' oder darüber nachdenken.

Th: Können Sie sich noch an mehr erinnern?

Pt: Nein, nicht bis nach dem Bluttest.

Th: Wie fühlten Sie sich als man Ihnen dann sagte, daß man Blut abnehmen müsse?

Pt: Ich war an diesem Punkt eher wütend, daß ich mir Blut abnehmen lassen mußte.

Th: Wütend?

Pt: Ja, ich werde sehr ärgerlich, wenn jemand anordnet mir irgendwo rein zu schneiden oder mich zu stechen.

Th: Gilt das auch für andere Dinge von denen Sie nicht wollen, daß Sie sie machen müssen? Also nicht nur Schneiden oder Stechen?

Pt: Ja, durchaus. Ich kann es einfach nicht ausstehen, wenn man mir vorschreibt, was ich zu tun habe. Ich möchte selbständig sein, und irgendwie habe ich das Gefühl, daß so etwas meine Selbständigkeit in Frage stellt.

Th: Ich verstehe. Also wenn Ihnen jemand sagt, daß man Sie pieksen muß oder daß Sie sich eine Spritze geben müssen, verursacht das bei Ihnen Ärger?

Pt: Ganz genau, vorausgesetzt es ist wirklich beabsichtigt.

Th: Gut, dann stellen Sie sich mal vor, ich forderte Sie ernsthaft dazu auf, in der Ecke auf dem Kopf zu stehen. Was würden Sie machen?

Pt: Ich würde Sie erst mal fragen, was das soll.

Th: Nehmen wir mal an, ich würde sagen: "Ich habe hier das Sagen und Sie haben zu tun, was ich anordne."

Pt: Ich würde wahrscheinlich Ihre Autorität in Frage stellen.

Th: Nehmen wir an, daß dies nicht möglich ist, weil ich hier eine Autoritätsperson bin von der Ihr Studium und die Prüfungen abhängen.

Pt: Ich würde wahrscheinlich trotzdem dagegen angehen.

Th: Was würden Sie tun?

Pt: Etwas was Sie besonders provoziert und herausfordert.

Th: Indem Sie z.B. sagen: “Ich werde das auf keinen Fall tun”?

Pt: Ja, vielleicht, wenn ich es für wirksam halte. Mir fallen möglicherweise aber noch andere Dinge ein, um Sie zur Weißglut zu bringen, je nachdem.

Th: Warum regt es Sie denn so auf, wenn Ihnen jemand sagt, was Sie tun sollen?

Pt: Ich habe wirklich keine Ahnung, abgesehen davon, daß Unabhängigkeit für mich sehr wichtig ist. Und wie ich schon sagte, ich habe einfach das Gefühl, daß mir mein Recht genommen wird, selbständige Entscheidungen zu treffen.

Kommentar

Karls Probleme bezüglich Bedrohung und Verteidigung seiner Unabhängigkeit werden immer deutlicher. Im folgenden werden weitere diesbezügliche Vorhersagen überprüft.

Th: Also gut, was macht Ihr Sozialleben an der Uni? Haben Sie dort im Moment gute Freunde?

Pt: Als ich herkam, kannte ich keinen Menschen, aber das war auch mit ein Grund gewesen, warum ich hierher wollte. Ich war an meinen alten Freunden nicht mehr interessiert. Die haben alle andere Berufswege eingeschlagen.

Th: Warum hatten Sie kein Interesse mehr?

Pt: Ich wollte ganz einfach nicht mein ganzes Leben lang die gleichen Freunde haben, ich wollte einfach neue Leute kennenlernen.

Th: Gibt es jetzt jemanden, mit dem Sie ziemlich eng befreundet sind?

Pt: Ein paar von meinen Kommilitonen.

Th: Männliche oder weibliche?

Pt: Beides.

Th: Irgend jemand mit dem Sie besonders eng befreundet sind?

Pt: Ja.

Kommentar

Diese Aussage scheint im Widerspruch zu unseren Anfangshypothesen zu stehen. Es ist daher sinnvoll die Gültigkeit genauer zu überprüfen.

Th: Wieviele sind es, eins, zwei, drei?

Pt: Zwei.

Th: Wie heißen sie, mit Vornamen?

Pt: Peter und Laura.

Th: Gut. Mit wem sind Sie denn enger befreundet, Peter oder Laura?

Pt: Das kommt ganz drauf an.

Th: Also stellen Sie sich vor Sie fühlen sich so richtig 'down'. Könnten Sie mit einem der beiden darüber reden?

Pt: Wie meinen Sie das?

Th: So ganz allgemein. Sie fühlen als würden die Wellen über Ihnen zusammenschlagen. Stellen Sie sich vor, nichts gelingt, und Sie sind völlig deprimiert.

Pt: Wir reden normalerweise über Chemieversuche oder andere Studienangelegenheiten.

Kommentar

Jetzt offenbart sich, daß die Freundschaften doch eher unverbindlich und oberflachlich sind. Dies scheint konsistent mit unserer klinischen Basishypothese. Die weitere Befragung enthüllt, daß Karl Angst vor Prüfungen hat, besonders wenn er den Stoff nicht perfekt beherrscht. Außerdem ist er ängstlich und gehemmt in Situationen, wo er etwas vortragen muß und versucht daher solche Aufgaben zu vermeiden. Dies ist eine weitere Bestätigung für unsere Hypothese, daß Karl sich fürchtet, als unfähig und schwach beurteilt zu werden. Wir setzen das Gespräch fort.

Th: Gibt es noch andere Situationen, die Sie nervös machen?

Pt: Nein, mir fällt nichts weiter ein.

Th: Überhaupt nichts?

Pt: Nein

Th: Wie sieht's mit attraktiven Frauen aus?

Pt: Ob mich das nervös macht? Vielleicht, aber ich versuche das zu verbergen.

Th: Haben Sie momentan eine Freundin?

Pt: Nein, ich gehe mit verschiedenen Frauen aus.

Th: Wie oft kommt das vor?

Pt: Ich weiß nicht was Sie unter oft verstehen, meinen Sie jeden Abend?

Th: Vielleicht einmal die Woche?

Pt: Ja, so ungefähr.

Th: Treffen Sie immer die gleichen Frauen oder immer neue?

Pt: Es ist immer die gleiche Gruppe.

Th: Sind das sehr enge und intime Freundschaften?

Pt: Es sind einfach Freunde.

Th: Niemand, mit dem Sie irgendeine Art von Liebesbeziehung haben?

Pt: Nein.

Th: Als Sie noch auf der Schule waren, hatten Sie da eine Freundin?

Pt: Eine Zeitlang.

Th: Für wie lange ungefähr?

Pt: Vielleicht ein Jahr.

Th: Wie würden Sie diese Beziehung beschreiben?

Pt: Etwas schwierig.

Th: Wie meinen Sie das?

Pt: Ich bin evangelisch, sie war katholisch.

Th: Warum war das schwierig?

Pt: Meine Mutter ist die Tochter eines Pfarrers und sehr streng gläubig. Sie lehnt Katholiken insgesamt ab. Ich bin der Meinung, daß sie starke Vorurteile hat.

Th: Ist Ihnen die Religion sehr wichtig?

Pt: Ja, auf jeden Fall.

Th: Waren Sie denn schon einmal richtig verliebt?

Pt: Ich glaube schon. Ich war dann immer völlig verrückt nach jemandem, aber irgendwann läßt es nach, und man will eigentlich gar nichts mehr davon wissen.

Th: Fällt Ihnen denn eine bestimmte Person ein auf die das zutrifft, also eine Frau die Sie geliebt haben?

Pt: Ich glaube, es war meine erste Liebe, als ich in die achte Klasse oder so ging.

Th: Können Sie ein bißchen mehr erzählen?

Pt: Sie war eine Klasse unter mir.

Th: Auf der selben Schule?

Pt: Genau.

Th: Sie schwärmten für sie?

Pt: Genau.

Th: Und wie lief es so?

Pt: Nicht so richtig.

Th: Hat sie Ihre Gefühle erwidert?

Pt: Ich glaube nein.

Th: Was für eine Rolle spielten Sie?

Pt: Ich glaube, sie betrachtete mich eher als eine Art Haustier oder Spielzeug.

Th: Hat sie jemals mitbekommen, daß Sie in sie verliebt waren?

Pt: Ich weiß es nicht.

Th: Was bedeutet für Sie das Wort 'Liebe' ?

Pt: Ich stelle mir jemanden vor, den ich respektieren kann und bei dem ich mich wohlfühle. Jemand, der nicht versucht, mich zu irgend etwas zu zwingen.

Kommentar

Mehrere Hypothesen werden bestätigt. Besonders signifikant erscheint uns Karls Definition von 'Liebe': "Jemand, der nicht versucht, mich zu irgend etwas zu zwingen". Gegen Ende dieses Gesprächs wird Karl mitgeteilt, daß eine therapeutische Behandlung für seine Probleme sinnvoll erscheint. Nach Absprache weiterer Terminvereinbarungen usw. wird die Sitzung wie folgt beendet:

Th: Haben Sie noch irgendwelche Fragen oder Kommentare, bevor wir jetzt Schluß machen? Vielleicht möchten Sie über alles noch mal nachdenken.

Pt: Ich weiß nicht, ob ich das tun werde, das ist das Problem.

Th: Versuchen Sie es. Ich hoffe, daß unser Gespräch Sie dazu anregt und ermutigt.

Diskussion

Wir hoffen, daß dieser kurze Ausschnitt [2] eines Erstgesprächs die Entwicklung klinischer Hypothesen und weiterer Schlußfolgerungen deutlich macht. Es sollte gezeigt werden, wie bereits minimale klinische Informationen bei angemessener Beobachtung und Beurteilung sinnvolle und überprüfbare Anfangshypothesen ermöglichen. Hieran orientiert sich die Entwicklung weiterer Fragen, die der Überprüfung von fortlaufenden Hypothesen dienen.

Es ist bereits ausgeführt worden, daß die Verifizierung bzw. Verwerfung klinischer Hypothesen die Ausformung der Problemformulierung entscheidend bestimmen. Wir versuchen schon frühzeitig eine 'Basishypothese' zu entwickeln, die als 'Prototyp' der zu elaborierenden Problemformulierung fungiert. Da die Konsequenzen für die nachfolgende Therapieplanung von erheblicher Bedeutung sind, sollte der Therapeut jede Hypothese kritisch überprüfen und ggf. ablehnen bzw. durch passendere ersetzen. Das therapeutische Erstgespräch ist um so produktiver und zielgerichteter, je früher sinnvolle Hypothesen entwickelt werden können. Andererseits ist eine starre, all zu frühe Fixierung auf einmal gefaßte Hypothesen unbedingt zu vermeiden, da dies selektive Wahrnehmung begünstigt und im Extremfall zu 'Shapingprozessen' im Interview führen kann. Demzufolge werden 'nicht passende' Informationen übersehen oder abgelehnt, wohingegen verstärkt nach hypothesenkonsistenten Daten gesucht wird. Besonders erfahrenere Therapeuten mit ausgeprägten Modellvorstellungen tendieren z.B. dazu, ihre 'persönlichen' Theorien zu verifizieren.

Schließlich sind wir der Ansicht, daß die Beherrschung der hypothesengeleiteten Vorgehensweise auch in der therapeutischen Ausbildung hohe Priorität haben sollte. Nach unseren Erfahrungen läßt sich dies nur sinnvoll im Praxiskontext organisieren. So kann man z.B. kurze Videoausschnitte eines Erstgesprächs vorstellen und sich von Weiterbildungsteilnehmern beschreiben lassen, was beobachtet wurde. Dabei ergibt sich in der Regel eine Fülle von Hypothesen, die allerdings anfangs oft impulsiv und unreflektiert vorgebracht werden. Daher sollten Trainees angehalten werden, ihre Beobachtungen und Annahmen bewußt zu reflektieren in Bezug auf persönliche Präferenzen und Erfahrungen sowie therapeutisches Fach wissen. Bei dieser Übung zeigt sich oft, daß wichtige Informationen übersehen oder irrelevante überbetont werden. Zusätzlich werden 'blinde Flecken' und Wahrnehmungsverzerrungen offenbar, die korrigiert werden können. Wir halten es für besonders wichtig, lernende Therapeuten kontinuierlich aufzufordern, sich die Intention gestellter Fragen bewußt zu machen. Gemäß unserer Ausbildungserfahrung entwickeln Trainees zwar mit Leichtigkeit 'kreative' Ideen für Fragen im Interview, sind allerdings zu Beginn ihrer Ausbildung häufig nicht in der Lage, eine logische Strategie zu entwickeln, Informationen systematisch zu ordnen und zu einem Erklärungsbild der Störung zusammenzufügen.

Zur Illustration und zum Überblick können die wesentlichen Verhaltensdaten auf einer Wandtafel o.ä. dargestellt werden. Anschließend werden Ausbildungsteilnehmer aufgefordert, selbst hypothetische Erklärungen zu versuchen und zu begründen, die später mit den Supervisoren, Ausbildungsteilnehmern und Patienten diskutiert werden. In einer abschließenden Überprüfung wird festgestellt, ob alle Aussagen erklärt werden können. Im negativen Fall wird die Hypothese fallengelassen. Im positiven Fall können Trainees aufgefordert werden, weitere Fragen/ Vorhersagen gemäß der 'gültigen' Hypothese zu entwickeln.

Zusätzlich kann anhand einer Videobandaufzeichnung die Validität dieser Hypothesen überprüft werden. Genaues, unmittelbares Feedback ist für den lernenden Therapeuten essentiell. Er soll in der Lage sein, den Aussagewert seiner Hypothesen zu überprüfen und einzuschätzen. In der Ausbildungssituation werden solche Vorhersagen im Rahmen eines vollständigen Gesprächs einschließlich einer Problemformulierung diskutiert. Es ist offensichtlich, daß dieser Vorgang viel Zeit und Erfahrung erfordert. Wir sind jedoch der Ansicht, daß dieser Aufwand notwendig ist, um zielgerichtetes, begründetes und flexibles Therapeutenverhalten zu fördern.

Auch im deutschsprachigen Bereich findet man erfreulicherweise Kliniker, die auf den Wert expliziter Hypothesen hinweisen. So hat Caspar (1996) kürzlich Nutzen und Probleme von Hypothesen in der Problemanalyse eingehend diskutiert. Ferner spielen im Selbstmanagement-Ansatz von Kanfer und Mitarbeitern (1996) sowie im Problemlösungsansatz von Bartling und Mitarbeitern (1992) hypothesenorientierte Strategien eine prominente Rolle. Insgesamt ist jedoch festzustellen, daß in keinem der uns bekannten Ansätze experimentelle Hypothesengenerierung und Testung eine vergleichbar zentrale Rolle spielt, wie in der Fallformulierung.

Anmerkungen

1. Mit freundlicher Genehmigung von Ira Turkat, der die Therapie durchführte.

2. Es muß an dieser Stelle betont werden, daß es kaum einen Ersatz für eine Live-Demonstration des hypothesengeleitenten Interviews gibt, da nonverbale Aspekte ebenso eine erhebliche Rolle spielen; darüber hinaus ist die Dynamik eines Gesprächs, das komplexe und schnelle Entscheidungen beinhaltet, nicht befriedigend im Geprächstranskript darstellbar.

4

Validierung und Evaluation im Therapieprozeß

The only standard by which truth can be assessed
is its practical results
Mao Tse-Tung

Einleitung

Sicherlich kein Novum in der Verhaltenstherapie, allerdings selten realisiert in der Routinepraxis, sind die Versuche zur empirisch-kontrollierten Praxis (vgl. Caspar, 1996; Petermann, 1996; Kanfer und Mitarbeiter, 1996). Gemäß den Anforderungen des Wissenschaftler-Praktiker-Modells, soll hierbei Zielorientierung, Struktur und Qualitätskontrolle in der Therapie ermöglicht werden.

Worin liegt die geringe Akzeptanz dieses Konzepts in der klinischen Praxis begründet? Die von der Therapieforschung bereitgestellten Evaluationsmöglichkeiten mögen zwar den Forschungsanforderungen genügen, sind aber selten geeignet oder realisierbar in der empirisch-kontrollierten *Praxis*. Aus diesem Dilemma resultiert häufig eine Passivität, d.h. der Therapeut in der Routinepraxis fühlt sich überfordert oder verunsichert und verläßt sich letztendlich auf sein subjektives klinisches Urteil. Eine Situation, die kaum den Prinzipien kognitiv-behaviouraler Therapien entspricht und eher an die interpretierende Praxis psychodynamischer Therapieformen erinnert.

Manche Kliniker halten eine Messung im Sinne der psychodiagnostischen oder psychometrischen Tradition für ausreichend und sinnvoll. Typischerweise werden hierbei standardisierte Fragebögen u.ä. verwendet, und der Testwert des Patienten wird mit den Durchschnittswerten unterschiedlicher Stichproben verglichen (z.B. nichtklinische Personen, vergleichbare diagnostische Kategorien usw.). Obwohl wir solche Verfahren nicht grundsätzlich in Frage stellen wollen, erscheinen uns diese Methoden prinzipiell ungeeignet zur Validierung *individueller* Problemformulierungen oder zur Evaluation von Interventionen, da sie bestenfalls eine *konver-*

gierende Evidenz (oder das Gegenteil) anbieten können. Standardisierte Meßinstrumente wie Fragebögen werden in der Regel für Gruppenvergleiche in der Forschung entwickelt und dann anschließend als 'sinnvolle' und 'gültige' Maße dem Kliniker schmackhaft gemacht (nicht selten kommerziell motiviert). Solche Instrumente können sicherlich vielfältigen Zwecken dienen wie Diagnostik, Forschung, Statistik etc., sind aber für den therapeutischen Kontext kaum empfehlenswert. Zusätzlich erlebt man häufig im Verlauf einer Therapie, daß Patienten sich über Redundanz und Unangemessenheit von Fragebögen beklagen, v.a. wenn sie mit sogenannten 'Testbatterien' konfrontiert werden. Es braucht nicht weiter diskutiert zu werden, welchen Einfluß dies auf die Reliabilität und Kooperation in der Datenerhebung haben kann. In der klinischen Arbeit mit individuellen Patienten stellt sich bald heraus, daß die Merkmale standardisierter Instrumente nur sehr begrenzt zur Erfassung idiographischer Problembilder relevant sind. Es scheint daher eher angebracht, zur Validierung der Formulierung und Veränderungsmessung patientenrelevante Meßmethoden [1] zu entwickeln.

Für eine Hundephobie wurde ein spezieller Fragebogen (Tuomisto, 1994) entwickelt, nachdem sich herausgestellt hatte, daß bekannte Meßinstrumente nicht ausreichend problemspezifisch waren und bei dem Patienten keine Akzeptanz fanden. Dieser Fragebogen bestand aus zwei Teilen, die sich einerseits auf individuelle Problembewältigung und andererseits auf furchtauslösende situative Merkmale bezogen. Die Einschätzung wurde auf einer 6-Punkte-Skala vorgenommen. Im weiteren Verlauf der Therapie stellte sich heraus, daß die persönliche Beteiligung des Patienten an der Entwicklung des Fragebogens Akzeptanz und Motivation zur Selbstanwendung förderte, was auch für die lange Follow-up Phase (2 Jahre) besonders wichtig war. Weiterhin berichtete der Patient, daß hierdurch die Bewußtwerdung und Verarbeitung therapeutischer Erfolge verbessert wurde. Es besteht kein Zweifel, daß diese aktiv-kontinuierliche Selbstwahrnehmung bzw. Selbstevaluation den Aufbau von Selbstregulation und Selbsteffizienz deutlich unterstützte.

In der Fallformulierung wird der *therapierelevanten* Evaluation hohe Priorität gegeben, und wir sind bemüht, diesen Prozeß im Rahmen der Therapie kontinuierlich zu entwickeln. Zunächst scheint es essentiell, unsere hypothetischen Annahmen zu überprüfen. Im weiteren Verlauf geht es um die Effektivitätsüberprüfung therapeutischer Methoden und schließlich um eine Bewertung des gesamten Prozesses. Wir haben bereits ausgeführt, daß die Evaluation bereits im Erstinterview beginnt und dabei auf die Bedeutung eines empirisch entwickelten, überprüfbaren Erklärungsmodells hingewiesen. Dies beinhaltet für den Therapeuten, sich stets zu vergegenwärtigen, welche

Informationen, zu welchem Zeitpunkt und zu welchem Zweck benötigt werden. Anders ausgedrückt: Nicht alles was vom Patienten angeboten wird oder aus -z.T. unreflektierten- Motiven interessant erscheint ist zu erfragen, sondern lediglich was im Rahmen plausibler Hypothesen für ein Erklärungsmodell sinnvoll ist. Darüber hinaus ist zu prüfen und zu begründen, zu welchem Zweck und in welchem Umfang quantitative Verfahren eingesetzt werden können.

Welche Strategien, Möglichkeiten und Notwendigkeiten sind für die Fallformulierung von Bedeutung? Auch hier ist zunächst die subjektive-klinische Bewertung des Therapeuten Ausgangspunkt. Nach Erstellung einer Problemformulierung sind wir jedoch bemüht, begründete Meßmöglichkeiten im Sinne der Hypothesen zu entwickeln, die folgende Funktionen im therapeutischen Prozeß übernehmen: (1) *Validierung der Problemformulierung*, (2) *Überprüfung spezifischer Verhaltensvorhersagen zur Therapieplanung*, (3) *Verlaufsmessung der therapeutischen Intervention* und (4) *Bewertung des therapeutischen Prozesses*. Die Aspekte eins und zwei sind Inhalte des klinischen Experiments, das der therapeutischen Intervention vorangeht. Hierauf wollen wir im folgenden Abschnitt näher eingehen. Die Aspekte drei und vier beziehen sich dagegen auf die Basislinie und Veränderungsmessung des Problem- bzw. Zielverhaltens, um den Ausgang der Therapie zu bestimmen. Dies soll im Anschluß erörtert werden.

Klinisches Experiment

Wissenschaftler-Praktiker-Modell

Nach Erstellen einer plausiblen Problemformulierung sollen Vorhersagen des Problemverhaltens im Rahmen bekannter Stimulusbedingungen möglich sein, d.h. eine *gültige* Formulierung sollte demnach zu *präzisen* Vorhersagen führen. Dieser Vorgang ermöglicht die Identifizierung bzw. Entwicklung einer angemessenen Therapiestrategie in Abgrenzung zu anderen (möglichen) Alternativen. Ebenso sollen Schwierigkeiten und Erfolgswahrscheinlichkeit der Therapie vorhersagbar sein. Eine Problemformulierung, die dies nicht leisten kann, hat kaum praktischen Nutzwert.

Therapeuten sind in erster Linie Kliniker, die, wenn sie überhaupt Problemformulierungen entwickeln, sich in der Regel auf ihr klinisches Urteil verlassen. Wenige scheinen zunächst bereit oder motiviert, eine systematische Überprüfung vorzunehmen, trotz der immer wieder beschworenen

Doppelrolle des 'Therapeuten als Wissenschaftler und Praktiker' (z.B. Caspar, 1996; Kanfer & Mitarbeiter, 1996). Die Auslegung dieses Konzepts weist zusätzlich beträchtliche Unterschiede auf. Im deutschsprachigen Bereich scheint die Betonung eher auf Wissenstransfer aus der Forschung zur Anwendung in klinischen Settings zu liegen (vgl. Kanfer & Mitarbeiter, 1996). So bietet z.B. eine neue Publikationsreihe von namhaften Verhaltenstherapeuten (Schulte & Mitarbeiter, 1998) störungsspezifische Manuale auf der Basis neuester Forschungsergebnisse an. Trotz enormer Fortschritte in Sachen Praxisrelevanz erscheint diese Vorgehensweise nicht unproblematisch.

Es soll an dieser Stelle nicht prinzipiell gegen Wissenstransfer aus der akademischen Forschung argumentiert werden, das Potential zur Stimulierung und Innovation für die klinische Praxis ist allgemein akzeptiert. Wir sind allerdings der Ansicht, daß die Möglichkeiten des Transfers im Hinblick auf eine Reihe ungelöster Probleme z.Z. noch sehr begrenzt sind und Forschungsergebnisse kritisch evaluiert werden müssen. Die Hauptprobleme betreffen dabei v.a. die klinische Relevanz, Valididät und Reliabilität von Forschungsergebnissen. So ist bekannt, daß Untersuchungen selten im praxisnahen klinischen Rahmen durchgeführt werden und Ergebnisse in der Regel kaum repliziert werden. Die notorische Schlußfolgerung in gelehrten Journalen lautet meistens: 'Further research is needed'.

Die Problematik der standardisierten, störungsspezifischen Herangehensweise ist bereits in Kapitel 2 ausführlich diskutiert worden. Wie dort ausgeführt, verstehen wir unter 'scientist-practitioner approach' die empirisch-experimentelle Vorgehensweise im Sinne von Shapiro (1964) und Meyer (1975) wobei die idiographischen Aspekte der Störung im Vordergrund stehen. In diesem Sinne ist klinisches Experimentieren integraler Bestandteil in der Fallformulierung, d.h. die Entwicklung des Ansatzes hat sich, wie bereits oben ausgeführt (vgl. Kapitel 1), auf dieser Basis entwickelt. Aus diesen Gründen scheint es besonders wichtig, mit den Grundregeln wissenschaftlich-experimentellen Arbeitens vertraut zu sein und dies zum Leitmotiv des therapeutischen Prozesses zu machen. Dies geschieht allerdings mit der Einschränkung, daß *stringente* Experimente im klinischen Kontext weder sinnvoll noch durchführbar sind. Das klinische Experiment kann hierfür als exemplarisch angesehen werden.

Funktionen

Die Ziele für das klinische Experiment können folgendermaßen beschrieben werden. Zunächst sollen die unabhängigen und abhängigen (stimulus-response) Variablen der Verhaltensanalyse, insbesondere der funktionalen Analyse überprüft und bestätigt werden. Sorgfältig geplante Experimente sind nützlich zur Verifizierung von Stimulus-Response-Kontingenzen sowie zur Erkennung von Diskrepanzen zwischen Verbalreport und beobachtbaren Verhalten. Letzteres findet sich typischerweise bei Patienten, die 'Realitätstests' ihrer Probleme für längere Zeiträume vermieden haben. Nicht selten ergeben sich dabei Überraschungen, die für die weitere Therapieplanung sehr relevant sein können: So ist von Interesse, wie genau Patienten sich einschätzen können bzw. ob Problemverhalten 'über- oder untertrieben' wird.

Hauptaufgabe ist allerdings die Validierung der Problemformulierung und ihrer Vorhersagen. Dies erscheint aufgrund der zentralen Rolle der Formulierung im Therapieprozeß notwendig und wichtig. Gleichzeitig lassen sich in diesem Zusammenhang bereits praktische Hinweise für eine Selektion und individuelle Anpassung von Interventionsmöglichkeiten sammeln und überprüfen.

> Hierbei ergeben sich zahlreiche Hinweise bezüglich Auswahl und Praktikabilität möglicher Therapiemethoden, sowie Akzeptanz von Seiten des Patienten. So kann im klinischen Experiment bei einem phobischen Patienten Dominanz und Interaktion der Reaktionssysteme in einer problemrelevanten Situation überprüft werden. Darüber hinaus können Informationen für Angsthierachien gesammelt werden, die sich für die Therapieplanung oft als zielführender erweisen als Verbalreports von Klienten, die kognitiven 'Verzerrungen' unterliegen können. Nicht selten stellen sich bereits in der Phase des klinischen Experiments therapeutische Effekte ein, da diese bereits als therapeutische Prototypen fungieren.

Durchführung

Klinische Experimente sollen realitätsnahe Szenarien typischer Problemsituationen sein, die möglichst im natürlichen Umfeld durchgeführt werden. Naturgemäß erscheint dies v.a. bei komplexen Reaktionen angebracht. Klinische Experimente sind dagegen keine Routinemaßnahmen in der Fallformulierung, d.h. bei einfachen Problemen, wo weitgehend Klarheit und Konsenz hinsichtlich der Formulierung besteht, ist dieser Schritt nicht unbedingt notwendig.

Für die Durchführung sollten präzise Hypothesen ausgearbeitet werden, die unter relevanten Stimulusbedingungen getestet werden. Die Durchführungsmodalitäten hängen dabei von der Art der Hypothese, dem Einfallsreichtum des Klinikers und der Kooperation des Patienten ab. Im Detail sollte der Kliniker darauf achten, daß Reizbedingungen für alle relevanten Verhaltensmodalitäten geschaffen und angemessen erfaßt werden. Wie bereits erwähnt ist diese Strategie zielführend zum Verständnis individueller Reaktionsmuster, z.B. Erkennen von Diskrepanzen zwischen verbalem und motorischem Verhalten oder dem Bestimmen einer dominanten Reaktionskomponente. Eine sorgfältige Überprüfung ist essentiell, weil Interaktionen von Reaktionssystemen oft für Fehleinschätzungen von Defiziten oder Kompetenzen verantwortlich sind.

Gemeint ist z.B. die falsche Bewertung von physiologischen Vorgängen - so kann sexuelle Erregung als Angst oder emotionale Erregung als physische Krankheit bewertet werden. Überhöhte Wahrnehmungssensibilität kann zu einer Augmentierung körperlicher Symptome (Vergrößerungsglaseffekt) führen, was eine sich gegenseitig aufschaukelnde Verhaltenskette auslösen kann, einem 'Teufelskreis' nicht unähnlich. *Antizipierende Angst*, operationalisiert als sich gegenseitig steigernde Interaktion von kognitiven und physiologischen Variablen, kann als typisches Beispiel hierfür angegeben werden.

Darüber hinaus kommen weitere Meßmethoden in Frage. Hierzu gehören Informationen von relevanten Bezugspersonen, Verhaltensbeobachtung, Selbstbeobachtung, Einschätzungsskalen oder auch Fragebögen, die sich auf die relevanten Problemfelder beziehen. Es muß nicht betont werden, daß differenzierte Messungen, die unterschiedliche Meßebenen und Verhaltensmodalitäten beinhalten, am ehesten empirische Evidenz für ein umfassendes Erklärungsmodell erarbeiten können. Bei heterogenen Ergebnissen ist es notwendig, die Formulierung zu modifizieren und nochmals zu überprüfen.

In der Durchführung wird das klinische Experiment dem therapeutischen Ablauf angepaßt, d.h. neue Informationen können zu weiteren Hypothesen und deren Überprüfung führen. Ein kontinuierlicher Prozeß, der auch in späteren Phasen (z.B. während der Intervention) zur Anwendung kommen kann. In manchen Fällen mögen Widersprüche auftauchen, die die Verifizierung von Hypothesen verhindern oder aufs neue in Frage stellen. Dies kann durch eine Reihe von Faktoren verursacht werden, wie z.B. lückenhafte Information in der Interviewphase, unzulängliche Problemformulierung, unangemessene Hypothesen oder Meßmethoden. In manchen Fällen ist es sinnvoll, eine Neuformulierung anzustreben und ggf. das klinische Experiment zu wiederholen. Falls dieser Vorgang nicht zu einer Verbesserung führt, können zusätzliche Informationsquellen exploriert werden. Andernfalls wird eine pragmatische (symptomorientierte) Strategie für die Behandlung empfohlen. Eine gleichzeitige Verlaufsmessung kann u.U. retrospektiv Aufschlüsse über den Mechanismus der Störung liefern und zu einer Revision der Behandlungsstrategie führen.

Ein Beispiel

Am Beispiel von Herrn K., einer paranoiden Persönlichkeitsstörung, soll kurz erläutert werden, wie die Kernhypothesen einer Problemformulierung überprüft werden können. Folgende Hypothesen ergaben sich aus der Verhaltensanalyse:

- Herrn K.s Hauptproblem besteht in einer Überempfindlichkeit hinsichtlich der Beurteilung durch andere Personen. Dieses Problem wird aufgrund eines Mangels an sozialer Kompetenz verstärkt und perpetuiert.
- Dieses Problem trägt wesentlich zur sozialen Isolation von Herrn K. bei. Dieser Zustand führt wiederum zu vermehrter paranoider Ideation.
- Die Langzeitfolge dieser Probleme sind depressive Verstimmungen, die wiederum die Intensität, Frequenz und Dauer der paranoiden Denkmuster erhöhen.

Hiervon ausgehend war das Hauptziel der Behandlung, Herrn K.s Überempfindlichkeit hinsichtlich Kritik zu reduzieren und unangemessene Verhaltensweisen, die als Auslöser für Kritik im sozialen Umfeld fungierten, abzubauen sowie die soziale Kompetenz zu verbessern. Diese Formulierung könnte z.B. im Rahmen einer Konfrontation mit Kritik sowie neutraler, aber nichteindeutiger, eindeutig neutraler und positiver Äußerungen überprüft werden. Eine derartige Abstufung erlaubt differenzierte subjektive Einschätzungen. Weiterhin könnte das physiologische und subjektive (kognitives System) Erregungsniveau gemessen werden, um Qualität und Intensität der Reaktion zu ermitteln. Zusätzlich könnten geeignete Fragebogenerhebungen wie z.B. die 'Fear of negative Evaluation Scale' oder die 'Social Avoidance and Distress Scale' (beide Watson & Friend, 1969) durchgeführt und mit geeigneten Stichproben verglichen werden.

Will man dagegen Überempfindlichkeit und soziale Kompetenz simultan überprüfen, könnten entsprechende Konfrontationssituationen entwickelt und per Videoband aufgezeichnet werden. Außer einer direkten Messung (z.B. physiologischer Merkmale) wird das Band anschließend anhand vorgegebener Kriterien eingeschätzt. Beurteilungen können von Patienten, Therapeuten und neutralen Beobachtern gemacht werden.

Im einzelnen wurden für Herrn K. folgende Hypothesen entwickelt, die im entsprechenden Kontext überprüft wurden:

- In sozialen Situationen, die weibliche Personen involvieren, ist sein Erregungsniveau allgemein höher als bei männlichen Personen.
- In spezifischen Bewertungssituationen ist das Erregungsniveau signifikant erhöht, besonders wenn die Bewertung durch weibliche Personen erfolgt.
- Herr K. entwickelt eine selektive Wahrnehmung und negative Antizipation für evaluative Prozesse in sozialen Situationen.
- Herr K.s Verhalten involviert eine hohe Frequenz von negativen selbstbezogenen Denkmustern in sozial-evaluativen Situationen.
- Herr K. zeigt Vermeidungsverhalten und mangelnde soziale Kompetenz (beurteilt von neutralen Beobachtern).

Klinische Experimente erfordern präzise Planung bezüglich des Settings und der Meßmethodik (vgl. unten). In-vivo Situationen sind in der Regel vorzuziehen, dies erfordert allerdings aufwendige Vorbereitung und Durchführung. In der Regel sollten Co-Therapeuten hinzugezogen werden, z.B. um eine unabhängige Beurteilung zu ermöglichen.

In Anbetracht der potentiellen Vielfalt klinischer Hypothesen und daraus folgender Variabilität für klinische Experimente ist es kaum sinnvoll, starre Richtlinien für diese Prozedur zu empfehlen. Vielmehr ist wichtig, daß auf Fragen und Hypothesen aufgebaut wird, die sich direkt aus dem Interview ableiten lassen. Interesse, Einfallsreichtum, Kompetenz und Erfahrung des Therapeuten sind hierfür gute Voraussetzungen. Wie bereits erwähnt, sind klinische Experimente nicht in jedem Fall indiziert oder notwendig. Einfache, isolierte Probleme, wie z.B. eine Höhenphobie, sind in der Regel selbstevident und brauchen keiner langwierigen Validierungsprozedur unterworfen zu werden.

Abgesehen vom klinischen Nutzen können klinische Experimente bereits Pilotcharakter für klinische Forschung, v.a. zum Verständnis komplexer Probleme, haben. Turkat und Maisto (1985) kommentieren hierzu wie folgt:

> "...testing a case formulation allows the therapist to communicate his or her findings to clinicians and clinical researchers, which makes it more likely that the generalizability of the finding will be assessed. As Campbell and Stanley (1963) noted, scientific discovery is a process of trying to disconfirm hypotheses by subjecting them to

> progressively more rigorous tests, and the 'good' hypothesis is the one that survives this process. Therefore, by specifying and initially testing the formulation of a complex case, the clinician can play an active part in the initial development of scientific knowledge of psychopathological disorders that are poorly understood (eg, the personality disorders)." (S. 510)

Oder anders ausgedrückt: Klinische Experimente können als induktive Vorgehensweise für die klinische Forschung verstanden und praktiziert werden. So ist z.B. eine der effektivsten Therapiemethoden für die Behandlung von Zwangsstörungen, die Zwangsverhinderung, auf der Basis von detaillierten klinischen Experimenten entwickelt und verfeinert worden (vgl. Meyer & Mitarbeiter, 1974).

Kritische Bewertung

Es scheint angebracht, auf eine Reihe von möglichen Komplikationen und Mißverständnissen bei klinischen Experimenten einzugehen.

Zunächst muß darauf hingewiesen werden, daß die Durchführung und Planung klinischer Experimente hohen Zeitaufwand, Kooperation des Patienten und in der Ausbildung intensive Supervision erfordert. Wir sind uns darüber im Klaren, daß z.Zt. kaum Anleitung und Training hierfür angeboten werden.

Weiterhin ist festzustellen, daß im Rahmen der klinischen Routinepraxis Ressourcen für klinische Experimente selten zur Verfügung stehen und meistens aufgrund inflexibler Kassenversorgungsrichtlinien kaum durchführbar sind. Ebenso sind Therapeuten in privater Praxis aus zeitökonomischen Gründen selten motiviert, derartige Investigationen durchzuführen. Bedauerlicherweise gilt als Therapienorm, auch bei kognitiv-behaviouralen Therapeuten, die wöchentliche Sitzung im Sprechzimmer.

Die Akzeptanz und Kooperation des Patienten kann auch kritisch sein. Es ist daher wichtig, den Zweck klinischer Experimente ausführlich zu erklären, um günstige Motivationsbedingungen zu schaffen. Trotzdem kann immer wieder festgestellt werden, daß Patienten, die eine schnelle Besserung ihrer Probleme erwarten nicht immer bereit sind, an experimentellen Prozeduren teilzunehmen, in denen sie sich wie 'Versuchskaninchen' vorkommen.

Schließlich möchten wir noch einmal darauf hinweisen, daß das klinische Experiment nicht mit standardisierten Testbatterien in der psychometrischen Tradition verwechselt werden sollte. Letztere sind eher zur diagnostischen Kategorisierung geeignet bzw. intendiert und haben dementsprechend wenig Relevanz für die therapeutische Problemanalyse. Üblicherweise werden die Ergebnisse psychodiagnostischer Tests anschließend mit den Normen von

Referenzpopulationen verglichen. Das klinische Experiment fokussiert dagegen auf die Messung und Evaluation *intrasubjektiver* Veränderungen über Zeit und Situationen hinweg, bezogen auf den gesamten therapeutischen Prozeß. Gemäß unserer Erfahrung ist der Zeitaufwand für die Durchführung individualisierter Meßverfahren sogar geringer als für (häufig irrelevante) psychodiagnostische Testbatterien. Allerdings muß davon ausgegangen werden, daß in den meisten Fällen individualisierte Meßmethoden entwickelt werden müssen (siehe unten), da standardisierte Verfahren in der Regel nicht ausreichend spezifisch und sensitiv sind.

Grundsätzlich wird im klinischen Experiment eine 'a priori' Entwicklung von Hypothesen angestrebt (vgl. Carey & Mitarbeiter, 1984), die im weiteren Verlauf validiert werden. Hierfür kommen auch psychometrische Instrumente in Frage, sofern eine begründete Selektion erfolgt, die konsistent mit den experimentellen Meßaufgaben sind. Mit anderen Worten: Das klinische Experiment orientiert sich ausschließlich an den im Interview entwickelten Fragen bzw. Hypothesen und nicht an der Symptomatik, die der Patient in einem beliebigen Kontext präsentiert. Betont wird außerdem die Kontinuität dieses Prozesses, der sich auf den gesamten therapeutischen Ablauf bezieht. Verhaltensexperimente können zwar aufwendig sein, sind aber andererseits durch direkten Bezug auf die klinischen Probleme bereits Teil der Therapieplanung. Es ist sinnvoll, Patienten zu erklären, daß die Durchführung dieser Experimente das Problemverständnis verbessern soll. Dies fördert in der Regel die Akzeptanz und Kooperation für die geplanten Investigationen. Die Durchführung erfordert sicherlich gründliche Planung und klinische Erfahrung, v.a. wenn der natürliche Therapieablauf nicht gestört werden soll. Falls trotz umfassender Erläuterung der Fallformulierungsmethode Patienten zu keinem Engagement bereit sind, sollte das klinische Experiment eventuell modifiziert oder nicht durchgeführt werden.

Abschließend muß klargestellt werden, daß klinische Experimente, wie hier beschrieben, stringente experimentelle Forschungskriterien nicht erfüllen, d.h. ihre Aussagekraft ist entsprechend eingeschränkt. So kann der Therapeut zwar 'konvergierende Evidenz' für seine Hypothesen sammeln, er ist allerdings kaum in der Lage, alternative Hypothesen grundsätzlich zu verwerfen. Insgesamt ist das klinische Experiment ein 'klinischer Kompromiß', der letztendlich von der subjektiven Beurteilung des Therapeuten gesteuert wird. Hierfür wird ein gewisses Maß an Disziplin vorausgesetzt, d.h. der Therapeut ist angehalten, sein Vorgehen ständig zu überprüfen und zu begründen, eventuell in Zusammenarbeit mit einem Co-Therapeuten. Illustrierte Beispiele für das klinische Experiment finden sich bei Turkat und Carlson (1984) und Turkat und Maisto (1985). Eine vertiefte Diskussion dieser Methodik kann bei Carey und Mitarbeitern (1984) gefunden werden.

Basislinie und Veränderungsmessung

Der Prozeß des Erarbeitens und Überprüfens der Problemformulierung involviert bereits Entwicklung und Auswahl von passenden Meßinstrumenten für *Basislinie* und *Veränderungsmessung*. Nicht selten werden Basislinien bereits im Rahmen des klinischen Experiments bestimmt. In der Fallformulierung wird v.a. darauf geachtet, daß eine *begründete* Selektion im Sinne der definierten Probleme und in Bezug auf Therapieziele vorgenommen wird. Als verhaltensorientierte Psychotherapeuten halten wir daher standardisierte Maße für kaum geeignet. Unser vorrangiges Ziel ist *Erfassung* und *Evaluation* des therapeutischen Veränderungsprozesses und weniger psychometrische Diagnostik oder statistische Vergleiche. Wir setzen voraus, daß Verhaltenstherapeuten mit den Grundmethoden der Verhaltensmessung vertraut sind und möchten in diesem Rahmen lediglich strategisch-planerische Erwägungen erörtern.

Obwohl die quantitative Evaluierung schon immer Teil der Verhaltenstherapie-Methodologie war (vgl. Rimm & Masters, 1979) kann man die praktizierten Anwendungsmodalitäten durchaus kritisch betrachten. So wenden Kliniker häufig Standardprozeduren an, die eher an die Psychodiagnostik erinnern und oft kaum Bezug zu dem operationalisierten Problemverhalten bzw. den Therapiezielen haben. Dieser Prozeß beginnt bereits mit 'mechanischer' Anwendung von diagnostischen Interviews (z.B. Margraf & Mitarbeiter, 1991) und setzt sich in manualisierten Behandlungsprogrammen fort, die mehr oder weniger geeignete Meßmethoden anbieten. Der Therapieprozeß gerät dabei zu einem Pseudo-Forschungsprojekt, wobei ein klinisch sinnvoller Fokus auf idiographisches Problemverhalten sowie Veränderbarkeit und Evaluation aus dem Blickfeld gerät [2].

Im weiteren Verlauf werden die einmal ausgewählten Instrumente wiederholt zur Erfassung von Verhaltensänderungen im therapeutischen Prozeß angewendet. Grundsätzlich empfehlen sich Meßpunkte vor *Behandlungsbeginn*, am *Ende der Behandlung* und für *Follow-up*, allerdings sind zusätzliche Meßpunkte bei individuellen Therapieabläufen angebracht, um den Einfluß spezifischer Faktoren (z.B. multiple Behandlungsmethoden) zu evaluieren.

Bei komplexen und langwierigen Interventionsprogrammen werden Meßpunkte für Beginn und Abschluß einzelner Behandlungsphasen empfohlen. Ebenso bei grundsätzlicher Modifikation der therapeutischen Strategie. Zusätzliche Messungen sind auch bei längeren

Pausen im Therapieprogramm sinnvoll. Meßpunkte für das Follow-up können sich über einen Zeitraum von 3 Monaten bis mehrere Jahre erstrecken. Unsere Erfahrungen zeigen, daß normalerweise ein vom Therapeuten supervidiertes Follow-up bis zu einem Jahr möglich ist. Darüber hinaus sollten Patienten ermutigt werden, langfristig Follow-up-Evaluationen wiederholt in Selbstanwendung durchzuführen, da hierdurch Selbstregulationsprozesse gefördert werden können (siehe unten).

Um eine sinnvolle klinische Evaluierung und Diskussion zu ermöglichen, sollte eine Meßstrategie entwickelt werden, die relevante klinische Dimensionen einbezieht. Hierfür haben wir drei Ebenen vorgeschlagen, die kurz ausgeführt werden sollen:

Patienten- versus Therapeutenperspektive

Wo immer möglich, sollten Patient und Therapeut Basislinien und Veränderungen möglichst unabhängig voneinander beurteilen. Dies kann sich sowohl auf die präsentierten Beschwerden als auch auf die globale Lebensanpassung beziehen. Aus ethischen Erwägungen scheint dies besonders angebracht, weil eine expertenzentrierte Beurteilung des therapeutischen Prozesses verhindert werden soll. Erhebungen im Rahmen klinischer Routinepraxis weisen darauf hin, daß Diskrepanzen typischerweise in der Follow-up Phase bezüglich allgemeiner Lebensanpassung und Symptombeeinträchtigung auftreten: Während Einschätzungen *vor* der Behandlung eher kongruent sind, tendieren Patienten zu vergleichsweiser negativer Beurteilung *nach* Beendigung der Therapie. Es kann spekuliert werden, daß solche Diskrepanzen einerseits auf den 'Erfolgszwang' des Therapeuten und andererseits auf mangelhafte Verarbeitung therapeutischer Erfolge sowie auf Ablösungsprobleme in der therapeutischen Beziehung hinweisen (Bruch & Stechow, 1983). Eine zusätzliche Beurteilung durch unabhängige Personen ist empfehlenswert, im klinischen Alltag aber nicht immer realisierbar.

Zur Beurteilung spezifischer Probleme eignen sich z.B. gemeinsam formulierte Statements zur Beschreibung des Problems, dessen Intensität auf einer Intervall- oder Rangskala eingeschätzt werden kann.

Kurzzeit- versus Langzeitveränderungen

Um die Wirksamkeit einer Interventionsmethode zu erfassen, sollte man zunächst überprüfen, ob sich im Verlauf einer Sitzung (z.B. Exposition) entscheidende Veränderungen ergeben (z.B. Rückgang im Angst-Rating). Zu einem späteren Zeitpunkt können geeignete Maße entwickelt werden, die Veränderungen über mehrere Sitzungen oder sogar längere Zeiträume erfassen können (z.B. durchschnittliche Angsteinschätzung). Bei subjektiven Einschätzungen ist immer zu beachten, daß systematische Beurteilungsfehler, bedingt durch Faktoren wie Stimmungs- Angst-, Konzentrationsgrad, auftreten können.

Spezifische Beschwerden versus globale Lebensanpassung

Auf dieser Ebene sollen einerseits Parameter für die berichteten Probleme bestimmt werden, andererseits in welchem Maße solche Beschwerden den Lebensstil beeinflussen. Sicherlich ist zunächst von Interesse, inwieweit ein Rückgang der vorgebrachten Beschwerden erreicht werden kann. Weiterhin sollte geprüft werden, inwieweit 'Symptome' eine allgemeine Lebensbeeinträchtigung bewirken und ob eine Symptomverbesserung zu einer Verbesserung aller Lebensbezüge führt.

Im Idealfall sollten *alle* Ebenen in der quantitativen Evaluation berücksichtigt werden. In der klinischen Praxis zeigt sich allerdings häufig, daß zeitökonomische Bedingungen sowie variable Motivation bei Patienten Grenzen setzen. Ein balanciertes, d.h. mit Patienten abgestimmtes, Engagement erscheint angebracht, da ansonsten unerwünschte Reaktanz gefördert wird: Informationen, die nicht durch Interesse und Mitarbeit der Klienten getragen werden, erweisen sich in der Regel als wenig verläßlich. Darüber hinaus besteht die Gefahr, daß durch allzu schematisches Vorgehen die quantitative Evaluierung zum Selbstzweck gerät und in eine unerwünschte Nähe der Psychometrie gerückt wird.

Abschließend sei darauf hingewiesen, daß quantitative Evaluationen die klinische Beurteilung und die persönliche Stellungnahme des Patienten nicht ersetzen können oder sollen. Typischerweise findet zum Abschluß der Therapie eine Besprechung statt, in der alle erhobenen Daten sowie subjektiven Einschätzungen besprochen und bewertet werden, analog zur wissenschaftlichen Diskussion. Hierbei ist die Konsistenz der gesammelten Informationen von besonderem Interesse. Im Idealfall, d.h. bei positivem Therapieausgang, sollte ein Muster konvergierender Evidenz bezüglich aller Daten erkennbar werden. In der therapeutischen Realität zeigen sich jedoch häufig Diskrepanzen zwischen verschiedenen Meßebenen, die thematisiert werden müssen.

Wir haben bereits darauf hingewiesen, daß Therapeut und Patient den *Ausgang der Therapie* häufig unterschiedlich beurteilen, wobei gemäß unserer Erfahrung Patienten eher zu einer negativen Einschätzung tendieren. Weiterhin offenbaren Patienteneinschätzungen, daß nicht selten Diskrepanzen hinsichtlich des spezifischen Problemverhaltens und der globalen Anpassung bestehen, d.h. ein wahrgenommener Rückgang der Beschwerden nach Abschluß der Therapie beinhaltet nicht unbedingt eine Verbesserung der allgemeinen Lebensanpassung nach Ansicht der Behandelten. Dies mag durch verzögerte Verarbeitung der therapeutischen Erfahrungen (z.B. Aufbau von selbständigem Bewältigungsverhalten) bedingt sein. Andererseits sind Ablösungsprobleme, v.a. die therapeutische Beziehung betreffend, eine mögliche Erklärung.

Es ist also Aufgabe der abschließenden Diskussion herauszufinden, ob zum Ende der Therapie Inkonsistenzen auffällig sind, die unbedingt bearbeitet werden sollten. Mögliche Konsequenzen wären einerseits Modifikationen bzw. Ergänzungen im Behandlungsprogramm, andererseits eine gezielte Hilfestellung bei der Verarbeitung der therapeutischen Erfahrungen. Auf Letzteres wollen wir im nächsten Abschnitt kurz eingehen. Bei mangelnden Erfolgen bzw. Widersprüchen in der Bewertung sollte auch überprüft werden, inwieweit die Problemformulierung fehlerhaft war und zu falschen Interventionshypothesen geführt hat. Eventuell müssen alle vorhergehenden Schritte in der Problemanalyse neu bearbeitet werden. Es ist wahrscheinlich, daß dies zu einer Neuformulierung der Störung führt.

Insgesamt geht es im Evaluationsprozeß darum festzustellen, in welchem Maße und unter welchen Bedingungen das therapeutische Programm erfolgreich war. Diese Reflexion erscheint uns essentiell zur Entwicklung geeigneten Feedbacks, zur Konsolidierung und Optimierung der therapeutischen Ziele sowie zum langfristigen Aufbau von einer Selbstregulierung.

Feedback und Selbstregulierung

Viele Behandlungsverläufe, auch erfolgreiche, kommen irgendwann an einen kritischen Punkt. Dies ist in der Regel der Fall, wenn die 'aktive' Therapiephase, in der Regel vom Therapeuten strukturiert, zum Abschluß kommt.

Zu diesem Zeitpunkt wird es wichtig, daß der Patient ein Bewußtsein und eine Eigenverantwortung für den Therapieprozeß entwickelt. Besonders im Fall einer direktiv geführten Therapie (was hier nicht prinzipiell abgelehnt wird), sollte der Therapeut mögliche Probleme einer Strukturveränderung eruieren und besprechen. Klinische Erfahrung zeigt, daß hieraus eine Reihe von Komplikationen erwachsen können, die in der Regel mit der therapeutischen Beziehung zusammenhängen (wie z.B. der Patient, der das Therapieprogramm ohne eigene Beteiligung absolviert und lediglich allgemeine Unterstützung in der therapeutischen Beziehung sucht). Ein zunehmender Fokus auf eine selbstkontrollierte Therapie kann problematisch sein, da er für den Patienten das Ende der Therapie, insbesondere der therapeutischen Beziehung signalisiert.

Wie können wir Bewußtheit und Selbstkontrolle für die Fortführung der therapeutisch bewirkten Veränderungen entwickeln? Die kontinuierliche Verlaufsmessung ist gleichzeitig eine Rückmeldung für Patienten hinsichtlich ihrer Therapie-Fortschritte. Solches Feedback sollte während der Behandlung zunächst vom Therapeuten kommuniziert werden um aktive Verarbeitungsprozesse zu fördern. Weiteres Ziel ist es, den Patienten anzuleiten und zu befähigen auch nach Abschluß der aktiven Therapiephase, die Verlaufsmessung selbständig durchzuführen und dieses Feedback aktiv zu verarbeiten. Hierdurch werden Bewußtsein und Motivation für den Veränderungsprozeß generell gefördert und eine Stabilisierung und Optimierung therapeutischer Erfolge ermöglicht. Es ist beabsichtigt dadurch die Etablierung und fortschreitende Ausformung eines Selbstregulierungsprozesses in Gang zu setzen. Insbesondere sollen die spezifischen Komponenten der Selbstregulierung, definiert als *Selbstwahrnehmung*, *Selbstbewertung* und *Selbstverstärkung* (Kanfer & Hagerman, 1981), aktiviert werden.

Kontinuierliche Erfassung der therapeutischen Fortschritte ist besonders wichtig zum Aufbau von Selbstwahrnehmung und Selbstbewertung. So ist es z.B. sinnvoll, nach jeder therapeutischen Übung den Ausgang quantitativ zu erfassen und anschließend mit dem Patienten eine subjektive Bewertung vorzunehmen. Hierbei sollte der Therapeut darauf achten, daß adaptive Selbstregulierungsprozesse gefördert werden.

Während und nach einer Expositionsübung wird der Patient ermutigt, seine Gedanken, Gefühle und Verhaltensweisen zu beschreiben und zu bewerten. Der Therapeut bespricht anschließend diese Einschätzungen und achtet dabei v.a. auf kognitive Verzerrungen und negative Attribuierungen, die einer konstruktiven Verarbeitung therapeutischer Erfahrungen entgegenstehen könnten. Gleichzeitig wird der Patient im

sokratischen Dialog ermutigt, positive Aspekte dieser Erlebnisse herauszuarbeiten, positiv zu evaluieren und zu verstärken. Anschließend wird er z.B. gebeten, seine therapeutischen Erlebnisse in einem Aufsatz zu beschreiben, Kernerfahrungen in Form von Postern darzustellen oder auf Karteikarten ('Flashcards') ständig bei sich zu tragen, um eine wiederholte Einprägung zu ermöglichen. Letzteres ist besonders angebracht bei negativem automatischen Denken (Reevaluierung) und als Vorbereitung zu weiteren Expositionsübungen.

Unsere klinische Erfahrung weißt zwingend darauf hin, daß v.a. eine adaptive Selbstregulierung langfristigen therapeutischen Erfolg ermöglicht. Daher ist es ratsam, vergleichbar zum Selbstmanagement-Ansatz (Kanfer & Mitarbeiter, 1996), die Therapieplanung von vornherein gemäß den Prinzipien der Selbstregulierung auszurichten. Dies scheint besonders wichtig, wenn Störungen im Selbstregulationssystem und damit einhergehende Defizite in der kognitiven Verarbeitung präsent sind, wie z.B. für Persönlichkeitsstörungen typisch. Wir wollen hierauf ausführlicher in Kapitel 6 im Zusammenhang mit dem Selbst-Schema-Modell für komplexe Störungen eingehen.

Anmerkungen

1. Hierfür können z.B. personorientierte Fragebögen (vgl. Mulhall, 1978; Philips, 1977; Shapiro, 1964) verwendet werden, die aus dem Erstinterview stammen und gemeinsam in Übereinstimmung mit dem Therapeuten formuliert werden. Zur Bewertung kommen 'forced choice' oder Einschätzungsskalen in Frage.

2. Dies ist nicht, wie bereits in Kapitel 2 diskutiert, als grundsätzliche Kritik an strukturierten Interviews oder manualisierten Interventionsmethoden zu verstehen - als Prototypen haben diese durchaus potentiellen Instruktionswert, vor allem für unerfahrenere Therapeuten, die mit methodisch-praktischen Details wenig vertraut sind.

5

Die Therapeutische Beziehung

They reason theoretically,
without demonstration experimentally,
and errors are the result
Michael Faraday

Einleitung

Die Suche nach der 'richtigen' therapeutischen Beziehung in der Verhaltenstherapie scheint dem 'Stochern im Nebel' nicht unähnlich: Man stößt auf zahlreiche Überzeugungen und Meinungen, die häufig von anderen (kaum kompatiblen) Therapieschulen inspiriert sind und in der Regel keiner empirischen Evaluation unterzogen wurden. AuBuchon und Malatesta (1998) [1] haben kürzlich einen kritischen Literaturüberblick über den angloamerikanischen Bereich gegeben. Sie identifizieren drei Hauptbereiche:

(1) Vergleichende Studien zeigen, daß bereits vor (Wieder-)Entdeckung der therapeutischen Beziehung in den 80er Jahren, Verhaltenstherapeuten, für manche unerwartet, sich als ebenso 'empathisch', 'echt', und 'zuwendend' wie Vertreter anderer Richtungen erwiesen. Darüber hinaus waren sie aktiver, zeigten mehr Initiative und strukturierten ihre Sitzungen stärker. Dieser Forschungszweig war insgesamt eher um eine Bestandsaufnahme bemüht und weniger an der Entwicklung angemessener Beziehungsstrategien interessiert.

(2) Ein anderer Schwerpunkt bezog sich auf die Verbesserung der therapeutischen Effektivität unter Einbeziehung interaktionaler Variablen. Das Forschungsinteresse richtete sich hierbei auf mögliche Rollenaspekte wie z.B. den Therapeuten als Bewältigungsmodell, sozialer Verstärker oder sicherheitsgebende Instanz. In diesem Rahmen wurde auch versucht, die Beziehungsbildung aus der Perspektive der Patientenerwartungen heraus zu definieren.

(3) Eine weitere Richtung beschäftigte sich mit der Frage, inwieweit Therapeutenverhalten auf spezifische klinische Populationen zugeschnitten

sein sollte. So wird beispielsweise für Persönlichkeitsstörungen *Akzeptanz, Grenzen setzen, Offenheit zeigen* und *Emotionalität ansprechen* empfohlen. Bei Angststörungen soll dagegen *Fokussieren, Anspornen, Ermutigen* und *Verstärken* betont werden, wohingegen sich bei depressiven Patienten *Initiative, Unterstützung* und *Zielsetzung* erfolgreich zeigten. Interessanterweise unterstützen solche Ergebnisse komplementäre und kompensierende Therapeutenrollen. Es ist jedoch fraglich, in welcher Weise hieraus Schlußfolgerungen für eine allgemeine klinische Strategie gezogen werden kann, zumal die meisten Studien keine akzeptable empirische Basis aufweisen.

Es besteht nach wie vor Unklarheit und Unsicherheit für den Kliniker: Die angebotenen Konzepte scheinen zwar 'therapeutisch korrekt', sind aber häufig wenig mehr als unverbindliche, allgemein gehaltene Absichtserklärungen, die selten zwingend begründet werden. Dies fördert den Eindruck, daß es eher um therapeutische Imagepflege (z.B. Verbesserung des ständig beschworenen Menschenbildes in der Verhaltenstherapie) als um therapeutische Effektivität geht.

Wie ist das neuerdings enstandende Interesse an der therapeutischen Beziehung in der Verhaltenstherapie historisch zu bewerten? Es ist sicher richtig, daß, gewissermaßen als Antithese zur psychodynamischen Vorgehensweise, die therapeutische Beziehung in den Anfängen der Verhaltenstherapie kaum ein Thema war. Trotzdem waren es aber gerade 'frühe' Verhaltenstherapeuten, charismatische Persönlichkeiten wie z.B. Vic Meyer oder Arnold Lazarus, die sich durch involvierte oder sogar direktive Beziehungsstile profilierten. Dies wurde vor allem im Kontext klinischer Arbeit mit komplexen Problemen vermittelt, allerdings auf konzeptueller Ebene kaum als wesentlicher Aspekt der Therapie beschrieben. Erst mit der Entwicklung von Standardtechniken und Manualen, beginnend in den 60er Jahren, wurde die Verhaltenstherapie zunehmend 'technisiert', wobei die Beziehungsperspektive fast vollständig in den Hintergrund rückte. Das gipfelte z.B. in der Ansicht, daß die wesentlichen Techniken der Verhaltenstherapie von unausgebildeten Kräften in ca. vier Wochen erlernbar seien (Marks, 1978)! Interessanterweise war die im letzten Jahrzehnt vollzogene Betonung der therapeutischen Beziehung (wieder) hauptsächlich klinisch motiviert, wesentlich bedingt durch ein wachsendes Interesse an komplexen psychiatrischen Problemen, insbesondere Persönlichkeitsstörungen (z.B. Turkat, 1990; Beck & Mitarbeiter, 1990).

Für den deutschsprachigen Raum ist auffallend, daß der Einfluß von Carl Rogers zunächst besonders prägend war, insbesondere die sogenannten Standardvariablen zum Beziehungsaufbau wie *Echtheit*, *Kongruenz*, *Empathie*. Noch heute gilt Rogers zahlreichen Therapeuten als eine Art 'Beziehungs-Guru': Seine Empfehlungen werden als unfehlbare 'Therapieweisheit', auch für die Verhaltenstherapie, weitergereicht. Von der anglosächsischen Perspektive aus betrachtet scheint diese Präferenz für nondirektive Konzepte vielleicht ein wenig auf deutsche Vergangenheitsbewältigung hinzudeuten [2]. Im folgenden soll kurz auf neuere Ansätze im deutschsprachigen Bereich eingegangen werden.

Neuere Ansätze im deutschsprachigen Bereich

In letzter Zeit ist der therapeutischen Interaktion weitere Beachtung zuteil geworden, was zu einer Reihe vielversprechender Konzepte geführt hat. Erwähnenswert scheinen uns der Ansatz in der Plananalyse (z.B. Caspar, 1989), das Konzept der 'funktionalen Beziehungsgestaltung' (Zimmer & Zimmer, 1996) und der Ansatz der 'therapeutischen Allianz' im Selbstmanagement-Ansatz (Kanfer & Mitarbeiter, 1996).

In der Plananalyse (oder Schema-Analyse) wird die sogenannte *komplementäre Beziehungsgestaltung* als zentraler Aspekt in der individuellen Konstruktion therapeutischen Handelns betont. Hierbei soll vermieden werden, unangepaßte Verhaltensweisen zu verstärken. Stattdessen sollen 'übergeordnete Bedürfnisse' für die Beziehungsgestaltung identifiziert und reflektiert werden. Es geht vor allem darum, 'die positiven Ziele und Werte' des Patienten aufzugreifen und zu verstärken. Grawe und Kollegen (1996) führen hierzu aus:

> "Die komplementäre Beziehungsgestaltung hat daher in vielen Fällen eine therapeutische Doppelfunktion. Sie kann durch die Aktualisierung verborgener Wünsche des Patienten zur Aktualisierung problematischer Beziehungsschemata führen und die damit verbundenen Kognitionen, Emotionen, und Vermeidungsstrategien hervorrufen. Dies ermöglicht bei geeignetem Verhalten des Therapeuten reale korrektive Erfahrungen des Patienten. Sie hat aber auch - und dies trifft im Unterschied zu ersterer Funktion immer zu - eine zentrale Funktion für die Herstellung einer möglichst guten Therapiebeziehung und für die Mobilisierung der positiven Ressourcen des Patienten"(S. 220).

Allerdings bleibt noch einigermaßen unklar wie dieser Anspruch im Rahmen eines Therapieprogramms sinnvoll operationalisiert werden kann. Caspar (1996b) weist zurecht darauf hin, daß bei Klinikern die therapeutische Beziehung schon immer besser war als ihr Ruf, andererseits habe es bislang keine systematischen Anstrengungen zur Entwicklung der Beziehung gegeben. Er ist der Ansicht, daß solche Bemühungen über die "Perspektive des Schaffens von Voraussetzungen oder der Anpassung von Methoden" (S. 29) hinausgehen sollten.

In der Weiterentwicklung dieses Ansatzes zur 'Allgemeinen Psychotherapie' ist die systematische Beziehungsgestaltung ausdrücklicher Schwerpunkt, nunmehr als 'ressourcenorientierte Beziehungsgestaltung' beschrieben (Grawe, 1976), um die Bedeutung individueller Ressourcen in der therapeutischen Interaktion hervorzuheben. Einschränkend wird aber bereits erwogen... "ob in einseitig klärungsorientierten Therapien nicht eine erhöhte Gefahr dafür besteht, daß das 'Sich-besser-verstehen-lernen' zu einem Selbstzweck wird und die Zufriedenheit mit dem gemeinsam immer besser zu verstehen Suchen dazu verführt, den eigentlichen Zweck der Therapie, daß es dem Patienten besser geht, etwas aus dem Auge zu verlieren"(S. 71). Klinische Erfahrung zeigt, daß manche Patienten solche Situationen immer wieder herbeiführen, obwohl kein befriedigendes Therapieergebnis in Richtung Unabhängigkeit erzielt werden kann.

Es ist anzunehmen, daß eine ressourcenorientierte Beziehungsgestaltung hochspezialisierte Fertigkeiten und Erfahrungen des Therapeuten voraussetzt. Im Idealfall sollen beziehungsrelevante Schemata aktiviert werden, die korrigierende Beziehungserfahrungen ermöglichen. Schließlich weisen Grawe und Kollegen darauf hin, daß diese Form der Beziehungsgestaltung zu einer 'besonders guten Therapiebeziehung' (was immer das sei) führt, womit der zentrale Stellenwert im Therapieprozeß begründet wird. Teilweise erinnert das Konzept der ressourcenorientierten Beziehungsgestaltung an das Postulat der Selbstverwirklichung in der nondirektiven, klientenzentrierten Psychotherapie. Es erscheint 'ethisch korrekt', es muß allerdings noch offen bleiben, ob diese Form der Beziehungsgestaltung eher eine Aufrechterhaltung des Status quo oder die Annäherung an therapeutische Ziele fördert. Das Risiko einer eher 'pathologischen' Therapiebeziehung, die zum Selbstzweck wird, kann hierbei kaum übersehen werden.

In ihrer Einleitung zum Konzept der funktionalen Beziehungsgestaltung (Zimmer & Zimmer, 1996) wird von den Autoren noch einmal das Stereotyp des gefühlsarmen, rigiden und undifferenzierten Verhaltenstherapeuten beschworen, das erst in letzter Zeit überwunden worden sei [3]. Solche Aussagen mögen eventuell für den deutschen Sprachraum eher zutreffen, wo die Verhaltenstherapie erst durch Import bereits entwickelter Standardtechniken Bekanntheit und Akzeptanz erlangte. Zimmer (1983) nimmt immerhin Bezug auf die Arbeiten von zwei Pionieren der Verhaltenstherapie, Fred Kanfer und Arnold Lazarus, die das Konzept der funktionalen Beziehungsgestaltung wesentlich beeinflußt haben.

Zwei Grundannahmen werden herausgehoben, daß (1) die Beziehungsgestaltung integraler Teil des gesamten Therapieprozesses sein soll und (2), daß der therapeutische Kontext im wesentlichen bestimmend für das Therapeutenverhalten ist, in Abgrenzung zu universalistisch-idealtypischen Beziehungsformen. Es gehe primär nicht um 'Selbstverwirklichung von Psychotherapeuten', sondern um 'konkrete Hilfe für konkrete Patienten', d.h. die optimale Beziehungsgestaltung orientiert sich an den Therapiephasen [4]· Darüber hinaus werden Indikationsstellungen für spezifisches Therapeutenverhalten aus Störungsbildern und Beziehungsangeboten abgeleitet. Als Beispiele werden die Arbeiten von Beck und Mitarbeitern (1992) zur Beziehungsgestaltung bei Depressiven und oben erwähnte Entwicklungen der Berner Gruppe angeführt. Die funktionale Beziehungsgestaltung ist insgesamt um eine synergistische Integration dieser Bereiche bemüht, d.h. der Therapiephasen, Symptomatik und Beziehungsbedürfnisse bzw. -angebote. Zimmer und Zimmer geben aber kaum Hinweise wie in der konkreten Praxis geplant und entschieden wird, z.B. bei Ziel- und Interessenkonflikten, außer daß sie auf potentielle Probleme aufmerksam machen. Es wird kritisch eingeräumt, daß diese Konzeptentwicklung erst am Anfang stehe.

Trotz vieler innovativer und kreativer Ideen erscheinen uns beide Ansätze als zu praxisfern, um eine Akzeptanz beim Kliniker zu finden. Dies entspricht der Präferenz für deduktiv-theoretische Systematisierung bei deutschsprachigen Verhaltenstherapeuten. Es mag den wissenschaftlichen Anspruch unterstreichen, allerdings scheint uns fraglich, inwieweit theoretisch hochkomplexe Konzepte auf der Praxisebene vermittelbar und lernbar sind. Außerdem ist zu befürchten, daß der Therapeut eher auf standardisierte Richtlinien als auf angemessene Wahrnehmung und Interpretation der therapeutischen Situation fokussiert.

Im Selbstmanagement-Ansatz wird eine therapeutische Allianz auf der Basis einer 'möglichst gleichwertigen Therapeut-Klient-Beziehung' angestrebt, eine Prämisse, die man hinterfragen kann. Zur Orientierung wurde eine Liste von 'Positiv-' und 'Negativ-Merkmalen' entwickelt, denen prinzipiell zugestimmt werden kann, allerdings finden sich z.T. allgemeine, idealtypische Vorstellungen, die eher für kontextfremdes und standardisiertes Vorgehen angelegt scheinen. In den praktischen Empfehlungen zum Beziehungsaufbau werden diese Ausgangspositionen in angemessener Weise relativiert. Insbesondere wird auf die Rolle des Erstgesprächs zur individuellen Einschätzung und Grundlagenbildung hingewiesen, auf die Abhängigkeit der Beziehungsgestaltung von persönlichen Problemen sowie die (erwünschte?) Veränderung der Beziehung im Therapieprozeß. Hieraus resultiert die 'zielorientierte Beziehungsgestaltung', die sich an den 'momentan relevanten Therapiezielen' orientiert. Es wird eingeräumt, daß hierbei Zielkonflikte zwischen 'Beziehungsstabilisierung' und 'Problemveränderung' entstehen können. In jedem Fall soll dem

Beziehungsaufbau in der Anfangsphase Priorität eingeräumt werden, selbst wenn dabei zunächst die Therapieziele außer acht gelassen werden [5]. Schließlich wird auf die Perspektiven 'Arbeitsorientierung' und 'Eigenaktivität' verwiesen, d.h., die therapeutische Beziehung soll nicht *Selbstzweck* sondern *Mittel zum Zweck* sein, die im Verlauf des Therapieprozesses Selbstregulationsvariablen unterstützen soll.

Kann und soll die therapeutische Allianz wirklich eine *gleichwertige* Beziehung zur Grundlage haben oder muß nicht realistischerweise von einer *asymmetrischen* Grundkonstellation ausgegangen werden? Der Therapeut ist zunächst helfender *Experte*, wohingegen der Patient als *Hilfesuchender*, häufig passiv-erwartend ist. Aus unserer Sicht ist es die Aufgabe des Therapeuten auf idiographisch bedeutsame Informationen des Patienten einzugehen, kognitiv-lerntheoretisch zu konzeptualisieren und die Ergebnisse als verständliches Erklärungsmodell dem Patienten zu vermitteln. Im Interventionsprozeß wird angestrebt, daß der Patient im Verlauf dieses Prozesses allmählich aus einer zunächst passiven Erwartungshaltung aktive Zielorientierung und Beteiligung entwickelt, der Therapeut dagegen seinen aktiv-steuernden Einfluß graduell abbaut.

Zusammenfassend läßt sich feststellen, daß die erwähnten Ansätze viele beachtenswerte Variablen für die therapeutischen Interaktion ins Blickfeld rücken. Besonders sinnvoll erscheint uns das Bemühen, die Beziehung zum integralen Element des Therapieprozesses zu entwickeln. Es gibt allerdings noch viele offene Fragen und Widersprüche (z.B. wie ist mit idealtypischen Vorstellungen eine koordinierte Anpassung an veränderliche Erfordernisse im Therapieprozeß zu erreichen?).

Problematisch dagegen erscheint uns die praktische Umsetzung: Es existieren zu viele universalistische Regeln, die oft im Wettbewerb stehen, und es ist unklar, wie Entscheidungen für Beziehungsgestaltung getroffen werden. Dies kann sich auf das Problemverhalten, Bedürfnisse, Kontextvariablen usw. beziehen. Man muß sich fragen, inwieweit hier der Praktiker überfordert wird und ob eine kontinuierliche Anpassung bzw. Unterstützung des therapeutischen Handelns ermöglicht wird. Wir sind eher der Ansicht, daß der Therapeut entscheidende Hinweise zur Beziehungsgestaltung aus der Problemanalyse sowie dem fortlaufenden Therapieprozeß entnehmen sollte, d.h. er soll undogmatisch mögliche Optionen identifizieren und kreativ-flexibel agieren. Mit anderen Worten: Welchen Beziehungsaspekt entwickle ich mit welcher Begründung, zu welchem Zeitpunkt, zur Erreichung welchen Zieles?

So kann es bei einem depressiven Patienten zunächst sinnvoll sein, durch involvierte, direktive Beziehungsbildung Motivation und Zielstruktur aufzubauen und zielorientierte Aktivitäten zu verstärken; zu einem späteren Zeitpunkt ist es eher angebracht, Eigeninitiative und Selbstverstärkung zu ermutigen [6].

In der Fallformulierung sind wir vorrangig daran interessiert, eine zielorientierte-funktionale Beziehung zu entwickeln, die sich an der individuellen Problemformulierung orientiert; d.h. die Formulierung soll Vorhersagen bezüglich Erwartungen, Bedürfnissen etc. erlauben und konkrete Anregungen zur Beziehungsgestaltung liefern. Darüber hinaus soll die therapeutische Beziehung kontinuierlich den Erfordernissen des therapeutischen Prozesses angepaßt werden unter Berücksichtigung der erworbenen Kompetenzen und in Hinblick auf Förderung der Selbstregulation.

Beziehungsgestaltung in der Fallformulierung

Die Grundfragen in der Fallformulierung sind: Wie entwickelt man eine angemessene therapeutische Beziehung für den individuellen Fall und wie wird sie unterschiedlichen Anforderungen im therapeutischen Prozeß flexibel angepaßt?

Wir möchten bereits an dieser Stelle deutlich machen, daß wir kein präskriptives 'Patentkonzept' vorstellen wollen, was im Rahmen unserer Vorstellungen weder sinnvoll noch praktikabel wäre. Vielmehr möchten wir grundsätzliche Überlegungen, die als Richtlinien für individuelle Beziehungsgestaltung in klinischen Situationen in Frage kommen, anbieten und diskutieren. In Anbetracht der individuellen Varianz psychischer Probleme und deren Entwicklungsgeschichte, haben wir wenig Vertrauen in allgemeingültige Regeln und Konzepte für Beziehungsbildung, von welcher Seite sie auch vorgeschlagen werden.

Dies gilt besonders für komplexe Störungen, die oft erhebliche Defizite, vor allem im interpersonalen Bereich, aufweisen. Destruktive Tendenzen, wie beispielsweise bei Persönlichkeitsstörungen beobachtbar, relativieren die Rogerianische Prämisse der 'Selbstverwirklichung' des Individuums als idealistisches Wunschdenken. Zusätzlich sind unerwünschte Nebeneffekte beobachtbar, z.B. wenn fehlangepaßtes Verhalten durch nonspezifische Empathie verstärkt wird. Als Beispiel ließe sich der Fall eines chronisch Schizophrenen nennen, der bizarre Halluzinationen als Folge exzessiver therapeutischer Zuwendung durch einen unerfahrenen Therapeuten ausgestaltete. In solchen Fällen ist es sinnvoll wenn der Therapeut eine aktiv-gestaltende-organisierende Funktion übernimmt, d.h. er verhält sich *direktiv*, indem er unangemessene Verhaltensweisen korrigiert und konstruktive verstärkt.

Die Gestaltung der therapeutischen Beziehung beginnt mit dem Erstgespräch, folgt konzeptuell den Lernprinzipien und orientiert sich an der Problemformulierung mit Blick auf die (langfristigen) Ziele und Bedürfnisse des Patienten sowie den Erfordernissen für den therapeutischen Prozeß [7].

Hierbei sind Konflikte nicht immer auszuschließen, d.h. die Bedürfnisse des Patienten und die Prioritäten des Therapeuten in Hinblick auf die therapeutischen Ziele sind häufig nicht kongruent. So kann z.B. ein starkes Bedürfnis nach Empathie und Unterstützung im Widerspruch zu langfristigen Zielen stehen, die auf Selbständigkeit und Kompetenzvertrauen gerichtet sind. Beziehungsstrukturen sollten, wenn möglich, sach- und zielorientiert sein, um aktives Bewältigungsverhalten gemäß den Prinzipien der Selbstregulation zu fördern. Dies findet anfangs weniger Akzeptanz bei Patienten, ist langfristig aber zielführend zur Verbesserung und Stabilisierung der Selbsteffizienz. Trotzdem kann es sinnvoll oder sogar notwendig sein, zu Beginn der Therapie zunächst auf die Bedürfnisse der Patienten zu fokussieren, z.B. um Motivation und Beziehungsbereitschaft bei schwierigen Fällen aufzubauen.

Bereits Meyer und Liddell (1975) haben einerseits die Bedeutung des Therapeuten als sozialen Verstärker betont, andererseits auch darauf hingewiesen, daß die Struktur der Beziehung gleichermaßen von den Bedürfnissen des Patienten und den Zielen der Therapie abhängig sein soll. Dies wurde folgendermaßen begründet:

> "If, for instance, the basic problem presented is fear of authority, then the therapist will behave in such a way as to make it easier for his patient to learn skills appropriate when dealing with people in authority. On the other hand, the therapist who treats an isolated phobia will attempt to inspire confidence and to make his patient relax in his presence. There are of course limitations to any therapist's flexibility and adaptibility, but conceptualizing the patient's problems in learning terms acts as a guide to the behaviour therapist"(S. 225)

Alle bekannten Lernprinzipien, die eine Relevanz für die Beziehungsbildung haben, können dabei einbezogen werden. Dies sind in erster Linie Gegenkonditionierung (Abbau von Ängsten), Verstärkung (zielführender Verhaltensweisen), Modell-Lernen (z.B. in Bewältigungssituationen) und kognitive Verarbeitung (z.B. Neubewertung im sokratischen Dialog). Eine umfassende Übersicht und Bewertung solcher Strategien haben Wilson und Evans (1977) gegeben.

Hypothesen für eine angemessene therapeutische Beziehung lassen sich anfangs aus dem allgemeinen Lebensstil und der Entwicklungsgeschichte des Patienten ableiten. Folgerichtig ergibt sich hieraus für jeden Patienten eine individuelle Beziehungsgestaltung, orientiert an Beziehungserwartungen, dem Problemverständnis und therapeutischen Zielen. Dies ist besonders wichtig, wenn interpersonale Probleme, wie bei komplexen Langzeitstörungen, involviert sind. Der Therapeut bleibt immer offen zugewandt und 'versteckt' sich nicht hinter professionellem Jargon, Interpretation oder Beurteilung. Dies beinhaltet, daß das Rationale der Behandlung und die Rollen aller Beteiligten umfassend erklärt und besprochen werden. Ziel ist es, dem Patienten zunehmend Verständnis und Eigenverantwortung für den Therapieprozess zu vermitteln.

Insgesamt verstehen wir die therapeutische Beziehung als einen integralen Bestandteil des gesamten Behandlungsprozesses, der nicht isoliert betrachtet werden sollte. Turkat und Mitarbeiter (z.B. Turkat & Brantley 1981; Turkat & Meyer 1982) haben sich daher gegen Standardtechniken im Sinne der Prinzipien von Rogers (zeige *Verstehen* und demonstriere *Empathie)* ausgesprochen, die von vielen Therapeuten aus unterschiedlichen Lagern kritiklos übernommen wurden (und häufig in dieser Form an Ausbildungsinstitutionen gelehrt werden), da sie unvereinbar mit einer individuellen Problemformulierung sind. Turkat und Brantley (1981) geben ein Beispiel wie der Therapeut unterschiedliche Rollen im Laufe der Therapie einnimmt:

> "Each case demands a unique therapist-client relationship in order to effectively manipulate the relevant independent variables for modifying targeted behaviour...One case of an individual complaining of anxiety in taking examinations, giving public speeches, meeting new people and interacting with authority figures was conceptualized as a fear of being criticized. Treatment primarily involved gradual exposure to criticism. The therapist's relationship to the client paralleled this exposure: initially very accepting and progressively becoming more critical of the client's behaviour"(p 16).

Konsequenterweise ist jede Form von Beziehungsgestaltung angemessen, wenn sie einem operationalisierbaren therapeutischen Nutzen dient. Wolpe und Turkat (1985) geben ein Beispiel wie Empathie im Sinne der Problemformulierung vermittelt werden kann, um zugleich Verständnis und Motivation auf Seiten des Patienten zu fördern:

"Unquestionably, one must be able to empathise with the patient if one is to be able to formulate the case. However, the question as to what demonstrable empathy is remains the basis of difference. We would argue that accurate empathy is demonstrated when the therapist can accurately predict the patients behaviour. This difference in demonstrating empathy can be seen in the following example:
PATIENT: I get very nervous when I leave the house by myself. I just feel as if I were going to pass out.
ROGERIAN BEHAVIOURAL INTERVIEWER: It must be upsetting when this happens.
PATIENT: Oh yes, I just want to run away.
Here, the clinician has 'demonstrated empathy' by providing a summary statement of how the patient must have felt during this situation. This can be compared with the response of the skilled behaviour analytic interviewer.
PATIENT: I get very nervous when I leave the house by myself. I just feel as if I were going to pass out.
BEHAVIOUR-ANALYTIC INTERVIEWER [8]: Do you also get this feeling of passing out in aeroplanes? (patient nods), trains? (patient nods), elevators? (patient nods) crowds? (patient nods), and if you can make it to a movie, you sit in the last row, the seat closest to the exit?
PATIENT: That's me, all right.
Here, the interviewer is testing hypothesis the validity of which demonstrates more accurate empathy than simple pseudo-expression of understanding as advocated by Rogerian approaches. In this regard, for the behaviour-analytic clinician, the relationship to the patient is a means to an end: a good relationship exits if the clinician has created an environment for the patient which enables him to get the information he needs to make accurate predictions" (p 10).

Eine besonders eminente Rolle spielt die therapeutische Beziehung bei interpersonalen Problemen, vor allem im Zusammenhang mit negativem Selbstkonzept und reduziertem Kompetenzvertrauen (vgl. Kapitel 6). Bei solchen Problemkonstellationen kann der Therapeut zunächst als allgemeiner sozialer Verstärker, z.B. zum Aufbau von Selbstwertgefühl, agieren, vergleichbar mit Erziehungsmethoden in natürlichen Settings (Eltern o.ä.). Im Einzelnen werden dabei folgende Ziele verfolgt: Zuerst wird intensive, bedeutungsvolle Beziehungsgestaltung am Modell angeboten und eingeübt. Weiterhin ist beabsichtigt, über diese Beziehungsbildung den Patienten für die Therapie zu motivieren und schließlich wird therapeutische Verstärkung graduell zu selbstkontrollierter Verstärkung, gemäß den Prinzipien der Selbstregulierung, generalisiert (vgl. Kapitel 6). AuBuchon und Kollegen (1985) haben diese Strategie folgendermaßen beschrieben:

"Treatment of the client's interpersonal style begins within the context of the therapeutic relationship. Identification of maladaptive interpersonal strategies, defining these behaviours for the client, pointing them out as they arise, and correcting them through modelling and operant techniques is the general approach taken in our work.
The immediate, albeit ideal, goal of this level of treatment is to let the client experience an interpersonal relationship in which he can feel as relaxed as possible. We have found that if a non-judgemental, didactic, and thorough explanation of these maladaptive strategies is given, then modification of these strategies can begin fairly early in the therapeutic relationship. It is also considered important that at this level of treatment the traffic is two-way. That is, the client should learn to identify these maladaptive behaviours well enough, and feel secure enough with the therapist, to correct the therapist's own shortcomings when they arise. Using humor as a counter-conditioner has proven most helpful at this level of treatment. Finally, it is desired for such interaction to continue throughout the course of therapy.
After the establishment of an interpersonal relationship with the therapist, that is generally without the use of these maladaptive strategies, the next step would be generalization to others. Exposure to others in the treatment sessions, behavioural rehearsal of more adaptive behaviours, and the client's use of newly acquired insight into the occurrence of these maladaptive strategies are important factors in this generalization".(p 18)

Am Beispiel 'Therapiewiderstand' lassen sich die Vorteile einer formulierungsgeleiteten Beziehungsgestaltung anschaulich illustrieren:

Ein Klient macht seine therapeutischen Hausarbeiten nicht. In solchen Fällen wird in der Regel auf mangelnde Behandlungsmotivation verwiesen und dem Patienten bedeutet, daß er für Verhaltenstherapie nicht geeignet sei. Die Problemformulierung weist andererseits auf einen Hintergrund exzessiver, antizipierender Evaluationsangst hin. Die Ausführung der Aufgabe wird vermieden, weil der Therapeut als 'Autorität' betrachtet wird, dessen Bewertung man sich nicht aussetzten möchte. Bei diesem Hintergrund sollte die therapeutische Beziehung zunächst als empathisch-akzeptierend und non-direktiv entwickelt werden. Diese Form der Interaktion ist hilfreich, um Evaluationsängste zu desensibilisieren und konstruktiv zu konfrontieren.

Idealerweise geht die Gestaltung der therapeutischen Beziehung konform mit individuellen Bedürfnissen bzw. Problemen und therapeutischen Zielsetzungen. Die Unterscheidung zwischen zielführenden und 'pathologischen' Bedürfnissen ist wichtig. Letztere betrachten wir als unangepaßte

Kompensation defizitärer Verhaltensmuster, die nicht verstärkt werden sollten. Gerade dies findet aber häufig (unbeabsichtigt) statt, wenn Standardvariablen im Sinne von Rogers generell angewendet werden. Langfristig bedeutet dies eine wesentliche Einschränkung der therapeutischen Zielsetzung: Statt auf zielorientierte Selbstregulation fokussiert die Behandlung voranging auf nonspezifische Unterstützung des Patienten. Andererseits ist es gleichermaßen fragwürdig, problematische Beziehungsangebote oder Widerstand zu ignorieren und auf mechanisch-technischer Vorgehensweise (im Sinne von Standardmethoden) zu insistieren. Struktur und operationalisierte Ziele sind sicherlich primäre Aspekte in der Verhaltenstherapie, sollten aber ausschließlich auf akzeptierten und zielführenden Vereinbarungen im Sinne der Problemformulierung beruhen.

AuBuchon und Malatesta (1998) haben kürzlich eine Zwei-Ebenen-Klassifikation für den Therapiestil in der Fallformulierung vorgeschlagen, die mit klinisch-empirischer Evidenz untermauert wird. Therapiestil wird hierbei als zielgerichtete therapeutische Interaktion definiert, die eine Anzahl von optionalen Verhaltensweisen beinhaltet. Als Grundlage für die therapeutische Interaktion wird eine Reihe von bewährten und etablierten Verhaltensstilen empfohlen, die sich bereits in zahlreichen Ansätzen als angemessen und erfolgreich erwiesen haben (vgl. Goldfried, 1992). In diesem Sinne hat z.B. Frank (1984) darauf hingewiesen, daß Variablen wie *Empathie*, *Interesse*, *Respekt* und *Motivation für therapeutische Veränderung* grundsätzlich für die Entwicklung einer konstruktiven therapeutischen Allianz notwendig scheinen. Darüber hinaus schlagen AuBuchon und Malatesta vor, daß kognitiv-behaviourale Therapeuten im Rahmen individualisierter Problemformulierungen entsprechend begründete Variabilität in ihrem Therapiestil entwickeln sollen. Ganz im Gegensatz zu dynamisch orientierten Therapeuten, die Übertragung (und damit 'Abstinenz' im eigenen Verhalten) als wesentliches Element betrachten oder Gesprächspsychotherapeuten, die sich im Wesentlichen auf Echtheit, Empathie und Spiegelung in der Beziehungsbildung stützen.

Dies wird folgendermaßen begründet: Erstens soll die Gestaltung der therapeutischen Beziehung auf den Erkenntnissen der Formulierung aufbauen, was *komplementäre*, *konfrontierende*, *akzeptierende* oder *direktive* Interaktionen erfordern kann. Sogar im Verlauf *einer* individuellen Behandlung können Modifikationen im Therapiestil angemessen und sinnvoll sein, die sich an diesen Dimensionen orientieren. So kann z.B. die Beziehung zu einem verschlossenen, skeptischen und wenig motivierten Patienten zu Beginn der Therapie durch Empathie, primäre Verstärkung und emotionale Öffnung entwickelt werden, zu einem späteren Zeitpunkt dagegen eine eher direktive Form annehmen, als Mittel zur Erlangung spezifischer Therapieziele.

Zweitens wird in der kognitiv-behaviouralen Therapie die therapeutische Beziehung nicht als eine Hauptbedingung für therapeutische Veränderungen angesehen, wie z.B. in klientenzentrierten Verfahren (Rogers, 1957) [9]. In lerntheoretisch orientierten Therapien soll durch die Beziehungsbildung in erster Linie die Anwendung und Durchführung therapeutischer Methoden zur Erreichung operationalisierter Ziele optimiert werden. Je nach Erfordernissen ist ein vielschichtiges Repertoire angemessen, wie z.B. *Aktivitäten strukturieren, Grenzen setzen, Verstärkung, konstruktive Kritik.* Dies weicht z.T. erheblich von den oben beschriebenen Standardvariablen zum Beziehungsaufbau ab. AuBuchon und Malatesta (1998) unterscheiden in diesem Zusammenhang zwischen 'konstanten' und 'systematisch variierten' Variablen für die therapeutische Interaktion. Die *konstanten* Variablen werden zum Aufbau der therapeutischen Allianz als notwendig beschrieben, wohingegen *systematisch variierte* Variablen auf der Basis der Problemformulierung ausgewählt werden können, hauptsächlich zur Initiierung und Unterstützung der Therapiestrategie. Abbildung 5.1 gibt einen Überblick über diese Variablen.

Konstant	**Systematisch variiert**
Respekt zeigen	Zuwendung geben
Vertrauenswürdig erscheinen	Sitzungen strukturieren
Interesse zeigen	Sich öffnen/eigene Probleme einbringen
Bemüht sein	Direktiver Stil/Kontrolle
Verständnis zeigen	Kritik/Konfrontation
Akzeptanz demonstrieren	Soziale Verstärkung/Erreichbarkeit
Empathie zeigen	Ermutigung
kompetent erscheinen	Humor zeigen
Erwartungen erzeugen	Therapeut als Modell
Echtheit	Grenzen setzen
	Gefühle zeigen/thematisieren
	Verantwortung übergeben
	Therapieplanung (Länge, Dauer, Frequenz)

Abb.5.1. Dimensionen für Therapeutenverhalten

Es ist zu erwarten, daß systematisch variierte Variablen v.a. bei der Auswahl und Anwendung individualisierter Therapiemethoden hilfreich sind und darüber hinaus eine adaptive Verarbeitung therapierelevanter Erfahrungen auf Seiten des Patienten fördern.Schließlich ist daran zu erinnern, daß jede aus der Problemformulierung abgeleitete Strategie zusätzlich im klinischen Experiment überprüft werden sollte. Dabei kann sich herausstellen, daß aus hypothetischen Annahmen resultierende Vorschläge (z.B. aus dem Erstinterview), in der realen therapeutischen Situation vom Patienten abgelehnt werden oder aus anderen Gründen nicht durchführbar sind. Um eine positive therapeutische Allianz zu fördern, ist flexibles Therapeutenverhalten erforderlich. In manchen Fällen ist eine sequentielle Strategie angebracht. Folgendes Beispiel mag dies erläutern:

Ein Patient mit sozialen und interpersonalen Problemen zeigt exzessives Kontrollbedürfnis in sozialen Situationen. So besteht er z.B. in der Therapiesitzung auf einer von ihm bestimmten Sitzordnung und Agenda. Der Therapeut kann anfangs auf solche Forderungen eingehen, sollte aber im sokratischen Dialog mit dem Patienten klären, in welcher Weise interpersonale Probleme durch Kontrollbedürfnisse bedingt werden und ihn ermutigen, in der Therapie sein Kontrollverhalten graduell abzubauen. Im weiteren Verlauf kann diese Kompetenz auf soziale Interaktionen im natürlichen Rahmen ausgedehnt werden.

AuBuchon und Malatesta (1998) demonstrieren Aufbau und Bedeutung der therapeutischen Beziehung in zwei ausführlichen Fallbeispielen. Diese Arbeiten können als erster Schritt in die Richtung einer empirisch begründeten Methode für die therapeutische Beziehung eingeschätzt werden, die bislang noch nicht geleistet wurde. Insbesondere wird hierbei gezeigt, wie spezifisches (1) Therapeutenverhalten auf der Basis der Problemformulierung entwickelt und als Therapiestil etabliert wird, und (2) in welcher Weise die Auswahl und Durchführung therapeutischer Methoden optimiert werden können.

Die Therapeutenpersönlichkeit

Gibt es 'ideale' Voraussetzungen für Therapeuten bzw. lassen sich Merkmale für eine angemessene Beziehungsgestaltung im fortlaufenden therapeutischen Prozeß identifizieren? Es ist bemerkenswert wie Zimmer und Zimmer (1996) den charismatisch-involvierten Beziehungsstil von Arnold Lazarus, nicht unbedingt ein Beispiel für konzeptuell-systematisches Vorgehen, bewerten:

> "Beeindruckend ist die große Flexibilität in seinem Vorgehen: Die extreme Unterstützung und Einfühlung, wenn er etwa morgens um halb acht Patienten zuhause abholte, mit in die Therapie nahm und zum Teil den ganzen Tag bei sich behielt, um eine stationäre Aufnahme überflüssig zu machen oder wenn er im Gegensatz hierzu scharfe Kontingenzen einführte und etwa von einem Patienten 100 Dollar nahm, der 15 Minuten zu spät kam, ohne daß die Therapiestunde durchgeführt wurde. Die Systematik seiner Beziehungsgestaltung erschien damals noch weniger transparent, ließ sich aber unter der funktionalen Frage zusammenfassen: Welches Beziehungsverhalten des Therapeuten hilft einem Patienten bei seinem nächsten entscheidenden Lernschritt?" (S.133)

Dem kann zugestimmt werden, jedoch ist es erstaunlich, daß Zimmer und Zimmer keine entsprechenden Schlußfolgerungen für ihren eigenen Ansatz ziehen: Der *persönliche Stil* des Therapeuten findet keine Erwähnung. Diese Einstellung erscheint uns exemplarisch für *Verhaltenstherapeuten*, die diesem Thema eher ausweichen. Auch gibt es unseres Wissens kaum empirische Arbeiten, die sich mit der Bedeutung persönlicher Merkmale für den therapeutischen Prozeß beschäftigt haben. Anekdotische Beispiele profilierter Pioniere der Verhaltenstherapie, wie Lazarus, Beck, Meyer, Wolpe u.a. deuten allerdings auf eine beträchtliche Varianz und deutlichen Einfluß personbezogener Variablen in der therapeutischen Interaktion hin. Es ist nicht immer klar, ob hieraus lediglich nonspezifische Therapieeffekte resultieren oder ob der Einfluß von Persönlichkeitsvariablen in der therapeutischen Beziehung zu synergistischen Effekten im Therapieverlauf führt. Einige Arbeiten deuten darauf hin (z.B. Goldfried, 1992), daß Therapiestile eher personbezogen und weniger methodenbezogen sind. Auch findet man häufig Diskrepanzen zwischen dem was Therapeuten beabsichtigen oder vorgeben und was sie tatsächlich tun sowie zwischen Eigenwahrnehmung des Therapeuten und unabhängiger Beobachtung (Bruch, 1988).

Es darf an dieser Stelle vielleicht spekuliert werden, daß die (lehrbare?) Kunst der optimalen Beziehungsgestaltung sich aus Reflexion und Bewußtmachung persönlicher 'Stärken' und 'Schwächen' und angemessener Wahrnehmung der Bedürfnisse (des Patienten) und Ziele im Therapieprozeß zusammensetzt. In der Supervision kann man immer wieder feststellen, daß viele Wege nach Rom führen: Wo manche Therapeuten eher auf eine persönlich-involvierte Beziehung Wert legen, sind andere eher an der Entwicklung von methodenorientierten Strukturen interessiert. Es ist die

Aufgabe des Supervisors zu identifizieren, inwieweit dabei Präferenzen oder Defizite involviert sind und wie sich das Angebot des Therapeuten zu den Bedürfnissen und Erwartungen des Patienten verhält. Schwierigkeiten können in unterschiedlicher Weise entstehen: Im Extremfall stehen sich Erwartungen und Angebote diametral gegenüber, oder Therapeut und Patient formen eine Beziehungsallianz, die eher mit persönlichen (pathologischen?) Bedürfnissen und weniger mit therapeutischen Zielen zu tun hat.

Ethische Aspekte

Ethische Aspekte im therapeutischen Prozeß werden häufig im Zusammenhang mit der Beziehungsgestaltung hervorgehoben. Meyer und Mitarbeiter (z.B. Meyer & Liddel, 1975) haben bereits frühzeitig auf einschlägige Probleme und Möglichkeiten verwiesen. So kann ein involvierter, flexibler Beziehungsstil zu unerwünschter Abhängigkeitsbildung führen. Wenn sich der Therapeut als primärer Verstärker versteht, so besteht inhärent die Gefahr, daß er Verhaltensweisen ermutigt, die eher seinen Erwartungen und vielleicht weniger der Emanzipation des Patienten dienen. Die Kehrseite der Medaille ist ein Patient, der 'alles' für den Therapeuten tut und nur für diese Beziehung lebt. Wir haben in der Tat oft beobachtet, daß bei solchen Konstellationen vermeintliche therapeutische Erfolge nach Abschluß der Therapie (d.h. Rückzug des Therapeuten) wie Kartenhäuser in sich zusammenbrechen.

Ein weiterer Aspekt ist Offenheit und Transparenz im therapeutischen Prozeß. Wir verstehen Verhaltenstherapie als aktive Therapie, was das Verständnis der Grundannahmen und Vorgehensweisen sowie die Partizipation in jeder Phase des therapeutischen Prozesses beinhaltet. Im Idealfall wird jeder Patient früher oder später zu seinem eigenen Therapeuten; d.h. die therapeutische Interaktion sollte frühzeitig auf dieses Ziel, beginnend mit dem Erstinterview, ausgerichtet sein. Fokus der therapeutischen Beziehung ist daher nicht ausschließlich die Therapiesitzung, sondern zunehmend die Zeiträume zwischen den Sitzungen, in denen Verhalten kontinuierlich erprobt, verändert und bewertet wird. Anfangs nimmt der Therapeut eine führend-anleitende Rolle ein, die bei Zunahme an unabhängiger Kompetenz des Patienten allmählich in eine supervidierend-unterstützende Funktion übergehen sollte.

Ebenso wichtig in diesem Zusammenhang sind die Einstellung und Attribuierung des Patienten bezüglich der Störung. Wir ermutigen Patienten, ihr Problem nicht als Krankheit zu betrachten, da dies in der Regel zu eher passiven Erwartungen an den Therapeuten führt. Stattdessen wird der Lernkontext jeder Störung und die Kontinuität von fehlangepaßtem ('abnormem') zu angepaßtem ('normalem') Verhalten betont: Der Therapeut gibt Anregung und Führung zur Selbsthilfe. Wir sprechen daher nicht von 'Heilung' sondern ermutigen eine lerngesteuerte Anpassung an das Umfeld des Patienten. Wie bereits in Kapitel 2 ausgeführt, sollten Ziele niemals vom Therapeuten verordnet werden (Manipulierung und 'Gehirnwäsche' werden immer noch gern mit den Methoden der Verhaltenstherapie assoziert): Wünsche und Vorstellungen des Patienten sollen exploriert, kritisch reflektiert und realistisch operationalisiert werden. Hierzu gehört auch die Einsicht, daß Ziele niemals absolut und stabil sein können. In einer Zeit mit immensen technologischen und sozialen Veränderungen müssen Patienten wie auch Therapeuten lernen, sich ständigen Veränderungen anzupassen. Es ist wahrscheinlich, daß viele Patienten dies als bedrohliche Unsicherheit erleben, möglicherweise sogar als eine Grundbedingung ihrer Störung.

Zusammenfassung

Abschließend kann festgestellt werden, daß in der Fallformulierung die therapeutische Beziehung integraler Teil des Therapieprozesses ist und somit grundsätzlich *Mittel zum* (langfristigen) *Zweck* ist. Wir befürworten weder die Tradition der Unterbewertung der therapeutischen Beziehung in der klassischen Verhaltenstherapie, noch die in letzter Zeit trendhafte Hervorhebung der Therapiebeziehung als neues Dogma 'therapeutischer Korrektheit'.

Die Beziehungsgestaltung sollte primär Bezug auf Therapiekontext und -ziele nehmen, im Rahmen identifizierter Defizite und Bedürfnisse. Ein systematisiertes Vorgehen, auch störungsspezifisch begründet, ist gemäß unseren Erfahrungen dem hypothesengeleiteten Vorgehen unterlegen, das sich prinzipiell an individuellen Parametern orientiert. So ist es manchmal durchaus notwendig und sinnvoll, kontextabhängige Beziehungsstrukturen zu entwickeln, die vom Therapeuten hohe Flexibilität erfordern. Die Rolle des Therapeuten kann sich demnach an unterschiedlichen Dimensionen orientieren, wie z.B. *direktiv vs nondirektiv, akzeptierend vs konfrontierend, unterstützend vs fordernd* usw.

Die Problemformulierung hilft zu entscheiden, inwieweit Bedürfnisse fehlangepaßt oder mit langfristigen Therapiezielen vereinbar sind. Im Rahmen der Fallformulierung sollen alle Aspekte der therapeutischen Interaktion begründbar und zielführend sein. In der Tat erscheint uns dies konsistent mit empirisch-psychologischer Methodologie und lerntheoretisch orientierter Vorgehensweise. Mit anderen Worten, der Therapiestil kann als unabhängige Variable in einer experimentellen Herangehensweise zur Modifikation von Verhaltensstörungen betrachtet werden. Es ist bereits darauf hingewiesen worden (Kapitel 1), daß die Fallformulierung in der klinisch-experimentellen Arbeit mit komplexen psychiatrischen Störungen entstanden ist. Langjährige klinische Erfahrungen in diesem Rahmen weisen eindeutig auf die Angemessenheit und Effektivität eines individualisierten Therapiestils hin, sowohl bezüglich der therapeutischen 'Allianz' wie auch hinsichtlich des Einsatzes spezifischer Methoden.

Anmerkungen

1. Für weiterführende Literatur sei auf die Arbeit von AuBuchon und Malatesta (1998) verwiesen.

2. So war es für mich faszinierend, während meiner Ausbildungszeit von einer möglichst nondirektiven Verhaltenstherapie (Bastine, Heidelberg) zu einer flexiblen und direktiven Vorgehensweise (Meyer, London) zu wechseln. In diesem Zusammenhang wurde mir auch erstmals deutlich, daß die Beziehungsgestaltung in hohem Maße von Personvariablen der behandelten Patienten abhängig ist, d.h. leichtgestörte Mittelschichtklienten scheinen höher motiviert und eher fähig die Therapie aktiv mitzutragen als beispielsweise hospitalisierte psychiatrische Patienten.

3. Im selben Artikel werden erstaunlicherweise später Untersuchungen zitiert, die auf das Gegenteil hinzuweisen scheinen!

4. Zimmer und Zimmer (1996) beschreiben Phasen der Therapeut-Patient-Interaktion folgendermaßen: Beziehungsaufbau, Erleichterung einer Selbstverpflichtung, ausführliche Problemanalyse, Einsatz therapeutischer Verfahren, Vorbereitung der Ablösung, Beendigung.

5. Klinische Erfahrung in der Supervision zeigt unterschiedliche Präferenzen bei Trainees, die durch individuelle Kompetenzen bestimmt werden: Erreichung der Therapieziele durch methodenorientierte Strukturierung oder involvierte Beziehungsgestaltung.

6. Nach unseren Erfahrungen tendieren (vor allem lernende) Therapeuten zu zwei Grundmustern: Entweder wird versucht, die Therapie primär durch die Beziehungsgestaltung zu entwickeln oder durch methodenorientiertes Strukturieren. Im ersteren Fall ergeben sich häufig schnellere Erfolge, die allerdings nach Auflösung der therapeutischen Beziehung wenig stabil sind. Methodenorientiertes Vorgehen stößt dagegen anfangs bei Patienten häufig auf geringere Akzeptanz, scheint allerdings eher die Selbstregulation zu fördern und somit eine günstigere Langzeitprognose. Wir beobachten nicht selten, daß unerfahrene Therapeuten der Versuchung unterliegen, sich bei ihren Patienten 'beliebt' zu machen. Interaktionen, die in der Regel mehr oder weniger stark ausgeprägte emotionale Anteile enthalten, mögen anfangs hilfreich und unterstützend sein, können allerdings später, wenn nicht bearbeitet, die Selb-

ständigkeitsentwicklung behindern und zu 'pathologischer' Beziehungsbildung führen.

7. Wie bereits in Kapitel 2 ausgeführt, werden die wesentlichen Grundlagen für die Beziehungsgestaltung im Erstinterview gelegt. Schon im Erstkontakt können wichtige Hinweise, zunächst hypothetisch, gewonnen werden. So halten wir es für durchaus angemessen, den Interviewstil und Aktivitätsgrad des Therapeuten usw. dementsprechend zu erproben, vorausgesetzt es wird eine kontinuierliche Evaluiering vorgenommen. Akzeptierte klinische Hypothesen bilden dann die Basis für die weitere Entwicklung der therapeutischen Beziehung.

8. 'Behaviour-Analytic' war von Turkat (Meyer & Turkat, 1979) ursprünglich als Bezeichnung für den hier vorgestellten Ansatz vorgeschlagen worden und wurde später durch 'Case Formulation' ersetzt. Vergleiche auch Kapitel 1 in diesem Text.

9. Rogers hatte als Hauptbedingungen für positive therapeutische Veränderungen (durch Beziehungsbildung zur 'Selbstverwirklichung') 'unconditional positive regard', 'emphatic understanding' und 'reflective statements' vorgeschlagen.

6

Selbst-Schema-Modell für Komplexe Störungen

Sit before fact as a little child,
be prepared to give up every preconceived notion,
follow humbly whenever and to whatever abysses nature leads,
or you shall learn nothing
T H Huxley

Einleitung

Zum Abschluß dieses Buches möchten wir einige klinische Beobachtungen und Forschungsergebnisse vorstellen, die aus der Anwendung der Fallformulierung bei komplexen psychiatrischen Störungen entstanden sind. Außerdem sollen hieraus entwickelte therapeutische Schlußfolgerungen diskutiert werden, die wir als vorläufige Arbeitshypothese zu einem Selbst-Schema-Modell zusammengefaßt haben.

Ausgangspunkt war die Erfahrung, daß die Anwendung verhaltenstherapeutischer Standardmethoden bei der Behandlung komplexer Probleme (z.B. von Persönlichkeitsstörungen) häufig unbefriedigend ausfiel: In vielen Fällen haben wir Rückfälle, ein Auftauchen zusätzlicher Probleme, mangelnde Generalisierung und Beständigkeit von Behandlungserfolgen, und sogar Widerstand gegen 'symptomzentrierte' Therapie erlebt. In anderen Fällen ließ sich kein störungsspezifischer Therapiefokus entwickeln, bedingt durch eine Variabilität multipler Probleme oder durch Fehlen spezifischer Beschwerden.

Als wir uns mit dieser Frage in den späten 70er Jahren zu beschäftigen begannen (vgl. Bruch & Stechow, 1982) waren wir bemüht, eine neue Sichtweise für das Verständnis komplexer Probleme zu entwickeln. Zu diesem Zeitpunkt bestand relativ wenig Interesse an der Behandlung solcher Störungen, die als nichttherapierbar galten, und es gab kaum Anregungen oder Konzepte für angemessenere Behandlungsstrategien. Eher das Gegenteil war der Fall: Die Verhaltenstherapie hatte sich mittlerweile einen Namen als effektive Technik zur 'Symptombeseitigung' im Rahmen der Erwartungen des Medizinmodells gemacht (d.h. der Zugang zur therapeutischen Versorgung lief in der Regel über den Arzt). Schwierige Fälle schienen hierfür kaum geeignet. Vor allem unerfahrene Kliniker wurden einerseits durch multiple Beschwerden und/oder häufig wechselnde Problembeschreibungen verwirrt.

Unser Interesse komplexe Probleme aus einer 'neuen' Perspektive zu betrachten, schien zunächst nicht unmittelbar konsistent mit den Grundprinzipien der traditionellen Verhaltenstherapie. So kamen wir im Rahmen der Fallformulierung wiederholt zu dem Schluß, daß vorgebrachte Beschwerden ('Symptome'), selten das wesentliche Merkmal komplexer Probleme wie Persönlichkeitsstörungen sind, sondern vielmehr als Begleiterscheinungen eines generell gestörten Lebensstiles angesehen werden sollten. Im folgenden wollen wir unsere essentiellen klinischen Beobachtungen näher erläutern.

Diskrepanzen zwischen realem und idealem Selbstbild

Im Rahmen von individualisierten Problemformulierungen hatten wir eine Anzahl überdauerender Verhaltensmuster identifiziert, die typisch für komplexe und chronische Verhaltensstörungen zu sein scheinen. Basisvariable hierbei ist eine überhöhte und starre Diskrepanz zwischen *realem* und *idealem* Selbstbild [1], bezogen auf relevante Aspekte des individuellen Lebensstils.

Im Zusammenhang mit solchen Diskrepanzen haben wir ferner eine Anzahl assoziierter kognitiver und behaviouraler Muster festgestellt, die sich hauptsächlich auf negative, selbstbezogene Prozesse beziehen. Insgesamt scheinen diese Beobachtungen auf ein defektes Selbst-System [2] (Burns, 1979) hinzudeuten. So offenbaren sich im ätiologischen Hintergrund schwer gestörter Personen häufig zu hoch gesetzte Lebensziele, die in der Regel auf rigiden, unrealistischen Standards beruhen, während Kompetenzen zum Erreichen dieser Ziele unzureichend entwickelt sind. Wenn sich Individuen dieser Konstellation bewußt werden, kann man dies als 'erlebte Diskrepanz zwischen realem und idealem Selbstbild' beschreiben. Man kann dies als einen gestörten Selbstbewertungsprozeß verstehen, der sich auf alle relevanten persönlichen, beruflichen und zwischenmenschlichen Inhalte erstreckt. Es mag kaum verwundern, daß wegen des Nichterreichens der hochgesteckten Ziele im Längsschnitt ein generalisiertes negatives Selbstbild resultiert, das im weiteren Verlauf wiederum kognitive und emotionale Prozesse beeinflußt: Es entwickelt sich zunehmend 'automatisches negatives

Denken' sowie 'chronische Unsicherheits- und Angstgefühle'. Insgesamt ist eine Reduzierung im 'Kompetenzvertrauen' v.a. bezüglich der Lebensbewältigung und der Erreichung von Zielen feststellbar, was eine erhebliche Beeinträchtigung aller Lebensbezüge bewirkt.

In der klinischen Abgrenzung muß auf zwei mögliche Szenarien hingewiesen werden: Fehlangepaßte Real-Ideal Diskrepanzen haben einen starren, permanenten Charakter und müssen daher von gelegentlichen hohen und flexiblen Zieldiskrepanzen unterschieden werden, wie sie bei hochmotivierten Individuen mit hochentwickelten Fähigkeiten beobachtet werden können: Diese erzeugen hohe Diskrepanzen offenbar bewußt und willkürlich, um ihre Leistungsbereitschaft zu verbessern, die aber immer im Rahmen der Erwartungen liegt [3]. Fehlangepaßte Diskrepanzen sind dagegen inflexibel und typisch für Individuen, die weder bereit sind ihre ehrgeizigen Ziele den tatsächlichen Realitäten anzupassen, noch in der Lage sind ihre Fähigkeiten zur Erreichung dieser Ziele entsprechend zu verbessern. Das Festhalten an unrealistischen Zielen verhindert adaptives Verhalten und führt zur Chronifizierung der Diskrepanzen. Darüber hinaus haben klinische Beobachtungen darauf hingewiesen, daß solche Diskrepanzen häufig zu erhöhtem Erregungsniveau und nachfolgendem Vermeidungsverhalten führen, vor allem in streßbezogenen Leistungs- oder Bewähltigungsssituationen. Diskrepanzen, die alle Lebensbereiche durchdringen, scheinen demzufolge eine 'fruchtbare' Basis für die Entwicklung von langfristigen Verhaltensstörungen zu sein.

Die wesentlichen kognitiven und behaviouralen Verhaltensmuster, die gemäß unseren Beobachtungen mit Diskrepanzen im Selbstbild in Zusammenhang stehen, können als Indikatoren eines Lebensstiles angesehen werden, der durch Mißerfolge und nachlassende Selbsteffizienz geprägt ist. Gleichzeitig tragen diese Faktoren zur Verfestigung der Real-Ideal-Diskrepanzen bei. Im Rahmen unserer Analyse lassen sich zwei funktionale Klassen unterscheiden: 'Symptomatische' Verhaltensweisen und fehlangepaßte 'Coping'-Stile.

Symptomatische Verhaltensweisen

- Individuen, die sich ihrer hohen Diskrepanzen bewußt sind, tendieren dazu, häufige und/oder langanhaltende Episoden *negativen Denkens* zu entwickeln, das selbstauslösende (automatische) und selbstaufrechterhaltende Eigenschaften hat, und sich entweder auf die eigene Person oder relevante Ereignisse bezieht. Erwartungsgemäß ist die Mehrzahl dieser Gedanken evaluativ-selbstbezogen. Solche Gedanken treten vermehrt in inaktiven Phasen auf; gleichzeitig werden hierdurch angepaßte, konstruktive und zielorientierte Verhaltensweisen eher behindert.

- Weiterhin ist die *Selbstbeobachtung* des eigenen Verhaltens negativ verzerrt und resultiert in einer pessimistischen Bewertung. Bei näherer Betrachtung kann man feststellen, daß diese Personen dazu tendieren, negative Aspekte ihrer Handlungen zeitlich und inhaltlich überzubetonen und unfähig erscheinen, positive und konstruktive Aspekte ihrer Handlungen wahrzunehmen und anzuerkennen.

- *Fehlangepaßte Attribuierung* des eigenen Verhaltens kann ebenfalls häufig festgestellt werden: Typischerweise halten sich Individuen mit hohen Diskrepanzen verantwortlich für Mißerfolge und Versagenserlebnisse; auf der anderen Seite werden unerwartet gute Leistungen dem Zufall oder dem Verdienst anderer zugeschrieben.

- Weiterhin typisch für diese Gruppe sind *pessimistische Erwartungen* bezüglich eigener Verhaltensziele oder zukünftiger Ereignisse, wie zum Beispiel Problemlösen, Bewältigung schwieriger Situationen oder Erfolg im Leistungsbereich. Erwartungen sind geprägt durch die Antizipation von Mißerfolgserlebnissen und daraus hervorgehenden negativen Konsequenzen.

- Wie bereits oben erwähnt, tendieren Individuen mit hohen Real-Ideal Diskrepanzen dazu, *überhöhte und rigide Verhaltensstandards* anzunehmen und auch nach Mißerfolgserlebnissen beizubehalten. Mit anderen Worten, diese Personen sind nicht bereit oder in der Lage, ihre überhöhten Maßstäbe flexibel ihren tatsächlichen Ressourcen anzupassen wie dies bei adaptivem Verhalten beobachtet werden kann (z.B. Leistungsmotivation). Klinische Anamnesen offenbaren, daß Erziehungs- und Sozialisationsfaktoren die Entwicklung und Festlegung von Standards bedingen [4].

- Das rigide Festhalten an unrealistischen Zielsetzungen ist möglicherweise als Kompensationsversuch zu verstehen, mit der Absicht, ein 'illusorisches' Selbstwertgefühl trotz permanenter Mißerfolgserlebnisse zu verteidigen. Hierdurch sind weitere Mißerfolgserlebnisse vorprogrammiert, die langfristig zu einer weiteren Verhärtung der Diskrepanzen im Selbstbild führen. In der klinischen Arbeit haben wir oft erfahren, wie schwierig es ist, mit solchen Klienten unrealistische Ziele im Rahmen eines Therapieprogramms neu zu verhandeln.

- In Beziehung zu einer chronisch-negativen Selbstbewertung und dem Unvermögen relevante Zielsetzungen zu erreichen, steht die *Unfähigkeit das eigene Verhalten selbst zu verstärken.* Dies ist zu erwarten, da persönlich gültige Standards (im Sinne von Kanfers Selbstregulationsmodell) nicht erreicht werden können. Hieraus resultiert in der Regel, neben der bereits erwähnten Kumulation negativer Selbstbewertungen, ein Rückgang an Bereitschaft für zielgerichtetes Verhalten und ein gleichzeitiger Anstieg von Vermeidungsverhalten, insbesondere wenn Schwierigkeiten und Mißerfolge antizipiert werden.

- Schließlich finden wir in der Verhaltensanalyse komplexer Störungen nicht selten sozial-evaluative Probleme, die sich in der Regel als *soziale Angst, Isolierungs- und Vermeidungstendenzen* manifestieren. Erwartungsgemäß scheinen solche Probleme vorhersagbar, angesichts einer chronisch negativen Selbstbewertung und antizipierter Bestätigung durch das soziale Umfeld: Da diese Individuen sich selbst nicht akzeptieren können und kaum Selbstvertrauen besitzen, erscheint eine spontane Annäherung an andere Menschen erschwert. Sie reagieren daher äußerst empfindlich auf Kritik und vermeiden v.a. soziale Bewertungssituationen.

Zusammengefaßt zeigt unsere klinische Analyse von Individuen mit erhöhter Diskrepanz zwischen realem und idealem Selbstbild zum einen Verhaltensdefizite, d.h. die Tendenz sich zu isolieren und Anforderungen generell zu vermeiden. Auf der anderen Seite findet man ein ausgeprägtes Muster negativer, irrationaler und perfektionistischer Denkhaltungen, die sich in der Regel auf unrealistische Erwartungen und 'falsche' Bewertungen bezüglich des eigenen Verhaltens beziehen. Von solchen kognitiven Mustern kann erwartet werden, daß sie mit Prozessen der Zielsetzung und adaptiven Bewertung von Handlungsergebnissen kollidieren. Wir vermuten, daß diese negativ-verzerrten Attribuierungs- und Bewertungsstile die Folge von langfristigen Mißerfolgserlebnissen sind, anfangs bedingt durch Erziehungsfaktoren und andere psychosoziale Einflußbedingungen, insbesondere während der frühen Kindheit. Es ist auch anzunehmen, daß früh sozialisierte irrationale Grundüberzeugungen einen unrealistischen Bewertungsrahmen liefern, wodurch eine positiv-angepaßte Entwicklung des Selbst-Systems erschwert, wenn nicht gar verhindert wird.

Gemäß dieser Perspektive können fehlangepaßte Diskrepanzen im Selbstbild als Merkmal eines Teufelskreises oben beschriebener Faktoren betrachtet werden. Wir vermuten, daß solche Störungen im Selbstbild zu einer allgemeinen Anfälligkeit für Verhaltensstörungen führen, wobei die Ausformung des 'Symptoms' wahrscheinlich von Zufallsfaktoren wie psychophysiologische Prädispositionen, traumatische Konditionierungen usw. abhängig ist. Wir haben oft beobachtet, daß bei diesen Patienten der gesamte Lebensstil beeinträchtigt scheint: Es manifestieren sich allgemeine Unsicherheitsgefühle in Hinblick auf Kompetenzvertrauen und Selbstwertgefühl. Bei Langzeitdiskrepanzen ist eine fortlaufende Kumulation von Mißerfolgserlebnissen wahrscheinlich, was negative Evaluationen und Vorhersagen für relevante Lebensbezüge verfestigt. Dennoch scheint die Präsenz von Diskrepanzen ein Indikator für Erwartungen und Zielorientierung zu sein: Erst wenn Zielsetzungen vollständig aufgegeben werden, kommt es zu Resignation und in vielen Fällen zu klinischer Depression.

Fehlangepaßte 'Coping'-Stile

In welcher Weise versuchen Patienten mit solchen Problemen umzugehen? Es lassen sich in der Tat eine Reihe individueller Bewältigungsmechanismen beobachten, die als Reaktion auf die wahrgenommene überhöhte Diskrepanz und den damit zusammenhängenden Verhaltensproblemen verstanden werden können. Gemäß unserer klinischen Erfahrung geht es hierbei vor allem darum, schwierige Situationen, die einen Gesichtsverlust auslösen könnten, zu vermeiden, kurzfristig zu 'Eindruck zu machen' (vor allem in interpersonalen Situationen) oder Sympathie und Zuwendung zu gewinnen ('Krankheitsgewinn'). Andererseits haben wir auch aggressive und destruktive Verhaltensweisen festgestellt. Folgende Strategien konnten identifiziert werden:

- Individuen verweigern sich intensiveren interpersonalen Beziehungen und tendieren zu ausgeprägtem Vermeidungsverhalten. Typische Auslöser sind Angst vor Versagen, erwartete Zurückweisung und antizipierte, unkontrollierbare Angstgefühle, insbesondere angesichts fordernder Streß-Situationen.

- In sozialen Situationen kommt es teilweise zu überzogenen oder auch fiktiven Selbstdarstellungen, wahrscheinlich um selbstwahrgenommene Defizite zu 'vertuschen' oder zu kompensieren. Falls Aufmerksamkeit und Anerkennung erzielt werden, so erzeugt dies wiederum Angstgefühle, da Betroffene sich nicht in der Lage sehen, diesen Status aufrechtzuerhalten. In der Folge kommt es häufig zu abruptem Rückzug (Flucht) und Aufbau von weiterem Vermeidungsverhalten.

- Andere Patienten betonen persönliches Versagen, Abhängigkeit und Verhaltensdefizite, um Zuwendung, Sympathie, Akzeptanz usw. als 'Krankeitsgewinn' zu erreichen. Diese Strategie scheint besonders typisch für dependente Personen mit chronischen Diskrepanzen.

- In manchen Fällen zeigen sich Formen exzessiver Kontrolle, vor allem im emotionalen Bereich. Dies erscheint als eine Art selbstauferlegter Isolation mit dem Ziel, negative Selbstwert- und Lebensunfähigkeitsgefühle nicht zu aktivieren. Darüber hinaus sollen neue Fehler und Versagenserlebnisse vermieden werden. Auffallend ist ein Mangel an spontanen Verhaltensweisen, da der Patient vermutet, daß dies (mangels Kompetenzvertrauens) unweigerlich zu weiteren negativen Ergebnissen führt. In der Folge tritt zunehmende soziale Isolation ein, da sich Freunde und Bekannte ebenso zurückziehen. Bei extremen Unsicherheitsgefühlen und ausgeprägtem Perfektionismus kann es zu ritualistischen Verhaltensweisen kommen, wie sie bei Zwangsstörungen beobachtet werden können.

- Bei einigen Individuen sind destruktive Verhaltensweisen (z.B. bei Borderline Störungen) erkennbar. Das Repertoire kann sich von aggressiven Stilen bis zu 'albernem' Verhalten erstrecken. Oft soll die Bedeutsamkeit von Ereignissen heruntergespielt werden, da kein Vertrauen in den Erfolg eigener Handlungen besteht. Solche Strategien ermöglichen gleichzeitig ein Ablenken von Angst- (nicht kompatibel mit Aggression) und Frustrationsgefühlen. Diese Strategie scheint eher für jüngere Personen typisch zu sein: Bei dieser Gruppe besteht eine größere Bereitschaft zu aktiver Bewältigung, wenn auch häufig fehlgeleitet. Bei chronischen Langzeitdiskrepanzen findet sich dagegen eher die Tendenz zu depressiv-gestimmtem Aufgeben.

- Schließlich haben wir in Zusammenhang mit überhöhter Diskrepanz die Neigung zur Rationalisierung angesichts unangemessener Verhaltensweisen oder Mißerfolge beobachtet: Solche Personen können Gründe vorschieben, um die Vermeidung von Schwierigkeiten und Anforderungen zu rechtfertigen. Auch 'Self-handicapping'-Strategien (Snyder & Smith, 1982) sind häufig zu beobachten; beispielsweise wird bei mangelnder Bewältigung oder Zielerreichung auf Behinderung durch Symptome verwiesen. Als eher adaptiv ('Self-serving bias'; Bradley,1978) kann man dagegen (eher seltene) Strategien beschreiben, die externale Attribuierung bei ungünstigen Handlungsausgängen beinhalten.

Dies ist eine Selektion typischer Strategien, die in Hinblick auf interindividuelle Unterschiede und klinische Komplexität allerdings kaum als umfassend anzusehen ist. Individuelle Präferenzen (z.B. auf einer 'passiv-aktiv' Dimension) hinsichtlich Auswahl, Gestaltung und Organisation solcher Verhaltensstile können häufig beobachtet werden. Insgesamt erfüllen solche Strategien offenbar die Funktion einer unmittelbaren Angst- oder Frustrationsreduzierung. Erwartungsgemäß wird ein zufriedenstellender Lebensstil im Rahmen erwarteter Normen verhindert, da jeder Anforderung oder Herausforderung prinzipiell aus dem Wege gegangen wird. Soziale Isolation ist eine der häufigsten Folgen mit weitgreifenden Auswirkungen auf zwischenmenschliche Beziehungen. Zusätzlich verhindert generalisiertes Vermeidungsverhalten und automatisches negatives Denken eine konstruktive Bewältigung von Problemen, was wiederum die Entwicklung relevanter Fertigkeiten verhindert. Wie oben bereits angedeutet, ergibt sich hieraus ein Teufelskreis, der eine positive Veränderung des mißerfolgszentrierten und negativen Selbstbildes sehr fraglich macht. Statt dessen entwickelt sich ein Szenario chronischer Angst- und Unsicherheitsgefühle, das langfristig häufig zu depressivem Verhalten führt.

Eine Reihe von Fragen schließt sich an: Gibt es einen nachweisbaren Zusammenhang zwischen oben beschriebenen Verhaltensmustern und chronischen Diskrepanzen im Selbstbild? In welcher Beziehung stehen diese fehlangepaßten Verhaltensweisen zu berichteten Beschwerden? Und inwieweit haben Patienten hierfür ein Problembewußtsein entwickelt? Falls man davon ausgehen kann, daß überhöhte Real-Ideal Diskrepanzen einen Zusammenhang mit symptomatischen Störungen aufweisen, wie lassen sich Selektion, Genese und Manifestation von solchen Beschwerden erklären?

Die klinische Analyse deutet auf ein Netzwerk interaktiver Störbereiche hin, die hierarchisch angeordnet sind. Beispielsweise mag ein Patient auf der spezifischen Beschwerdeebene phobische Angst, Panikattacken, Herzstörungen, soziale Angst, Depression usw. präsentieren. Auf der 'Lebensstil-Ebene' lassen sich typischerweise negative Denkmuster feststellen, die sich auf negative Selbstbewertungen, fehlerhafte Attribuierungen, pessimistische Erwartungen usw. beziehen. Die unterste Ebene repräsentiert das Selbst-System, das die Diskrepanzen im Selbstbild beinhaltet. In der Regel ist es schwierig, die präsentierten Störbereiche präzise zu isolieren und ein klares Verständnis über Ursache-Wirkungszusammenhänge von Beschwerden, negativen Denkhaltungen und negativem Selbstbild zu erhalten. Grundsätzlich kann jedoch davon ausgegangen werden, daß die Entwicklung des Selbst-Systems ein summativer Prozeß hinsichtlich relevanter Erfahrungen ist. Im weiteren Verlauf gewinnt das Selbst-System zusehends an Einfluß für die Initiierung, Steuerung und Bewertung individueller Verhaltensweisen (Burns, 1979). Es erscheint daher plausibel, daß spezifische Probleme als Folge fehlangepaßter (früher gelernter) Selbst-Systeme entstehen. Dies bestätigt sich auch in unserer klinischen Analyse.

Aus diesen Gründen betrachten wir ein negativ orientiertes Selbst-System als Vulnerabilitätsfaktor für die Entwicklung und Aufrechterhaltung präsentierter Beschwerden. Wie wir weiter unten erläutern werden, ergeben sich hieraus weitreichende Folgen für die verhaltenstherapeutische Behandlung komplexer Langzeitstörungen: Wir haben in der Tat wiederholt festgestellt, daß störungsspezifische Standardmethoden bei solchen Fällen zu keiner langfristigen Problemverbesserung führen. Rückfälle oder neue 'Symptome' sind eher wahrscheinlich, da das 'defekte' Selbst-System nicht in den therapeutischen Plan einbezogen wird.

Entwicklung eines Modellverständnisses

Welche konzeptuellen Überlegungen für ein klinisches Erklärungs- und Behandlungsmodell können aus unseren klinischen Beobachtungen entwickelt werden?

Real-Ideal-Diskrepanzen im Selbstbild können als Ausdruck selbstbewertender Mechanismen im Selbst-System betrachtet werden, verwandt mit Konzepten wie Self-Image, Selbstwertgefühl u.ä.. Die Bedeutung selbstbezogener Prozesse im Rahmen psychopathologischer Phänomene ist keine neue Erkenntnis (vgl. Bruch, 1988 für einen Überblick), sie hat jedoch erst kürzlich Eingang in das kognitiv-behaviourale Denken gefunden. Erste innovative Konzepte wurden beispielsweise von Goldfried und Robins (1982/1983) angeboten. Hier wurde postuliert, daß eine generalisierende Selbstbewertung die kognitive Verarbeitungsprozesse wie Wahrnehmung, Evaluation, Vorhersagen von Verhalten beeinflussen kann. Für den Fall hoher Diskrepanzen könnte demnach gefolgert werden, daß durch permanenten negativen Selbstbezug und assoziierte emotionale Erregung, Selbstregulationsprozesse in ihrer Gesamtheit (Kanfer & Hagerman, 1981) negativ beeinflußt werden: Im Detail beinhaltet dies eine verzerrte Selbstwahrnehmung, fehlerhafte Evaluation und Attribuierung, unrealistische Wertmaßstäbe und ein Mangel an Selbstverstärkung. Langfristige Folge ist in der Regel eine reduzierte Selbsteffizienz (Bandura, 1977b) in Hinblick auf alle wichtigen Lebensbezüge.

Turk und Speers (1983) haben auf selbstbildkonsistente Informationsverarbeitungsprozesse hingewiesen. Hiermit kann plausibel erklärt werden, wie einmal etablierte Diskrepanzen im Selbstbild aufrecherhalten werden. Wir haben vorgeschlagen diesen komplexen Mechanismus als Selbst-Schema-Modell [5] (Bruch, 1988) zu beschreiben, da neben selbstbezogenen auch verhaltenssteuernde und evaluative Prozesse involviert sind. Therapeutisch relevant hierbei ist, daß Schemata aufgrund selbstbestätigender Informationsverarbeitung schwer veränderbar sind und überdies schemakonsistentes Verhalten bedingen, was zu weiterer Bestätigung und Elaboration einmal etablierter Schemata führt. Die Selbstwahrnehmung und Selbstevaluation bei Individuen mit negativen Selbst-Schemata führt zu automatischem und anhaltendem negativen Selbstbezug, was wiederum negativ-emotionale Reaktionen auslöst; dies führt in der Regel zu Vermeidungstendenzen, wodurch die therapeutische Behandlung weiter erschwert wird. Diese Beschreibung soll verdeutlichen, wie Schemata eine aktive Rolle in der Entwicklung solcher 'Teufelskreise' spielen.

Zusammenfassend möchten wir auf die Doppelrolle von Selbst-Schemata (vgl. Abbildung 6.1) hinweisen: Einmal repräsentieren Schemata persönlich relevante Informationen, die über längere Lebensspannen akkumuliert werden. Hiermit assoziiert sind Vermeidungsverhalten und emotionale Erregung (z.B. Ängste, Depression). Zweitens beeinflussen Schemata kognitive Verarbeitungsprozesse und sind somit höchst bedeutsam für alle Aspekte der Selbstregulation, d.h. für die Wahrnehmung, Bewertung, Selbsteffizienz etc. In diesem Zusammenhang ist auch evident, daß negative Schemata (im Gegensatz zu positiven) eher selbstbezogenes Denken auslösen und aufgabenorientierte Kognitionen behindern.

Welche Annahmen können zur Entwicklung von negativen Selbst-Schemata gemacht werden? Klinische Analysen weisen darauf hin, daß Probleme in der Selbstregulation sich bereits in der frühen Eltern-Kind Interaktion etablieren. Hierbei scheint vor allem das Ausmaß an emotionaler Zuwendung sowie das vermittelte Wertsystem von Bedeutung: Insbesondere scheint eine Kombination von rigiden, perfektionistischen Werthaltungen, unrealistischen Zielsetzungen, Mangel an spezifischer Verstärkung und genereller Zuwendung ein typischer Hintergrund. Mit anderen Worten: Eltern, die (zu)viel erwarten, Leistungen als selbstverständlich ansehen und grundsätzlich äußerst kritisch eingestellt sind [6]. Da Fähigkeiten und Ziele nicht gegenseitig angepaßt werden können, scheint es schwierig, Fertigkeiten für realistische Ziele sowie *flexible* Zieldiskrepanzen als Voraussetzung für adaptive Selbstregulation zu entwickeln (vgl. McCandless, 1967).

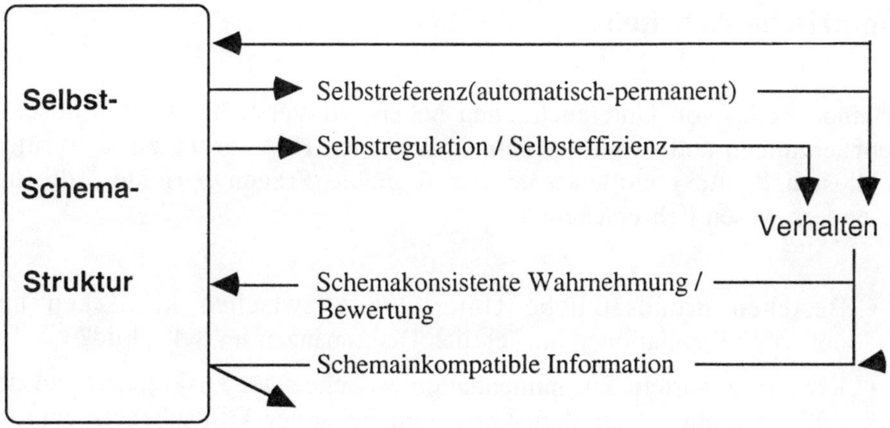

Abb.6.1. Selbst-Schema-Modell

Die klinische Erfahrung offenbart ferner, daß negative Selbst-Schemata häufig mit multiplen und chronischen Problemen assoziiert sind, die häufig lediglich als vage Beschwerden vorgebracht werden. Dies läßt vermuten, daß Selbst-Schemata in Wechselwirkung zur individuellen Lebensanpassung stehen. Langzeitfolgen sind in der Regel erlernte Hilflosigkeit, Fatalismus und Depression. Weiterhin haben wir häufig beobachtet, daß interpersonale und soziale Bezüge zunehmend gestört ('niemand mag mich') werden und oft in die Isolation führen. Typische Muster sind einerseits Zurückweisung, andererseits unrealistische Ansprüche an Freunde/Partner, so daß diese sich vollends zurückziehen, was zu weiteren Enttäuschungen der Betroffenen führt.

Im Lichte dieser Erörterungen erscheint es plausibel, warum 'symptom'-orientierte Behandlungen (falls überhaupt ein entsprechender Fokus möglich ist) bei solchen Problemkonstellationen ohne Erfolg bleiben müssen. Dagegen scheint es sinnvoll, negative Selbst-Schemata als Mechanismen für eine fehlangepaßte Selbstregulierung zu betrachten, da alle Komponenten dieses Prozesses durch schemageleitete Denkhaltungen beeinflußt werden. Vorgebrachte Beschwerden spielen in diesem Szenario demnach eher eine untergeordnete Rolle. Eine ausführlichere Diskussion dieser Überlegungen findet sich bei Bruch (1988). Wir werden im Abschluß dieses Kapitels kurz auf mögliche Behandlungsstrategien eingehen.

Empirische Arbeiten

In einer Reihe von Untersuchungen haben wir versucht, diese klinischen Beobachtungen und damit zusammenhängenden Hypothesen zu überprüfen. In diesem Kontext wollen wir über folgende Fragen berichten, die uns besonders wesentlich erscheinen.

- Bestehen grundsätzliche Unterschiede zwischen klinischen und normalen Populationen hinsichtlich Diskrepanzen im Selbstbild?
- Können erwartete Zusammenhänge zwischen der Diskrepanz und den fehlangepaßten Verhaltenskorrelaten bei einer klinischen Stichprobe bestätigt werden?
- Wie verhalten sich Individuen mit negativen Selbst-Schemata in einer Streßbewältigungssituation? Können Annahmen hinsichtlich fehlangepaßter Selbstregulation bestätigt werden?

Hierzu wurden drei Untersuchungen durchgeführt, eine normative, eine Korrelations- sowie eine Experimentalstudie, über die nachfolgend berichtet werden soll.

Normative Studie

In dieser Untersuchung waren wir bemüht, die klinische Signifikanz von Real-Ideal Diskrepanzen zu erfassen (Bruch, 1991). Die Messung des Diskrepanzwertes wurde mit der 'Miskimins, Self, Goal and Other Scale' (Miskimins, 1972) durchgeführt, eine klinische Version des semantischen Differentials. Eingeschätzt werden 15 bipolare standardisierte Adjektive zu selbstwertrelevanten Dimensionen auf einer Neun-Punkte Rating-Skala [7]. Diese Skala erlaubt die Berechnung separater Werte für das reale und ideale Selbstbild, woraus sich ein Diskrepanzwert errechnen läßt.

Stichproben

Es erschien uns sinnvoll, mindestens 200 'normale' Erwachsene und eine entsprechende Zahl unbehandelter Patienten [8] (an diese Abteilung unter Ausschluß psychotischer Störungen überwiesen) zu erfassen [9].

Überdies schien eine Altersbeschränkung von 20 - 60 Jahre sinnvoll: Unsere klinischen Erfahrungen weisen darauf hin, daß wahrgenommene starre Diskrepanzen im Selbstbild erst im Erwachsenenalter ausgebildet werden und klinische Relevanz bekommen. Diese Annahme findet empirische Bestätigung in Untersuchungen zur Selbst-System Entwicklung (vgl. Burns, 1979). Ebenso ergaben sich klinische Hinweise, daß Personen nahe dem Rentenalter mehr Abstand zu überhöhten Standards entwickeln und eine Tendenz zur Akzeptanz der Situation zeigen. Soziale Erwartungen und persönliche Leistungen nehmen ab, und es wird zunehmend wahrscheinlicher, daß diese Gruppe 'aufgibt'.

Die Komplexität der behandelten Probleme wird durch die hohe Anzahl von Zweitdiagnosen hervorgehoben: So wurde nahezu 30% der Patienten eine Sekundärdiagnose zugeordnet und ca. 9% erhielten überdies eine Tertiärdiagnose. Es ist auffällig, daß 'Depression' mit 70.3% den größten Anteil der Zweitdiagnosen stellt. Als weiteres Maß für die Schwere der Probleme wurde eine Einschätzung (Fünf-Punkte Skala) zur 'Symptombeeinflussung' und 'Lebensanpassung' (Global Severity of Symptoms and Life Adjustment {GAS}; Mavissakalian & Michelson, 1983) angewendet, die von Patient und Therapeut separat vor der Behandlung abgegeben wurde. Zusätzlich wurde als Maß der Chronizität die Dauer des Hauptproblems erfaßt, definiert als Erstkontakt mit einer psycho-sozialen Versorgungseinrichtung. Diese Ergebnisse sind in Tabelle 6.1 abgebildet.

Tab. 6.1. Symptombeeinträchtigung und Problemdauer

	Stationär	Ambulant	Gesamt
GAS/Patient	4.6	3.6	4.2
GAS/Therapeut	4.5	3.8	4.2
Dauer in Jahren	7.1	4.9	5.9

Für die GAS Einschätzung ergeben sich sehr hohe Durchschnittswerte (im Vergleich zu Mavissakalian, 1983) und ein hohes Ausmaß an Übereinstimmung zwischen Patienten und Therapeuten; letzteres bewerten wir vor allem als Verläßlichkeit dieser Daten. Die durchschnittliche Problemdauer erscheint lang, vom klinischen Eindruck her betrachtet; da es sich jedoch um ein relativ grobes, wenn auch einigermaßen objektives Maß handelt, läßt sich wenig darüber aussagen, inwieweit dies mit dem subjektiven Empfinden einzelner Patienten übereinstimmt.

Ergebnisse

Die Ergebnisse offenbarten signifikante Unterschiede [10] zwischen allen Gruppen (Tabelle 6.2). Weiterhin zeigte sich, daß Diskrepanzwerte zwar nicht in einem Zusammenhang zu spezifischen Symptomen [11] stehen, dagegen aber zur Dauer der Störung [12] und Symptombeeinträchtigung.

Tab. 6.2. Real-Ideal-Diskrepanzmittelwerte

	Normal	Ambulant	Stationär	Gesamt
X	20.9	40.8	54.9	47.2
SD	12.5	18.6	20.6	20.7

Insgesamt bewerten wir die oben aufgeführten Resultate als Evidenz für die allgemeingültige klinische Validität des vorgeschlagenen Real-Ideal-Diskrepanz Konzepts, vor allem bei komplexen Störungen. Diskrepanzen scheinen eher in generellem Zusammenhang zu Fehlanpassung zu stehen und sind nicht indikativ für spezifische Verhaltensstörungen. Es kann ferner angenommen werden, daß Real-Ideal-Diskrepanzen wahrscheinlich als Ausdruck summativer Lernprozesse einer langfristigen Entwicklung unterliegen, d.h. wahrgenommene Mißerfolgs- und Versagenserlebnisse akkumulieren sich über einen längeren Lebenszeitraum zu einer sich intensivierenden Diskrepanzwahrnehmung. Aufgrund dieser Annahme erwarteten wir einen nachweisbaren Zusammenhang zwischen der Problemdauer und dem Diskrepanzausmaß, ganz unabhängig von der Spezifität des Problems.

Korrelationsstudie

Die zweite Untersuchung über die hier berichtet wird, sollte überprüfen inwieweit, die oben beschriebenen Verhaltenskorrelate in einem systematischen Zusammenhang zur Real-Ideal-Diskrepanz stehen. Aus methodologischen Gründen beschränkten wir uns dabei auf vier wesentliche Bereiche: 'Irrationales Denken', 'sozial-evaluative Angst', 'fehlangepaßte Attribuierung' und 'Depression'. Hierfür wurden geeignete, bereits erprobte und validierte, klinische Fragebögen ausgewählt. Die Daten wurden einer korrelationsstatistischen Untersuchung unterzogen und ergaben erwartungsgemäß, mit Ausnahme Faktors 'Attribuierung' [13], hoch signifikante Zusam--

menhänge (Tabelle 6.3). Eine ausführliche Diskussion dieser Untersuchungen findet sich bei Bruch (1988).

Tab. 6.3. Real-Ideal-Diskrepanz und Fehlanpassung

Irrational Beliefs Test (Jones, 1968)	.64***
Social Avoidance and Distress Scale (Watson & Friend, 1969)	.49***
Fear of Negative Evaluation Scale (Watson & Friend, 1969)	.38***
Locus of Control Scale (Rotter, 1966)	.25*
Beck Depression Inventory (Beck & Mitarbeiter, 1979)	.69***

***$p<.001$ *$p<.05$

Selbst-Schema-Modell

In einer weiteren Untersuchung waren wir bemüht, die klinisch beobachteten Zusammenhänge zwischen den beschriebenen Verhaltensdefiziten und Real-Ideal-Diskrepanz in ihrer Gesamtheit zu betrachten, gewissermaßen als Versuch für ein Erklärungsmodell [14]. Es sei noch einmal daran erinnert, daß im Rahmen unserer Beobachtungen und Hypothesen, Diskrepanzen im Selbstbild nicht zu Einzelaspekten sondern eher zu einem 'Cluster' typischer fehlangepaßter Verhaltensweisen in Beziehung stehen, die ein unverwechselbares Muster bilden.

Unserer Hypothese entsprechend, die die primäre Rolle bewertender Selbstprozesse betont, wurde *Real-Ideal-Diskrepanz* als abhängige Variable eingesetzt und nachfolgend alle in Beziehung stehenden Variablen, also *irrationale Überzeugungen*, *soziale Vermeidung*, *Angst vor negativer Bewertung*, *Kontrollüberzeugung* und *Depression* schrittweise in die Regressionsgleichung aufgenommen. Zusätzlich erlaubt diese Methode die Berechnung partieller Koeffizienten, welche die aufgeklärte Varianz durch die einzelnen Variablen unter Berücksichtigung aller vorhandenen Variablen ausdrückt.

Ergebnisse

Der größte Anteil erklärter Varianz der Real-Ideal-Diskrepanz wird durch die Variablen 'Depression' (partial-r =.52) 'Irrationale Überzeugungen' (partial-r.=.42) und 'Soziale Vermeidung' (partial-r.=.30) erbracht. Diese drei Variablen erklären zusammengenommen 58.5% der Varianz der Real-Ideal Diskrepanz. Die verbleibenden Variablen, 'Kontrollüberzeugung' und 'Angst vor negativer Bewertung' können lediglich weitere 2.6% aufklären. Wir akzeptieren dies als zufriedenstellende Bestätigung für ein Selbst-Schema-Modell, wobei allerdings die unterschiedliche Gewichtung der einzelnen Variablen beachtet werden muß [15].

Zusätzlich wurde überprüft, ob die 'Problemdauer' und 'Lebensbeeinträchtigung' (als Maß für die Komplexität der Störung) im erwarteten Sinne zum Diskrepanzwert in Beziehung stehen. Beide Maße wurden bereits oben beschrieben. Nur für 'Lebensbeeinträchtigung' und Real-Ideal Diskrepanz ergab sich eine moderat signifikante Beziehung ($r=.30$; $p<.003$). Dies ist vielleicht verständlich, wenn man bedenkt, daß unser Maß für die Problemdauer wenig sensitiv und möglicherweise keine hohe subjektive Relevanz besitzt. Es scheint angemessen, für zukünftige Untersuchungen eine ideographische Einschätzung für die Erfassung der Problemdauer vorzunehmen.

Zusammenfassend läßt sich feststellen, daß die präsentierten Daten ein Selbst-Schema-Modell komplexer Störungen, wie ursprünglich durch unsere klinische Arbeit inspiriert, deutlich unterstützen. Natürlich ist es wegen der korrelativen Vorgehensweise in dieser Studie schwierig, eindeutige Aussagen über die Kausalbeziehungen in diesem Modell zu machen.

Experimentalstudie

Unsere abschließende Untersuchung sollte überprüfen, inwieweit operationale Aspekte der *Selbst-Regulation* bei Individuen mit negativem Schema beeinträchtigt werden. Insbesondere konzentrierten wir uns dabei auf folgende Merkmale: Selbstbezogene und aufgabenorientierte Kognitionen, sowie Wahrnehmung, Bewertung und Vorhersage von Verhalten (Selbsteffizienz). Im Einzelnen sagten wir voraus, daß Individuen mit hoher Real-Ideal Diskrepanz folgende Verhaltensmuster zeigen:

- negative Kognitionen, die vorrangig personbezogen sind
- stark reduzierter Anteil an handlungsorientierten Kognitionen

- pessimistische Vorhersage und Beurteilung eigener Leistung
- fehlerhafte Verarbeitung eigener Leistung.

In der experimentellen Situation wurden zwei Schema-Gruppen gebildet (positiv vs. negativ) und (nach einer Streßinduktion und Zeitbegrenzung) instruiert, drei Test-Aufgaben (Gedächtnis, Kodierung, Intelligenz) zu absolvieren. Die Gruppen wurden vor und nach den Aufgaben gebeten, Einschätzungen über Erfolgswahrscheinlichkeit sowie tatsächliche und zukünftige Leistung abzugeben. Darüber hinaus wurden retrospektiv auf Grund einer Videoaufnahme selbstbezogene und aufgabenbezogene Kognitionen für alle Phasen erfaßt.

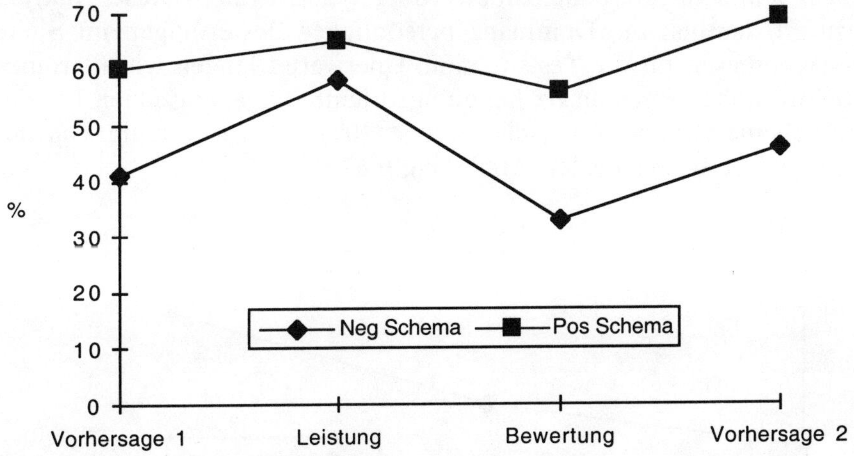

Abb. 6.2. Selbsteffizienz, Selbstbewertung und Leistung

Die wesentlichen Ergebnisse können folgendermaßen zusammengefaßt werden: Die Negativ-Schema-Gruppe zeigte signifikant weniger Kompetenzvertrauen und wurde zunehmend pessimistischer im Verlauf des Experiments. Nach Erledigung der Aufgabe wurde im Vergleich zu der anderen Gruppe eine signifikant schlechtere Selbstbewertung (größter Unterschied) abgegeben. Dies stand im starken Kontrast zu der realen Leistung, die (unerwartet) nur geringfügig schlechter ausfiel. Ebenso ist beachtenswert, daß diese unerwartet erfolgreiche Leistung keinen signifikanten Einfluß auf das Kompetenzvertrauen der negativen Selbst-Schema-Gruppe hatte, wie bei adaptiver Selbstregulation zu erwarten wäre. Im Gegenteil: Der Post-Testwert war nahezu identisch mit dem Ausgangswert (Abbildung 6.2).

Die Analyse der Kognitionen zeigt zunächst, daß sich die beiden Gruppen vor allem hinsichtlich der negativen Gedanken [16] (aufgaben- und selbstbezogen) signifikant unterscheiden. Hier ergeben sich grundsätzlich verschiedene Muster, die in Abbildung 6.3 dargestellt sind. Es ist auffällig, daß bei der Negativ-Schema-Gruppe der prozentuale Anteil negativer Gedanken sogar nach Beendigung der Testaufgabe (Entspannungsphase) weiter ansteigt. Die Anteile positiver Gedanken unterscheiden sich dagegen lediglich durch signifikante Unterschiede im Sinne der Vorhersagen, allerdings nicht bezüglich des Verlaufs.

Zusätzlich führten wir eine Mikroanalyse der kognitiven Anteile für die eigentliche Testsituation durch. Verglichen wurden handlungsorientierte ('on task'), nicht-handlungsorientierte ('off task'), positive Selbstbewertung ('pos eval') und negative Selbstbewertung ('neg eval'). Diese Analyse demonstriert deutlich die Dominanz persönlicher Bewertungen im Sinne unserer Hypothesen für die Testsituation. Unerwartet fanden wir allerdings einen relativ hohen Prozentsatz handlungsorientierter Kognitionen bei der Negativ-Schema-Gruppe, der sich bei fast 30% nur geringfügig von der Vergleichsgruppe unterscheidet (Abbildung 6.4).

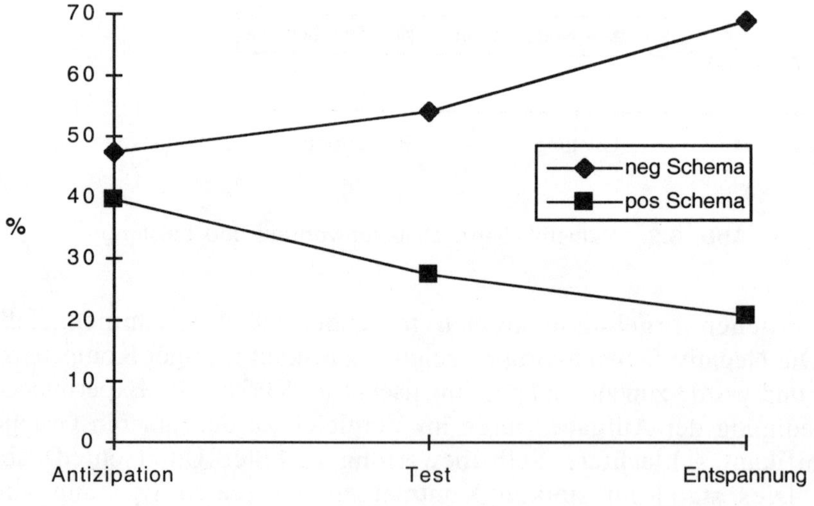

Abb. 6.3. Prozentanteil und Verlauf Negativer Kognitionen

Zusammenfassend kann festgestellt werden, daß die Ergebnisse dieser Untersuchung das vorgeschlagene Selbst-Schema-Modell bestätigen. Eine Ausnahme bildet die erreichte Leistung, die bei negativem Schema insgesamt besser ausfiel als erwartet. Selbst-Schemata beeinflussen offenbar Denkstile und Verarbeitungsprozesse und sind somit höchst bedeutsam für alle Komponenten der Selbstregulation. Zusätzlich fanden wir signifikante Zusammenhänge zwischen Real-Ideal-Diskrepanz und Angstmaßen, die als Indikatoren für Flucht- und Vermeidungstendenzen angesehen werden können (vgl. Bruch, 1988). Eine ausführliche Beschreibung der Experimentalstudie ist an anderer Stelle gegeben worden (Bruch & Mitarbeiter, 1987,1989).

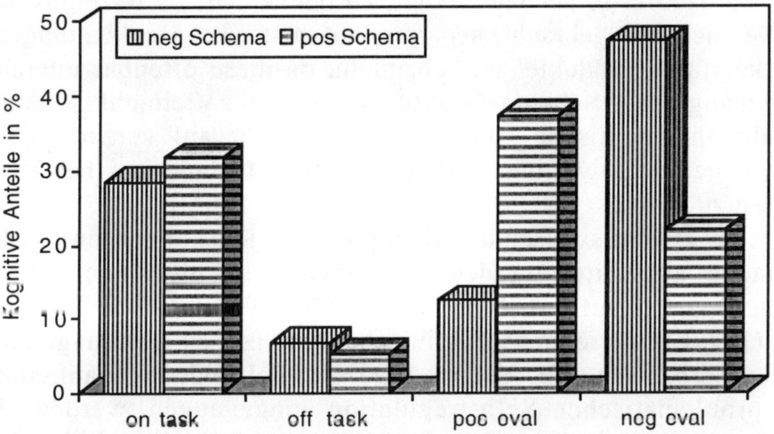

Abb. 6.4. Kognitionen im Streßbelastungstest

Klinische Schlußfolgerungen

Die berichteten Daten bestätigen den oben beschriebenen Zusammenhang zwischen negativem Selbst-Schema als Folge langfristiger Versagens- und Frustrationserlebnisse und fehlangepaßtem Lebensstil, der sich in Unsicherheitsgefühlen, Orientierungsmangel, pessimistischen Denkhaltungen sowie Angstgefühlen und Vermeidungstendenzen manifestiert. Dies betrifft insbesondere den Selbstregulationsprozeß und die assoziierten Verarbeitungsprozesse.

Diese Ergebnisse untermauern die Bedeutung negativer Selbst-Schema-Strukturen als Vulnerabilitätsfaktor für die Entstehung und Aufrechterhaltung von 'symptomatischen' Beschwerden. Es ist außerdem wahrscheinlich, daß die individuelle Konditionierbarkeit durch das mit dem negativen Schema assoziierte, erhöhte emotionale Erregungsniveau (vgl. Eysenck, 1980) deutlich verstärkt wird. Die Selektion von Verhaltensbeschwerden dürfte wahrscheinlich von prädisponierenden Faktoren abhängen, weitere Ausformungen dagegen von individuellen Lernerfahrungen.

Im Rahmen des Selbst-Schema-Modells wird daher vorgeschlagen, die verhaltenstherapeutische Vorgehensweise auf eine breitere Basis zu stellen, d.h. die eher eingeschränkte, auf 'Symptomatik' [17] fixierte Sicht von Verhaltensstörungen zu erweitern. Hierfür schlagen wir vor, den Selbst-Regulationsprozeß in seiner Gesamtheit zu betrachten. Es wäre aus dieser Perspektive auch unangebracht, negative (automatische) Denkhaltungen als isolierte 'kognitive Produkte' zu behandeln, da diese offenbar interaktive Zusammenhänge zur Schema-Struktur aufweisen. Vielmehr scheint es wichtig, die therapeutische Aufmerksamkeit mehr auf verzerrte Wahrnehmung, negative Bewertung und fehlerhafte Attribuierung bei Verhaltensabläufen zu lenken.

Eine Reihe zukunftsweisender Therapiestrategien können aus unseren Überlegungen abgeleitet werden. Als Basis gilt hierfür der Selbst-Regulationsansatz (Kanfer & Mitarbeiter, 1996), Banduras 'Self-Efficacy' Konzept (1977b) sowie neuere klinische Ansätze zu schemageleiteten Verarbeitungsprozessen (z.B. Young, 1990). Im Folgenden soll auf einzelne Aspekte problematischer Selbstregulation eingegangen werden. Dies geschieht aus didaktischen Gründen und ist keine Empfehlung, die Komponenten der Selbstregulation isoliert zu behandeln. Wir möchten gleichzeitig darauf hinweisen, daß hierfür nicht unbedingt neue Techniken benötigt werden, vielmehr geht es um eine innovative Anwendung und Kombination bereits bekannter Methoden, die allerdings in jedem Fall einen individuellen Zuschnitt bekommen sollten.

Bewußtmachung der Schema-Struktur

In jedem Fall halten wir es für sinnvoll, das Schema-Modell und mögliche Implikationen für den Lebensstil dem Patienten zu erläutern. Diese Strategie läuft auf Bewußtmachung der Schema-Struktur hinaus, die von vielen Patienten als sehr schmerzhaft empfunden wird und daher häufig vermieden oder kompensiert wird. Als Methode bietet sich der 'sokratische' Dialog an. Young (1990) hat hierzu eine Reihe innovativer Vorschläge gemacht, die teilweise über das klassische Verhaltenstherapierepertoire hinausgehen (z.B. Anwendung emotiver Methoden).

Standards, Ziele und Kompetenzen

Nach unseren Erfahrungen ist die Modifikation unrealistischer Standards und Ziele eine notwendige, aber zugleich äußerst diffizile Aufgabe, da dies häufig als 'Selbstaufgabe' empfunden wird. Wir erinnern an die kompensatorische Funktion überhöhter Diskrepanzen. Daher scheint eine realistische Anpassung häufig erst dann möglich, wenn im Zuge der Therapie bereits positives Selbstwertgefühl erarbeitet worden ist. Zu drastisches Vorgehen kann überdies die motivationale Basis für eine Therapie in Frage stellen.

Andererseits sind Wertmaßstäbe und Ziele, die nicht flexibel mit entsprechenden Fertigkeiten korrespondieren, kaum zielführend für eine adaptive Selbstregulation. Zahlreiche Studien haben darauf hingewiesen, daß eine *moderate* Zieldiskrepanz optimal für Selbst-Regulationprozesse ist (z.B. Carver & Scheier, 1981). Es ist wichtig, dem Klienten Einsicht in diese Prozesse zu vermitteln, was häufig eine realistischere (zumindest vorübergehend) Zielsetzung nach sich zieht. In sehr schwierigen Fällen mag eine 'rationale Restrukturierung' (vgl. Ellis & Grieger, 1977) indiziert sein.

Gleichzeitig sollte festgestellt werden, in welchem Ausmaß zielorientierte Ressourcen vorhanden bzw. entwickelt werden können. Es ist wichtig, daß dies im individuellen Rahmen geschieht. Grundsätzlich ist selbstgesteuerte Akquisition im natürlichen Umfeld vorzuziehen, im Gegensatz zu standardisiertem 'Skills Training', das in der Regel in Gruppen angeboten wird. Wir haben in der Tat häufig beobachtet, daß unpassende Trainingsformen eher Ablehnung oder Widerstand erzeugen (vgl. Turkat & Meyer, 1982). Andererseits ist auch zu prüfen, inwieweit potentielle Fertigkeiten durch Angst-Vermeidungsprozesse 'verschüttet' sind.

Selbstverstärkendes Verhalten

Neben kognitiven Prozessen wie Selbst-Wahrnehmung und Selbst-Bewertung ist Selbst-Verstärkung eine wesentliche Komponente in der Selbstregulation (Kanfer & Hagerman, 1981). Selbstverstärkung findet in der Regel aus zwei Gründen nicht statt: Verhaltensresultate erreichen nicht die gesetzten Standards und schemageleitete negative Selbst-Bewertung erschwert zusätzlich die Akzeptanz erfolgreicher Erfahrungen. Demzufolge wäre neben einer bereits erwähnten realistischen Zieldiskrepanz, die Entwicklung positiver Bewertungsprozesse von Bedeutung. Unter

Umständen können die Probleme jedoch noch tiefer liegen: Bandura (1969) hat seinerzeit darauf hingewiesen, daß die Fähigkeit zur Selbstverstärkung durch soziales Lernen am Modell bereits in der Eltern-Kind Interaktion erworben wird. Demnach muß bei früh erlernten negativen Selbst-Schema Strukturen davon ausgegangen werden, daß der Mechanismus der Selbstverstärkung möglicherweise nie erworben wurde.

Die therapeutische Strategie sollte daher Einübung von Selbstverstärkung auf der Basis von 'Modeling' beinhalten: Zielverhalten wird zuerst vom Therapeuten verstärkt, anschließend demonstriert der Therapeut Selbstverstärkung, und schließlich wird der Patient zur Selbstanwendung und Generalisierung aufgefordert. Detaillierte Orientierung zum Aufbau von Selbstkontrolle haben Kanfer und Mitarbeiter (z.B. 1996) gegeben.

Modifikation kognitiver Verarbeitungsprozesse

Im Rahmen unserer Selbstregulationsperspektive müssen Prozesse wie *Wahrnehmung*, *Evaluation*, *Attribuierung* und *Kompetenzvertrauen* besondere Beachtung finden. Wir haben bereits oben auf den Teufelskreis schemageleiteter Informationsverarbeitung hingewiesen. Eine zusätzliche Komplikation ist hierbei die (typischerweise) hohe Frequenz negativselbstbezogener Evaluationen, sozusagen als Spiegelbild der negativen Selbst-Schema-Struktur.

Therapeutisch gesehen geht es darum, die habituellen negativen Selbst-Evaluationen zu reduzieren, da (wie auch unsere Experimentalstudie bestätigt hat) eine Beeinträchtigung von zielorientiertem Verhalten angenommen werden muß. Neben Bewußtmachungsprozeduren (siehe oben) kommt hierfür das bekannte Repertoire kognitiver Interventionsmethoden in Frage (z.B. Hawton & Mitarbeiter, 1989). Gleichzeitig muß allerdings betont werden, daß die *isolierte* Modifikation unerwünschter Kognitionen in der Regel nicht erfolgreich ist und nicht selten von Patienten als pure 'Gehirnwäsche' empfunden wird [18]. Es ist in jedem Fall wichtig, Verständnis für die 'Quellen' dieser Kognitionen zu vermitteln. Zusätzlich sollte bereits zu diesem Zeitpunkt begonnen werden, alternative Verhaltenserfahrungen aufzubauen.

Zum anderen muß die *Informationsverarbeitung* besondere Beachtung finden, v.a. bezüglich der therapeutischen Zielbereiche. Wir haben immer wieder festgestellt, daß Patienten mit generalisierten negativen Schema-Strukturen nicht in der Lage sind, eigenes Verhalten positiv wahrzunehmen und zu bewerten. Mit anderen Worten: Selbst bei Erreichen therapeutischer Ziele kann eine adaptive Selbstregulation nicht vorausgesetzt werden, d.h. die einzelnen Schritte sollten vom Therapeuten angeleitet und nach anschließendem Feedback mit dem Patienten ausführlich diskutiert werden. So empfiehlt sich z.B. neue Erfahrungen nachzubearbeiten und in Form von Tagebüchern o.ä. zu sammeln. Insbesondere Carver und Scheier (1982) haben Anregungen und Vorschläge zur adaptiven Informationsverarbeitung im Zusammenhang mit Selbstregulation gegeben. Pionierhafte Vorschläge zur klinischen Anwendung und Erweiterung des verhaltenstherapeutischen Modells sind bereits von Goldfried und Robins (1983) gemacht worden.

Schließlich muß darauf hingewiesen werden, daß vorrangig kognitive Strukturen wie Schemata trotz ihres weitreichenden Einflusses auf das Denken und Verhalten (paradoxerweise?) am effektivsten durch Verhaltenserfahrungen (‘performance accomplishments’; Bandura, 1977b) verändert werden können, immer vorausgesetzt, daß eine adaptive Informationsverarbeitung stattfindet. Ziel in der Therapie sollte daher sein, negative Schema-Strukturen durch inkompatible Verhaltenserfahrungen in Frage zu stellen und neu zu bearbeiten. Dies scheint allerdings nur dann möglich, wenn eine konstruktive Verarbeitung neuer Erfahrungen gezielt in der Therapie unterstützt wird [19].

Bemerkenswert ist hierbei, daß gemäß dem Schema-Modell der Fokus der Therapie, zumindest anfangs, durchaus ‘symptomorientiert’ sein kann, d.h. solange solche Beschwerden nicht isoliert behandelt werden. Die klinische Erfahrung zeigt, daß die Initiierung adaptiver Selbst-Regulationsprozesse von dieser Ebene aus erfolgreich generalisiert werden kann.

Es ist uns klar, daß ‘traditionelle’ Verhaltenstherapeuten mit dieser Sichtweise komplexer Probleme vielleicht Schwierigkeiten haben werden, sie mag zu ‘psychodynamisch’ erscheinen. Hierin liegt vielleicht ein Körnchen Wahrheit, insofern unsere ursprüngliche Konzeptualisierung komplexer Probleme teilweise von tiefenpsychologischen Beobachtungen inspiriert wurden, d.h. ‘unbewußte’ Prozesse scheinen auf Schema-Strukturen und assoziierte Denkmuster hinzudeuten (Bruch, 1988). Allerdings waren wir bemüht, *neues* Licht in das Dunkel sogenannter ‘unbewußter’ Vorgänge zu bringen, daher bevorzugen wir in einem Lernkontext das Konzept ‘nichtbewußter’ Prozesse im Rahmen von Schema-Strukturen. Wir sehen daher unseren eigentlichen Beitrag darin, die Relativierung vorgebrachter Beschwerden in einen *kognitiv-behaviouralen* Erklärungskontext zu stellen, der über die traditionelle Symptomorientierung hinausgeht.

Was ist also neu an der schemaorientierten Vorgehensweise? Wir meinen, daß das koordinierte Zusammenwirken erfahrungsbezogener Therapiemethoden mit geleiteter Informationsverarbeitung im Rahmen des Selbst-Regulationsmodells die Basis für kreatives Vorgehen bildet. Es ging uns nicht darum, neue Behandlungstechniken vorzustellen, sondern um innovative Möglichkeiten für die Therapie komplexer Störungsbilder bei 'komplizierten Patienten' mit generalisierten Unsicherheitsgefühlen und assoziierten Problemen. Unsere klinischen Ergebnisse in der Fall-Formulierung haben uns ermutigt, diesen Weg weiter zu beschreiten, obwohl wir sicher erst am Anfang stehen [20].

Anmerkungen

1. Die Feststellung von Diskrepanzen im Selbstkonzept, Selbstimage, Selbstwertgefühl oder ähnlichen Konzepten ist nicht unbedingt neu. Wir sind uns darüber im klaren, daß bereits ähnliche Beobachtungen von tiefenpsychologischen und motivationspsychologischen Ansätzen (vgl. Bruch, 1988 für einen Überblick) gemacht wurden. Soweit klinisch orientiert, wurden daraus allerdings grundsätzlich verschiedene Schlußfolgerungen gezogen, auf die in diesem Kontext nicht näher eingegangen werden kann.

2. Nach Burns beinhalten Selbst-Systeme einen Verbund von Einstellungen und Bewertungen, die auf das *Selbst* bezogen sind. Sie sind verantwortlich für Sinnhaftigkeit, Orientierung, Identität usw. für alle Lebensbezüge. Typische (teilweise überlappende) Einzelaspekte sind Selbstwertgefühl, Selbstimage, Selbstkonzept, Selbstakzeptanz usw.

3. Diese Konstellation ist auch nicht ganz unproblematisch, d.h. diese Individuen sind in der Regel selten mit dem Erreichten zufrieden und hasten fortwährend von einem Ziel zum anderen. Bei Erreichung der Ziele erscheinen diese oft wertlos.

4. In diesem Zusammenhang sei auf die Arbeiten zur sozialen Lerntheorie (Bandura, 1977a) und Selbstregulation (Kanfer & Hagerman, 1981) hingewiesen.

5. Wir folgen hierbei in etwa der Definition von Markus (1977): "Self-schemata are cognitive generalizations about the self, derived from past experience that organize and guide the processing of the self-related information contained in an individual's social experience".

6. Aus dem Englischen kann dies mit folgendem Gedicht illustriert werden:

If a child lives with criticism, He learns to condemn
If a child lives with hostility, He learns to fight
If a child lives with ridicule, He learns to be shy
If a child lives with shame, He learns to feel guilty
If a child lives with tolerance, He learns to be patient
If a child lives with encouragement, He learns confidence
If a child lives with praise, He learns to appreciate
If a child lives with fairness, He learns justice
If a child lives with security, He learns to have faith
If a child lives with approval, He learns to like himself

If a child lives with friendship, He learns to find love in the world.
(Quelle unbekannt; zt. n. Burns, 1979)

7. Die einzelnen Merkmale sind wie folgt:

Intelligent - *ignorant*,
creative and original - *not creative and original*,
physically attractive - *not attractive*,
successful - *unsuccessful in life*,
competent for many jobs - *not fit for any job*,
friendly and warm - *unfriendly and cold*,
prefer being with people - *prefer being alone*,
good relations with opposite sex - *poor relations with opposite sex*,
socially skillful - *awkward*,
concerned for others - *not concerned for others*,
happy - *sad*,
relaxed - *tense*,
high self-confidence - *lack of self-confidence*,
can handle personal problems - *can't handle personal problems*,
alert and active - *dull and listless*.

8. Insgesamt konnten 209 gültige Fragebogen zur weiteren Berechnung in die Untersuchung einbezogen werden. Das Durchschnittsalter der Kontrollgruppe betrug 38.1 Jahre; davon waren 78 Männer und 131 Frauen. Normale Kontrollpersonen wurden zufällig aus den Karteien von fünf Allgemeinarztpraxen ausgewählt, die in unterschiedlichen Distrikten des Londoner Verwaltungsbereichs lagen und innerstädtische, vorstädtische und ländliche Gebiete umfaßten. Ausgewählt wurden nur Personen, die die Altersbedingungen erfüllten und keine psychiatrische Vorgeschichte hatten.

   Die untersuchte Patientenstichprobe beinhaltete insgesamt 139 psychiatrisch diagnostizierte Störungen, davon 63 stationäre und 76 ambulante Patienten. Der Altersdurchschnitt dieser Stichprobe betrug 32.8 Jahre. Die Gesamtpatientenstichprobe bestand aus 66 Männern und 73 Frauen, somit eine etwas ausgeglichenere Geschlechterverteilung als in der Kontrollgruppe. Alle Patienten waren zur verhaltenstherapeutischen Behandlung an unserer Klinik überwiesen und vor Beginn der Behandlung einer Verhaltensanalyse unterzogen worden.

9. Die Primärdiagnosen bei den Patientengruppen waren wie folgt: Zwänge, Agoraphobia, Soziale Phobien, Spezifische Phobien, Panikstörungen, Generalisierte Ängste, Eßstörungen, Sexuelle Störungen, Depressionen.

10. Gemäß T-Test ergibt sich $p<.001$ für alle Gruppenvergleiche.

11. Um diese Hypothese zu überprüfen, hielten wir es für sinnvoll, aus unserer Patientenstichprobe Untergruppen gemäß der Diagnosestellung zu bilden und auf ihren Real-Ideal Diskrepanzwert hin zu vergleichen. Aus Gründen der Stichprobengröße und schiefen Verteilung über einzelne Kategorien erschien uns eine Zusammenfassung der Störbereiche sinnvoll. Daher wurden drei zahlenmäßig kompatible Gruppen geformt: Zwangsstörungen, Phobien und andere Störungen. Die Mittelwerte wurden einem T-Test unterzogen. Insgesamt ergaben sich ähnliche Diskrepanzwerte über alle verglichenen Gruppen hinweg, d.h. keine der Differenzen erreichte das Signifikanzniveau. Die Ergebnisse sind an anderer Stelle im Detail erörtert worden (Bruch, 1988).

12. Gemessen als Erstkontakt mit einem professionellen Helfer. Um dies zu überprüfen wurde die Patientenstichprobe in zwei Vergleichsgruppen unterteilt (Median Split bzgl. Problemdauer: weniger bzw. mehr als vier Jahre). Es ergaben sich durchschnittliche Diskrepanzwerte von 41.0 bzw. 52.1, eine hoch signifikante Differenz gemäß T-Test ($t=3.13$, $p<.002$). Dieses Resultat untermauert unsere Annahme, daß Real-Ideal Diskrepanzen im Zusammenhang mit dieser Problemdimension stehen.

13. Wir vermuten, daß dieses Ergebnis durch die zu erwartende kurvenlineare Beziehung zwischen dieser Kontrollerwartung und Real-Ideal Diskrepanz bedingt ist, da ein mittlerer Wert als typisch für adaptive Selbstregulation berichtet wird (vgl. Rotter, 1966). Es ist weiterhin von Interesse, daß der Mittelwert der Gesamtstichprobe mit 13.8 (im Vergleich zu Normdaten) eine externale Attribuierung indiziert, was ebenso konsistent mit anderen klinischen Stichproben ist (Rotter, 1966). Somit sehen wir unsere Attribuierungshypothese als bestätigt an.

14. Als Methode wählten wir die multiple Regressionsanalyse. Dieses Verfahren erlaubt die Berechnung der gemeinsamen aufgeklärten Varianz verschiedener unabhängiger Variablen in Bezug auf eine designierte abhängige Variable.

15. Besonders überraschend ist die starke Gewichtung des Faktors 'Depression', möglicherweise bedingt durch den hohen Anteil von selbstwertbezogenen Merkmalen in Becks Depressionsinventar. Andererseits haben die Variablen 'Kontrollüberzeugung' und 'Angst vor negativer Bewertung' weniger Einfluß als ursprünglich erwartet. Wir haben an andere Stelle über mögliche Gründe spekuliert (Bruch, 1988).

16. Kendall und Hollon (1981) haben in einem Überblick über die 'self-talk' Literatur auf die Dominanz negativer Denkhaltungen ("The power of negative thinking") hingewiesen: Demnach ist für adaptives Bewältigungsverhalten die Abwesenheit negativer Gedanken wichtiger als die Präsenz positiver Gedanken.

17. Diese Sichtweise soll keinesfalls das subjektive Leiden schmälern, das Individuen im Rahmen ihrer vorgebrachten Beschwerden empfinden. Andererseits ist bei komplexen Problemen häufig beobachtbar, daß Patienten 'Symptome' in Reaktion auf therapeutische Erwartungen entwickeln, die zu entsprechendem Rollenverhalten führen. Der 'Self-handicapping'-Ansatz (Snyder & Smith, 1982) liefert eine brauchbare Konzeptualisierung für die Entstehung und Aufrechterhaltung von symptomatischen Beschwerden. Dieser Ansatz wurde folgendermaßen definiert:

    "Self-handicapping may be understood as a process wherein a person, in response to an anticipated loss of self-esteem resulting from the possibility of inadequate performance in a domain where performance clearly implicates ability or competence, adopts characteristics or behaviours that superficially constitute admission of a problem, weakness, or deficit, but assist the individual in (1) controlling attributions (made by oneself or others) concerning performance so as to discount the self-relevant implications of poor performance and augment the self-relevant implications of success, (2) avoiding the threatening evaluative situation entirely, or (3) maintaining existing environmental conditions that maximize positive self-relevant feedback and minimize negative self-relevant feedback"(p 107).

    Variationen sind praktisch unbegrenzt und müssen im Rahmen individueller Prädispositionen, Lernerfahrungen und Kompetenzen gesehen werden.

18. Turkat (1982) hat zu Recht den oberflächlich-technologischen Ansatz der frühen kognitiven Therapie kritisiert und hierzu folgendes bemerkt:

    "When the client believes that he is a worthless person and that no one likes him, the cognitive-technology approach is to 'test out the hypotheses' and subsequently teach cognitions incompatible with the present ones (eg 'I'm not so terrible', 'It could be worse'). From the *behaviour-analytic* view, these self-depreciating thoughts are often very appropriate. Some clients frequently engage in behaviour that others evaluate negatively, thereby setting up social criticism and isolation. In such cases, teaching these individuals to dispute these accurate 'hypotheses' is similar to setting up a delusional system. Furthermore, by modifying internal dialogues and not the social behaviour, these individuals will continue to receive social punishment". (p 254)

19. Beispiele hierfür sind intensive Besprechung und Bewertung therapeutischer Übungen (z.B. Exposition), Führen eines 'Bewältigungs'-Tagebuches, geleitete Attribuierung gemachter Erfahrungen usw.

20. Eine ausführlichere Diskussion von Behandlungsstrategien gemäß dem Selbst-Schema-Modell haben wir an anderer Stelle gegeben (Bruch, 1988). Weiterhin kann auf die Arbeiten von Young (1990) sowie Beck und Mitarbeiter (1990) verwiesen werden.

Literatur

APA (1994) *Diagnostic and statistical manual of mental disorders, 4th edition.* Washington DC: American Psychological Association.

AuBuchon, P. et al. (1985) The Behaviour-analytic approach: Multilevel analysis and treatment. In: J. Gempeler (ed.) *Psicologia clinica comportamental. Analysis de casos.* Bogota, Columbia: Facultad de Psicologia.

Aubuchon, P. and Malatesta, V. (1998) Managing the therapeutic relationship: The need for a case formulation. In: M. H. Bruch and F. W Bond (eds.) *Beyond diagnosis: Cognitive-behavioural case formulation.* Chichester: Wiley.

Bandura, A. (1977a) *Social learning theory.* Englewood Cliffs: Prentice-Hall.

Bandura, A. (1977b) Self-efficacy: Toward a unifying theory of behavioural change. *Psychological Review* 84: 191-215.

Barlow, D. H.; Hayes, S. C. and Nelson, R. O. (1984) *The scientist practitioner. Research and accountability in clinical and educational settings.* New York: Pergamon.

Bartling, G.; Echelmeyer, L.; Engbergding, M. und Krause, R. (1992) *Problemanalyse im therapeutischen Prozeß. Leitfaden für die Praxis.* Stuttgart: Kohlhammer.

Bastine, R. (1973) *Persönliche Kommunikation im Rahmen einer VT Lehrveranstaltung.* Psychologisches Institut, Universität Heidelberg.

Bastine, R. (1984) Verhaltenstherapie in der Krise? *Verhaltenstherapie und Psychosoziale Praxis* 16: 337-348.

Beck, A. T. (1982) *Persönliche Kommunikation.* 12. EABT Kongress, Rom.

Beck, A.T.; Rush, A. J.; Shaw, B. F. and Emery, G. (1979) *Cognitive therapy of depression.* New York: Wiley [Deutsche Bearbeitung, 3. Auflage (1992) München: Urban und Schwarzenberg].

Beck, A.T. et al. (1990) *Cognitive therapy of personality disorders.* New York: Guilford [Deutsche Bearbeitung (1993) Weinheim: Beltz-Psychologie Verlags Union].

Beck, A.T. and Emery, G. (1995) *Anxiety disorders and phobias. A cognitive perspektive.* New York: Basic Books.

Bradley, G.W. (1978) Self-serving biases in the attribution process: A re-examination of the fact or fiction question. *Journal of Personality and Social Psychology* 36: 56-71.

Bruch, M.H. (1988) *The self-schema model of complex disorders.* Regensburg: S Roederer.

Bruch, M.H. (1991) A self-schema model for complex behavioural disorders: Clinical observations and research findings. *PSYCHOPATHOLOGIA. International Journal of Psychiatric Culture and Praxis* 9: 191-216.

Bruch, M.H. (1996) Selbsterfahrung in der Ausbildung. Was bringt die Zukunft? In: M H Bruch und N Hoffmann (Hrsg.) *Selbsterfahrung in der Verhaltentherapie?* Heidelberg: Springer.

Bruch, M.H. and Stechow, J.H.W. (1982) The relationship between deficient self-regulation and behavioural disorders: A clinical investigation. In: W.R. Minsel and W. Herff (Hrsg.) *Research on psychotherapeutic approaches.* Frankfurt: Peter Lang.

Bruch, M.H.; Meyer, V. and Chesser, E.S. (1987) The role of evaluative self-schemata in self-talk: Some predictions and explorations. *Scandinavian Journal of Behaviour Therapy* 16: 149-166.

Bruch, M.H.; Chesser, E.S. and Meyer, V. (1989) The role of evaluative self-schemata in cognitive processing and performance: The impact on self-efficacy, self-evaluation and task outcome. *Scandinavian Journal of Behaviour Therapy* 18: 71-84.

Bruch, M.H. and Meyer, V. (1993) The behavioural interview. *PSYCHO-PATHOLOGIA. International Journal of Psychiatric Culture and Praxis* 11: 167-186.

Bruch, M.H., Stechow, J. und Meyer, V. (1996) Verhaltensführung. In: M. Linden und M. Hautzinger (Hrsg.) *Verhaltenstherapie.* 3. Auflage. Heidelberg: Springer.

Bruch, M.H. and Bond, F.H. (1998) *Beyond diagnosis: Cognitive-behavioural case Formulation.* Chichester: Wiley.

Burns, R.B. (1979) *The self concept. Theory, measurement, development and behaviour.* London: Longman.

Campbell, D.T. and Stanley, J.C. (1963) *Experimental and quasi-experimental design for research.* Chicago: Rand-McNally.

Carey, M.P.; Flasher, L.V.; Maisto, S.A. and Turkat, I.D. (1984) The a priori approach to psychological assessment. *Professional Psychology* 15: 519-527.

Carver, C.S. and Scheier, M.F. (1981) *Attention and self-regulation: a control-theory approach to human behavior.* New York: Springer.

Carver, C.S. and Scheier, M.F. (1982) An information processing perspective on self-management. In: P. Karoly and F.H. Kanfer (eds.) *Self-management and behavior change.* New York: Pergamon.

Caspar, F. (1989) *Beziehungen und Probleme verstehen. Eine Einführung in die psychotherapeutische Plananalyse.* Bern: Huber.

Caspar, F. (1996a) Was ist aus der guten alten Verhaltensanalyse geworden? In: F. Caspar (Hrsg.) *Psychotherapeutische Problemanalyse.* Göttingen: Hogrefe.

Caspar, F. (1996b) Die Anwendung standardisierter Methoden und das individuelle Neukonstruieren therapeutischen Handelns. In: H. Reinecker und D. Schmelzer (Hrsg.) *Verhaltenstherapie, Selbstregulation, Selbstmanagement.* Göttingen: Hogrefe.

Caspar, F. (1997) Ist die 'alte' Problemanalyse wirklich so hinterwäldlerisch? *Verhaltenstherapie und Verhaltensmedizin* 18.

Caspar, F. und Grawe, K. (1996) Was spricht für, was gegen individuelle Fallkonzeptionen? In: F. Caspar (Hrsg.) *Psychotherapeutische Problemanalyse.* Göttingen: Hogrefe.

Cone, J.D. (1997) Issues in functional analysis in behavioural assessment. *Behaviour, Research, and Therapy* 35: 259-275.

Dreyfus, H.L. and Dreyfus, S.E. (1986) *Mind over machine: The power of human intuition and expertise in the area of the computer.* New York: Mc Graw Hill.

Eckman, P.S. and Shean, G.D. (1997) Habituation of cognitive and physiological arousal and social anxiety. *Behaviour, Research, and Therapy* 35: 1113-1121.

Ellis, A. and Grieger, R. (1977) *Rational-emotive therapy: A handbook of theory and practice.* New York: Springer.

Engberding, M. (1996) Problemlösen - Ein Orientierungsmodell für Analyse und Therapie. In: F. Caspar (Hrsg.) *Psychotherapeutische Problemanalyse.* Göttingen: Hogrefe.

Eysenck, H.J. (1960) *Behaviour Therapy and the Neuroses.* Oxford: Pergamon.

Eysenck, H.J. (1964) *Experiments in Behaviour Therapy.* Oxford: Pergamon.

Eysenck, H.J. (1980) A unified theory of psychotherapy, behaviour therapy and spontaneous remission. *Zeitschrift für Psychologie* 188: 43-55.

Eysenck, H.J. (1990) *Rebel with a cause.* London: Allen.

Fiedler, P. (1974) Gesprächsführung bei verhaltenstherapeutischen Explorationen. In: D. Schulte (Hrsg.) *Diagnostik in der Verhaltenstherapie.* München: Urban und Schwarzenberg.

Fiedler, P. (1995) *Persönlichkeitsstörungen.* 2. Auflage. Weinheim: Beltz-Psychologie Verlags Union.

Fiedler, P. (1997a) Therapieplanung in der modernen Verhaltenstherapie. Von der allgemeinen zur phänomen- und störungsspezifischen Behandlung. *Verhaltenstherapie und Verhaltensmedizin* 18.

Fiedler, P. (1997b) Die Zukunft der Verhaltenstherapie lag immer schon ziemlich genau in der Mitte... zwischen Phänomen- und Störungsorientierung. *Verhaltenstherapie und Verhaltensmedizin* 18.

Frank, J.D. (1984) Therapeutic components shared by all psychotherapies. In: J.H. Harvey and M.M. Parks (eds.) *The master lecture series: Vol 1. Psychotherapy Research and Behaviour Change.* Washington, DC: American Psychological Association.

Gleiss, I. (1984) Der lange Abschied von der Verhaltenstherapie. *Verhaltenstherapie und Psychosoziale Praxis* 16: 348-350.

Goldfried, M.R. (1992) Psychotherapy integration: A mid-life crisis for behaviour therapy. *The Behaviour Therapist* 15: 38-42.

Goldfried, M.R. and Davison, G.C. (1976) *Clinical Behaviour Therapy.* New York: Holt, Rinehart and Winston.

Goldfried, M.R. and Robins, C. (1982) On the facilitation of self-efficacy. *Cognitive Therapy and Research* 6: 361-80.

Goldfried, M.R. and Robins, C. (1983) Self-schema, cognitive bias, and the processing of therapeutic experiences. In: P.C. Kendall (ed.) *Advances in cognitive-behavioural research and therapy.* New York: Academic Press.

Grawe, K. (1996) Klärung und Bewältigung. Zum Verhältnis der beiden wichtigsten therapeutischen Veränderungsprinzipien. In: H. Reinecker und D. Schmelzer (Hrsg.) *Verhaltenstherapie, Selbstregulation, Selbstmanagement.* Göttingen: Hogrefe.

Grawe, K. (1997) 'Moderne' Verhaltenstherapie oder allgemeine Psychotherapie? *Verhaltenstherapie und Verhaltensmedizin* 18.

Grawe, K.; Donati, R. und Bernauer, F. (1994) *Psychotherapie im Wandel. Von der Konfession zur Profession.* Göttingen: Hogrefe.

Grawe, K.; Grawe-Gerber, M.; Heininger, B.; Ambühl, H. und Caspar, F. (1996) Schematheoretische Fallkonzeption und Therapieplanung. In: F. Caspar (Hrsg.) *Psychotherapeutische Problemanalyse.* Göttingen: Hogrefe.

Hawton, K.; Salkovskis, P.M.; Kirk, J. and Clark, D.M. (1989) *Cognitive behaviour therapy for psychiatric problems. A practical guide.* Oxford: Oxford University Press.

Hayes, S.C. (1989) *Rule-governed behaviour.* Nevada: Context Press.

Hayes, S.C. (1995) *Acceptance and commitment therapy: a working manual.* Unpublished manuscript, Department of Psychology, University of Nevada.

Hayes, S.C. and Follette, W.C. (1993) The challenge faced by behavioural assessment. *European Journal of Behavioural Assessment* 9: 182-188.

Hickling, E. J. and Blanchard, E. B. (1997) The private practice psychologist and manual based treatments: Post-traumatic stress disorder secondary to motor vehicle accidents. *Behaviour, Research and Therapy* 33: 191-203.

Jaeggi, E. (1984) Zur Neubestimmung von Anspruch und Methoden der Verhaltenstherapie. *Verhaltenstherapie und Psychosoziale Praxis* 16: 350-352.

Jones, R.G. (1968) *A factored measure of Ellis' irrational belief system, with personality and maladjustment correlates.* Doctoral dissertation, Texas Technological College: University Microfilms No 69-6443.

Kanfer, F.H. and Saslow, G. (1965) Behavioural Diagnosis. *Archives of General Psychiatry* 12: 529-538.

Kanfer, F.H. and Phillips, J.S. (1970) *Learning foundations of behaviour therapy.* New York: Wiley.

Kanfer, F.H. and Hagerman, S. (1981) The role of self-regulation. In: L.P. Rehm (ed.) *Behaviour therapy for depression: Present status and future directions.* New York: Academic Press.

Kanfer, F.H.; Reinecker, H. und Schmelzer, D. (1996) *Selbstmanagement-Therapie.* Heidelberg: Springer.

Kazdin, A.E. (1978) *History of behavior modification.* Baltimore: University Park Press.

Kendall, P.C. and Hollon, S.D. (1981) Assessing self-referent speech: Methods in the measurement of self-statements. In: P.C. Kendall and S.D. Hollon (eds.) *Assessment strategies for cognitive-behavioural interventions.* New York: Academic Press.

Lader, M.H. and Wing, L. (1966) *Physiological measures, sedative drugs and morbid anxiety.* London: Oxford University Press.

Lane, D.A. (1990) *The impossible child.* Stoke-on -Trent: Trentham Books.

Lang, P.J. (1971) The application of psychophysiological methods to the study of psychotherapy and behaviour modification. In: A. Bergin and S. Garfield (eds.) *Handbook of psychotherapy and behaviour change.* New York: Wiley.

Lang, P.J. (1979) A bio-informational theory of emotional imagery. *Psychophysiology* 16: 495-512.

Lazarus, A.A. (1981) *Multimodal Therapy.* New York: Mc Graw-Hill.

Lieb, H. (1993) Individualisierung oder Standardisierung der Therapie: Eine fruchtlose Alternative. *Verhaltenstherapie,* 3, 222-230.

Malatesta, V.J.; AuBuchon, P.G. and Bruch, M.H. (1994) A Historical Time Line of Behaviour Therapy in the Psychiatric Settings: Development of a Clinical Science. *The Behaviour Therapist* 17: 165-169.

Malatesta, V.J. (1995a) 'Technological' behaviour therapy for obsessive compulsive disorder: The need for an adequate case formulation. *The Behaviour Therapist* 18: 88-89.

Malatesta, V.J. (1995b) Case formulation enhances treatment effectiveness. *The Behaviour Therapist* 18: 201-203.

Margraf, J.; Schneider, S. und Ehlers, A. (1991) *Diagnostisches Interview für psychische Störungen (DIPS)* Berlin: Springer.

Markus, H. (1977) Self-schemata and the processing information about the self. *Journal of Personality and Social Psychology* 35: 63-78.

Marks, I. (1978) *Persönliche Kommunikation.* 8. EABT Kongress, Wien.

Mavissakalian, M. and Michelson, L. (1983) Self-directed in vivo exposure practice in behavioural and pharmacological treatments of agoraphobia. *Behaviour Therapy* 14: 506-19.

McCandless, B. (1967) *Children, behaviour and development.* New York: Holt, Rinehart and Winston.

Meyer, V. (1957) The treatment of two phobic patients on the basis of learning principles. *Journal of Abnormal and Social Psychology* 55: 261-266.

Meyer, V. (1970) Comments on Yates: Misconceptions about behaviour therapy: A point of view. *Behaviour Therapy* 1: 108-12.

Meyer, V. (1975) The impact of research on the clinical application of behaviour therapy. In: R.I. Thompson and W.S. Dockens (eds.) *Applications of behaviour modification.* New York: Academic Press.

Meyer, V. and Crisp, A.H. (1966) Some Problems with Behaviour Therapy. *British Journal of Psychiatry* 112: 367.

Meyer, V.; Adams, H.E.; Heyse, H. (1970) Behaviour Therapy: New techniques or new approach? *International Journal of Psychiatry* 9: 150-154.

Meyer, V. and Chesser, E.S. (1970) *Behaviour Therapy in Clinical Psychiatry.* Penguin Books. [Deutsche Bearbeitung (1971) Stuttgart: Thieme Verlag].

Meyer, V. Levy, R. and Schnurer, A. (1974) The behavioural treatment of obsessive-compulsive disorders. In: H.R. Beech (ed.) *Obsessional states.* London: Methuen.

Meyer, V. and Liddell, A. (1975) Behaviour therapy. In: D. Bannister (ed.) *Issues and approaches in the psychological therapies.* London: Wiley.

Meyer, V.; Liddell, A. and Lyons, M. (1977) Behavioural interviews. In: A.R. Ciminero, K.S. Calhoun and H.E. Adams (eds.) *Handbook of behavioural assessment.* New York: Wiley.

Meyer, V. and Reich, B. (1978) Anxiety management - The marriage of physiological and cognitive variables. *Behaviour, Research and Therapy* 16: 177-82.

Meyer, V. and Turkat, I.D. (1979) Behavioural analysis of clinical cases. *Journal of Behavioural Assessment* 1: 259-69.

Metzger, R. (1985) Zur Diskussion um die Verhaltenstherapie. *Verhaltenstherapie und Psychosoziale Praxis* 17: 80-86

Miller, J.G. (1971) The nature of living systems. *Behaviour Science* 16: 277-301.

Miskimins, R.W. (1972) *Manual: MSGO II.* Fort Collins: Rocky Mountains Behavioural Science Institute.

Mulhall, D.J. (1978) *Manual for the personal questionaire rapid scaling technique.* Windsor: NFER.

Öst, L.G. (1987) Applied relaxation: Description of a coping technique and review of controlled studies. *Behaviour Research and Therapy* 25: 397-410.

Persons, J. (1989) *Cognitive therapy in practice. A case formulation approach.* New York: Norton.

Petermann, F. (1996) *Einzelfalldiagnostik in der klinischen Praxis.* Weinheim: Psychologie Verlags Union.

Philips, J.P.N. (1977) Generalised personal questionaire techniques, In: P Slater (ed) *Intra-Personal Space,* Vol II. London: Wiley.

Rachman, S. and Hodgson, R. (1974) I. Synchrony and desynchrony in fear and avoidance. *Behaviour Research and Therapy* 12: 311-318.

Rachman, S.J. and Wilson, G.T. (1980) *The effects of psychological therapy.* Oxford: Pergamon.

Rimm, D.C. and Masters, J.C. (1979) *Behavior therapy. Techniques and empirical findings.* Second Edition. New York: Academic Press.

Rogers, C.R. (1957) The necessary and sufficient conditions of therapeutic personality change. *Journal of Consulting Psychology* 21: 95-103.

Rogers, C.R. (1959) A theory of therapy, personality and interpersonal relationships as developed in the client-centered framework. In: S Koch (ed) *Psychology: A study of a science.* Vol 3. New York: McGraw-Hill.

Rotter, J.B. (1966) Generalized expectancies for internal versus external control of reinforcement. *Psychological Monographs* 80: 1-28.

Ryan, V.L., Krall, C.A. and Hodges, W.F. (1976) Self-concept change in behaviour modification. *Journal of Consulting and Clinical and Clinical Psychology* 44: 638-45.

Schulte, D. (1974) Der diagnostisch-therapeutische Prozeß in der Verhaltenstherapie. In: D. Schulte (Hrsg.) *Diagnostik in der Verhaltenstherapie.* München: Urban und Schwarzenberg.

Schulte, D. (1996a) *Therapieplanung.* Göttingen: Hogrefe.

Schulte, D. (1996b) Lohnt sich eine Verhaltensanalyse? In: F. Caspar (Hrsg.) *Psychotherapeutische Problemanalyse.* Göttingen: Hogrefe.

Schulte, D.; Künzel, R.; Pepping, G. und Schulte-Bahrenberg, T. (1991) Tailor-made versus standardised therapy of phobic patients. *Advances in Behaviour Research and Therapy* 14: 67-92.

Schulte, D.; Grawe, K.; Hahlweg, K. und Vaitl, D. [Hrsg.] (1998) Fortschritte der Psychotherapie. Manuale für die Praxis. Göttingen: Hogrefe.

Schmelzer, D. (1985) Problem- und zielorientierte Verhaltenstherapie. Teil I. *Verhaltensmodifikation* 6: 101-151.

Schorr, A. (1984) Die Verhaltenstherapie: Ihre Geschichte von den Anfängen bis zur Gegenwart. Weinheim: Beltz.

Shapiro, M.B. (1951) Experimental studies of perceptual anomaly: I. Initial experiments. *Journal of Mental Science* 97: 90-110.

Shapiro, M.B. (1952) Experimental studies of perceptual anomaly: II. Confirmatory and explanatory experiments. *Journal of Mental Science* 98: 605-617.

Shapiro, M.B. (1953) Experimental studies of perceptual anomaly: III. The testing of an explanatory theory. *Journal of Mental Science* 99: 394-409.

Shapiro, M.B. (1955) Training of Clinical Psychologists at the Institute of Psychiatry. *Bulletin of the British Psychological Society* 8: 1-6.

Shapiro, M.B. (1957) Experimental methods in the psychological description of the individual psychiatric patient. *International Journal of Social Psychiatry* 111: 89-102.

Shapiro, M.B. and Nelson, E.H. (1955) An investigation of an abnormality of cognitive function in a cooperative young psychotic: An example of the application of the experimental method to the single case. *Journal of Clinical Psychology* 11: 344-351.

Shapiro, M.B. (1964) The measurement of clinically relevant variables. *Journal of Psychosomatic Research* 8: 245-254.

Snyder, C.R. and Smith, T.W. (1982) Symptoms as self-handicapping strategies: The virtues of old wine in a new bottle. In: G. Weary and H.L. Mirels (eds.) *Integrations of clinical and social psychology.* New York: Oxford University Press.

Spielberger, C.D. (1983) *State-Trait Anxiety Inventory.* Palo Alto: Mind Garden.

Stuart, R.B. (1970) *Trick or Treatment: How or when Psychotherapy fails.* Champaign: Research Press.

Tuomisto, T. (1994) *Treatment of a Dog Phobia.* Unpublished Case Dissertation, Dept of Psychiatry and Behavioural Sciences, University College London.

Turk, D.C. and Speers, M.A. (1983) Cognitive schemata and cognitive processes in cognitive-behavioural interventions: Going beyond the information given. In: P.C. Kendall (ed.) *Advances in cognitive-behavioural research and therapy,* Vol 2. New York: Academic Press.

Turkat, I.D. (1979) The behaviour analysis matrix. *Scandinavian Journal of Behaviour Therapy* 8: 187-9.

Turkat, I.D. (1982) Behaviour-analytic considerations of alternative clinical approaches. In: P.L. Wachtel (ed.) *Resistance. Psychodynamic and behavioural approaches.* New York: Plenum.

Turkat I.D. (1985) *Behavioural Case Formulation.* New York: Plenum.

Turkat, I.D. (1986) The behavioural interview. In: A.R. Ciminero, K.S. Calhoun and H.E. Adams (eds.) *Handbook of behavioural assessment.* 2nd edition. New York: Wiley.

Turkat, I.D. (1990) The personality disorders. A psychological approach. New York: Pergamon [Deutsche Bearbeitung (1996) Bern: Huber].

Turkat, I.D. and Brantley, P.J. (1981) On the therapeutic relationship in behaviour therapy. *The Behaviour Therapist* 4: 16-17.

Turkat, I.D. and Levin, R.A. (1884) Formulation of personality disorders. In: H.E. Adams and P.B. Sutker (eds.) *Comprehensive handbook of psychopathology.* New York: Plenum.

Turkat, I.D. and Meyer, V. (1982) The behaviour-analytic approach. In: P. Wachtel (ed.) *Resistance: Psychodynamic and behavioural approaches.* New York: Plenum.

Turkat, I.D. and Maisto, S.A. (1983) Functions of and differences between psychiatric diagnosis and case formulation. *The Behaviour Therapist* 6: 184-185.

Turkat, I.D. and Carlson, C.R. (1984) Symptomatic versus data based formulation of treatment: the case of a dependent personality. *Journal of Behaviour Therapy and Experimental Psychiatry 15: 153 160.*

Turkat, I.D. and Maisto, S.A. (1985) Application of the experimental method to the formulation and modification of personality disorders. In: D.H. Barlow (ed.) *Clinical handbook of psychological disorders.* New York: Guilford.

Tuschen, B. (1996) Störungsorientierte Diagnostik: Neue Akzente bei der Problem- und Verhaltensanalyse. In: F. Caspar (Hrsg.) *Psychotherapeutische Problemanalyse.* Göttingen: Hogrefe.

Watson, D. and Friend, R. (1969) Measurement of social-evaluative anxiety. *Journal of Consulting and Clinical Psychology* 33: 448-57.

Wells, A. and Mathews, G. (1994) *Attention and emotion: a clinical perspective.* Hove: Lawrence Erlbaum.

Wessler, R.L. (1993) Cognitive psychotherapy approaches to personality disorders. *Psicologia Conductal* 1: 35-48.

Wilson, G.T. and Evans, I.M. (1977) The therapist-client relationship in behaviour therapy. In: A.S. Gurman and A.M. Razrin (eds.) *Effective psychotherapy.* New York: Pergamon.

Wilson, G.T. (1996) Manual based treatments: The clinical application of research findings. *Behaviour, Research, and Therapy* 34: 295-314.

Wilson, G.T. (1997) Treatment manuals in clinical practice. *Behaviour, Research, and Therapy* 34: 295-314.

Wolpe, J. (1980) Behavior analysis and therapeutic strategy. In A. Goldstein and E.B. Foa (eds.) *Handbook of behavioural interventions.* New York: Wiley.

Wolpe, J. (1982) *The practice of behavior therapy.* 3rd edition, New York: Pergamon [Deutsche Bearbeitung (1977) 2. Nachdruck. Bern: Huber].

Wolpe, J. (1986) Individualization: the categorical imperative of behavior therapy practice. *Journal of Behavior Therapy and Experimental Psychiatry* 17: 145-153.

Wolpe, J. and Turkat, I.D. (1985) Behavioural formulation of clinical cases. In: I.D. Turkat (ed.) *Behavioural case formulation.* New York: Plenum.

Yates, A.J. (1960) The applications of learning principles to the treatment of tics. In: H.J. Eysenck (ed.) *Behaviour therapy and the neuroses.* Oxford: Pergamon.

Young, J.E. (1990) *Cognitive therapy for personality disorders: a schema-focused approach.* Sarasota, Florida: Professional Resource Exchange.

Zajonc, R.B. (1980) Feeling and thinking: Preferences need no inferences. *American Psychologist* 35: 151-175.

Zimmer, D. (1983) (Hrsg.) Die therapeutische Beziehung. Konzepte, empirische Befunde und Prinzipien ihrer Gestaltung. Weinheim: Edition Psychologie.

Zimmer, D. und Zimmer, F.T. (1996) Das Konzept der funktionalen Beziehungsgestaltung in der Verhaltenstherapie. In: H Reinecker und D Schmelzer (Hrsg.) *Verhaltenstherapie, Selbstregulation und Selbstmanagement.* Göttingen: Hogrefe.

Anhang

Anhang A

Das Erstgespräch: Ein klinisches Beispiel

Die Interviewmethode in der Fallformulierung wird im Folgenden anhand eines (gekürzten) Transkripts illustriert. Es ist allerdings nicht möglich, den Prozeß der Hypothesenbildung in allen Details und Facetten darzustellen. Um didaktische Klarheit zu erreichen, mußten z.T. Vergröberungseffekte in der Darstellung in Kauf genommen werden. Die Gründe für die Auswahl dieses Falles werden abschließend erläutert.

Um die Vorgehensweise transparent zu machen, werden Hypothesen und Schlußfolgerungen des Therapeuten fortlaufend kommentiert und erklärt. Hierdurch sollen Gründe und Intention bei der Entwicklung von Fragen verdeutlicht werden.

Die Überweisung

Die Patientin ist die berufstätige Frau (Schulinspektorin) eines schwerkranken Diabetikers. Sie wurde vom behandelden Arzt ihres Mannes überwiesen. Zum Zeitpunkt der Überweisung waren zahlreiche medizinische Komplikationen bei ihrem Mann eingetreten, im einzelnen schwere Retinopathie (weitgehende Erblindung), Schlaganfall (motorische Schwierigkeiten und sprachliche Probleme) und Nephropathie (akutes Nierenversagen, was einen baldigen Tod erwarten ließ).

Der Arzt hatte den Eindruck gewonnen, daß die Frau in dieser Situation depressive Symptome entwickelte und psychologische Unterstützung benötigte. Nach Absprache überwies er die Frau an den Therapeuten und bittet ihn mit ihr telefonischen Kontakt aufzunehmen.

Evaluation der Überweisungsinformation

Der Therapeut hat zu diesem Zeitpunkt lediglich die Information, daß die Frau eines schwerkranken Mannes möglicherweise unter Depressionen leidet und nach Ansicht des Arztes professionelle Hilfe braucht.

Folgende Fakten können reflektiert werden: Es scheint durchaus angemessen, auf bedrohliche Todesgefahr des Partners mit Depressionen zu reagieren. Trotzdem ist zu bedenken, daß nicht jeder in solchen Situationen therapeutische Hilfe braucht. Es stellt sich also die Frage: Warum braucht diese Frau zu diesem Zeitpunkt therapeutische Unterstützung? Besteht ein persönlicher Leidensdruck oder ist dies eine ärztliche Vorsichtsmaßnahme?

Es ist offensichtlich, daß im Rahmen der Überweisung kaum ausreichende Information vermittelt wurde, um eine erste Erklärungshypothese zu entwickeln. Daher entschließt sich der Therapeut beim Erstkontakt mit der Patientin, diese Frage im Auge zu behalten. Obwohl es zunächst lediglich um einen Gesprächstermin geht, kann bereits zu diesem Zeitpunkt jede verfügbare Information zur Hypothesenbildung genutzt werden, gewissermaßen der Beginn des 'roten Fadens' zur Problemfomulierung.

Der Erstkontakt am Telefon

Der Therapeut versucht, die Patientin an ihrer Arbeitsstelle in einer Schule zu erreichen (wir wollen sie Erna Schmidt nennen). Er erreicht eine Schulsekretärin, die ihm mitteilt, daß Frau Schmidt gerade gegangen sei. Der Therapeut hinterläßt seine Telefonnummer für die Patientin.

Die Sekretärin erwähnt, daß Frau Schmidt für elf verschiedene Schulen arbeitet, und er sie vielleicht an einer anderen Schule erreichen könne. Sie gibt ihm eine entsprechende Nummer. Auch beim zweiten Anruf wird ihm mitgeteilt, daß die Patientin gerade die Schule verlassen habe, und er eine Nachricht hinterlassen könne. Eine Stunde später ruft Frau Schmidt dann zurück. Sie erscheint interessiert, aber es ist schwierig, einen passenden Gesprächstermin zu finden. Die Patientin weist darauf hin, daß ihr voller Stundenplan keine zweistündige Sitzung (dies sehen wir als notwendigen Rahmen für das Erstinterview an) erlaubt, auch nicht an Abenden oder am Wochenende. Schließlich wird eine einstündige Sitzung vereinbart.

Dem Therapeuten fällt auf, daß die Patientin sehr hastig und schnell spricht. Sie weist eindringlich darauf hin, daß sie z.Zt. 'irrsinnig viele Verantwortlichkeiten am Hals' habe und kaum Zeit für sich selbst fände. Es ist unklar, wie wichtig ihr ein therapeutisches Gespräch ist. Es scheint sie nicht besonders zu kümmern, ob der Therapeut sich nach ihrem Zeitplan richten kann oder nicht.

Interpretation des Erstkontakts

Folgende Tatbestände können zu diesem Zeitpunkt festgehalten werden:

1. Der Ehemann der Patientin ist todkrank. 2. Die Patientin wird als depressiv beurteilt. 3. Der Tagesablauf der Patientin ist vollständig mit Terminen belegt. 4. Die Patientin redet außergewöhnlich schnell. 5. Die Patientin scheint bereit, den Therapeuten zu sehen, allerdings nur kurz und mit eher geringer Priorität. 6. Sie zeigt kein Verständnis für die Terminprobleme des Therapeuten.

Folgende Überlegungen werden angestellt:

Diese Informationen scheinen auf eine ambivalente Haltung der Patientin bezüglich einer Therapie hinzudeuten. Angeblich leidet sie unter Depressionen. In ihrem Beruf zeigt die Patientin nahezu exzessives Pflicht- und Verantwortungsbewußtsein. Dagegen zeigt sie kaum Empathie in ihrem Verhalten, besonders was die Probleme ihres Mannes betrifft. Solche Verhaltensmerkmale lassen sich mit ‘zwanghafter Persönlichkeitsstörung’ assoziieren. Dies geht häufig auf einen Erziehungshintergrund zurück, in dem Rationalität und Ordnung überbetont werden, wohingegen expressive, emotionale Verhaltensweisen unterdrückt werden. Gemäß dieser Annahme ist verständlich, daß die Patientin zu keinen adäquaten emotionalen Reaktionen hinsichtlich ihres sterbenden Mannes fähig ist. Dies könnte auch erklären, warum sie Probleme hat, ihre Depression zu akzeptieren und nach einer akzeptablen Lösung zu suchen.

Der Leser mag an dieser Stelle den Eindruck haben, daß eine sehr kleine Verhaltensstichprobe überinterpretiert wird. Dieser Vorgang dient in erster Linie der Generierung testbarer Erklärungshypothesen, die anfangs sicherlich vorläufig bzw. ungenau sein können und fortlaufend überprüft werden müssen.

Die erste Interaktion: Der Empfang in der Klinik

Zwei Minuten vor dem vereinbarten Termin meldet die Sekretärin die Ankunft von Frau Schmidt. Der Therapeut begrüßt die Patientin in der Rezeption und stellt fest, daß sie durchschnittlich attraktiv und sorgfältig gekleidet ist. Sie trägt zwei große Aktentaschen prall gefüllt mit Büchern und Papieren (die z.T. hervorquellen). Der Therapeut führt die Patientin in den Interviewraum und teilt ihr mit, daß es ihn freut, daß sie den Termin wahrnehmen konnte. Die Patientin folgt mit raschen Schritten und bemerkt, daß sie sehr beschäftigt sei und froh ist, daß sie es rechtzeitig zum vereinbarten Treffen geschafft habe.

Interpretation der Interaktion

In ihrem Verhalten scheint die Patientin die Hypothese des Therapeuten zu bestätigen. Sie erscheint überpünktlich, weist auf ihre zahlreichen Pflichten hin (demonstriert dies mit zwei vollgefüllten Aktentaschen, macht Hinweise auf ihren vollen Terminkalender) geht schnell und drückt sich formal distanziert aus ("Ja, ich bin froh, daß ich es geschafft habe"). Hieraus ergeben sich keine Informationen, die der Anfangshypothese widersprechen.

Das Interview

Therapeut (Th): Nehmen Sie bitte Platz.

Patientin (Pt): Danke. Es freut mich, Sie kennenzulernen.

Th: Ganz meinerseits. Stellen Sie Ihre Sachen doch einfach dort drüben hin, dann können Sie es sich hier bequem machen.

Pt: (spricht sehr schnell) Als ich heute die Arbeit verließ, sagte ich meinen Freunden, daß ich zu einem Psychologen gehe. Gerd wurde gekündigt. Er kommt in immer größere finanzielle Schwierigkeiten. Sie kennen sicher solche Sachen. Ich bin im Moment aber noch nicht in der Lage, über diese Dinge zu sprechen. Ist das nicht schrecklich? Wenn er gehen muß, oh je, ich weiß nicht was sein wird. Seit ein paar Tagen beschäftigt es mich, was wird wohl passieren? Was sind meine Alternativen? Darüber grüble ich nach. Das ist die Hauptsache, die mich zur Zeit beschäftigt. Was sind die Alternativen? Was muß ich jetzt tun? Insofern bin ich im Moment nicht so sehr mit meinen anderen Problemen beschäftigt. Was wird mit ihm geschehen, wenn es ihm immer schlechter geht? Dann meine Eßanfälle, Bücher lesen, versuchen alles zu vergessen. Macht das irgendwie Sinn für Sie?

Th: Es wird nach einiger Zeit.

Kommentar: Die Patientin spricht sehr schnell und gibt viele Informationen. Sie setzt dabei offenbar voraus, daß der Therapeut weiß, wer Gerd ist (ihr Ehemann) und daß die Einzelheiten ihres Gedankenablaufs klar und nachvollziehbar sind. Grundsätzlich scheinen die anfänglichen Hypothesen bestätigt: 1. Sie versucht das Problem eher rational anzugehen (z.B. seit ein paar Tagen denkt sie über Alternativen nach). 2. Ihre Rationalität hilft wenig, mit all den anstehenden Problemen fertig zu werden (z.B. sie klammert bestimmte Bereiche aus: Sie will sich nicht mit den Problemen ihres Mannes oder ihren Rückzugs- bzw. Ausweichtendenzen auseinandersetzen). 3. Es mangelt ihr an Einfühlungsvermögen (z.B. setzt sie voraus, daß der Therapeut alle Einzelheiten gleich versteht). 4. Sie bezeichnet sich selbst als zwanghafte Esserin. 5. Sie bevorzugt Alleinsein als Ausgleich im Gegensatz zu sozial orientierten Aktivitäten (z.B. flüchtet sie sich in die 'Welt der Bücher').

Pt: Sehen sie manchmal Patienten, die so eine Art von Abteilungen in ihren Köpfen anlegen?

Th: Hmm, wie meinen Sie das?

Pt: Na, wie ich jetzt beschrieben habe - Prioritäten setzen usw.

Kommentar: Die Frage der Patientin macht deutlich, wie sie ihre Denkprozesse organisiert und strukturiert. Dies bestätigt ihren vernunftbetonten Lebensstil. An diesem Punkt versucht der Therapeut, eine Vorhersage zu machen.

Th.: Gut. Es gibt jetzt zwei Möglichkeiten, wie wir weiter vorgehen können. Ich könnte versuchen, Ihnen mitzuteilen, was meiner Meinung nach ihr Problem ist. Oder wir setzen uns zusammen und machen eine Liste von all den Dingen, die Ihnen Probleme machen. Ich habe irgendwie das Gefühl, daß Sie letzteres bevorzugen?

Pt: Wahrscheinlich.

Th: In Ordnung, dann werden wir jetzt eine Liste aller Ihrer Probleme machen.

Kommentar: Die Patientin verhält sich entsprechend der Vorhersage des Therapeuten, d.h. sie bevorzugt die *Problemliste*. Hierfür können drei Gründe angeführt werden. Erstens hat die Patientin bereits auf verschiedene Probleme hingewiesen. Zweitens (gemäß ihrer rationalen Präferenz) wird sie eine Auflistung zur systematischen Identifikation aller Probleme bevorzugen, um emotionale Distanz zu halten. Schließlich kann aufgrund angenommener Kontrolltendenzen erwarten werden, daß die Patientin insgesamt eine überschaubare, strukturierte Herangehensweise an Ihre Probleme bevorzugen wird, die ihr mehr Kontrolle über das Interview (und den Therapeuten) gibt. Für den Therapeuten bedeutet dies, daß die Patientin in einer derartigen Struktur wahrscheinlich eher kooperativ sein wird.

Pt: Du meine Güte! Ich habe ein einjähriges Baby. Ich sehe es fast nie, vermutlich lerne ich es nie kennen, es wird nämlich alles immer schlimmer; die Sorgen um Gerds Gesundheit; es geht zu Ende mit ihm. Es macht mich manchmal wütend. Ich muß mir das selber eingestehen und habe es auch Gerd gegenüber zugegeben. Dann gibt es finanzielle Schwierigkeiten. Wenn ich mir dann andere Leute und ihre kleinen Problemchen anschaue! Ich guck mir das an und denke, mein Gott, worüber regen die sich eigentlich auf! Ich war eigentlich nie zynisch, jetzt passiert mir das immer häufiger. Ich muß mich um Gerd, wie um ein Baby kümmern. Er kann nicht mehr sehen, kaum gehen oder sprechen. In der Zwischenzeit stirbt mein Vater an Krebs. Mein Job ist sehr stressig, aber ich komme damit noch gut klar. Ich möchte mir das nicht kaputt machen. Was ist sonst noch? Ich könnte gerade so weitermachen.

Th: Gut, dann machen Sie weiter.

Kommentar: Mit diesen Informationen scheint sich die Anfangshypothese weiter zu bestätigen: Die Patientin ist einerseits völlig überlastet (ihr Baby, ein arbeitsloser, schwerkranker Mann, finanzielle Probleme, ihr Job), andererseits berichtet sie sehr distanziert über diese Probleme, zeigt kaum Einfühlungsvermögen (z.B. für ihren Mann). Sie spricht nicht über ihre Gefühle im Zusammenhang mit diesen Problemen, die eigentlich emotionale Reaktionen auslösen sollten: der todkranke Ehemann, der sterbende Vater, keine Zeit für Ihr Kind. Allmählich wird deutlich, daß die Patientin Schwierigkeiten hat, mit Problemen umzugehen, die rational nicht lösbar sind (wie z.B. Krankheit und Tod).

Pt: (lacht) Und dann habe ich noch einen 14-jährigen Sohn. Das ist ein Problem für sich. Wollen Sie noch weitere Probleme?

Th: Ja, natürlich.

Pt: Ich mag seine Mutter und seinen Vater nicht.

Th: Gerds?

Pt: Ja, nicht so sehr seinen Vater, eigentlich nur seine Mutter.

Th: Ihre Schwiegermutter.

Pt: Und wie! Vor vier Jahren als er einen Schlaganfall hatte und auf der Intensivstation lag, sagte ich ihr, daß es für ihn zuviel sei, sie zweimal im Monat zu besuchen. Er fuhr freitags morgens und kam freitags nachts zurück. Wissen Sie, das würde jeden umbringen.
Zweimal im Monat! Dann hatte er einen Schlaganfall. Der Arzt riet ihm, daß er seinen Lebensstil dringend ändern müsse. Sie war in der Intensivstation, und der Doktor sagte es ihr deutlich! Sie erwiderte, daß er das nicht wagen würde.
Und dann habe ich Probleme mit Leuten, die ständig bemitleidet werden wollen. Das will sie immerzu. Ich rede nicht gern mit Leuten über meine Probleme, ich finde es ist wichtiger eine positive Haltung zu zeigen. Den meisten Leuten ist es sowieso völlig egal, die haben ihre eigenen Schwierigkeiten. Meinen Sie nicht? Aber sie genießt das Selbstmitleid. Trotz unserer finanziellen Schwierigkeiten, hat sie uns nie auch nur ein bißchen unterstützt. Das kann ich so schnell nicht vergessen.

Kommentar: Die Patientin gibt weitere Hinweise, die auf ihre Schwierigkeiten im Gefühlsbereich hinweisen: Sie behält Ihre Probleme für sich und geht nicht auf ihre Gefühle ein. Auch von anderer Seite erwartet sie, daß rationale Überlegungen im Vordergrund stehen (z.B. Unterstützung bei finanziellen Problemen). Sie scheint auch irritiert, wenn man nicht mit ihren Prinzipien übereinstimmt. Alle Informationen stimmen weiterhin mit der vorläufigen psychiatrischen Diagnose (zwanghafte Persönlichkeitsstörung) und vor allem mit dem hypothetischen Modell der Störung überein (Exzessives Rationalisieren im Zusammenhang mit einem Defizit im Erleben und Verarbeiten von Emotionen).

Th: Gut, haben Sie noch weitere Probleme?

Pt: Mal sehen.... Ich esse zuviel. Ich denke, das ist fast alles, ach ja die Kinder, besonders das Baby. Ich käme vermutlich auf hundert Sachen.

Th: Fehlt noch etwas?

Pt: Nun, ich denke, ich kann Gerd zur Zeit nicht viel helfen. Ich sehe in ihm allmählich jemanden der mir leid tut, statt jemanden, dem man helfen kann. Und das ist nicht gut für mich.

Th: Nun, was ist daran nicht in Ordnung?

Pt: Er mag es nicht, wenn man ihn bemitleidet. Er verabscheut das. Genau wie ich auch, wissen Sie. Ich fühle mich so elend. Gut, er ist mein Ehemann, aber ich möchte einfach nicht mehr darüber reden, weil es solch eine Belastung geworden ist. Es macht mich fertig, darüber zu sprechen. Die einzige Art, wie ich es aushalten kann, ist während der Woche außer Haus zu sein, montags, dienstags und mittwochs. Die Schule ist nahe genug, so daß ich zum Mittagessen heimkommen kann. Ich bereite dann schnell etwas vor. Das geht nun schon so seit drei Jahren. Ich habe Schuldgefühle, weil ich die Nase voll habe.

Th: Schuldgefühle? Weswegen genau?

Pt: Weil ich mit der Situation einfach nicht zurechtkomme.

Th: Es macht Ihnen Probleme, immerzu so angebunden zu sein? (Patientin nickt). Möchten Sie noch weitere Probleme auf die Liste setzen?

Pt: Nein.

Kommentar: Bislang sind noch keine Informationen aufgetaucht, die den Hypothesen des Therapeuten widersprechen. Man kann also davon ausgehen, daß sie weitgehend zutreffen. Allerdings ist noch unklar, warum die Patientin gerade zu diesem Zeitpunkt Hilfe braucht. Im Rahmen der bisherigen Hypothesen kann angenommen werden, daß die Patientin nur dann Hilfe suchen wird, wenn eine Situation, die emotionale Reaktionen auslöst, nicht vermieden werden kann. Frau Schmidt erwähnte anfangs, daß sie ihre Probleme besprechen wolle, aber nicht unbedingt zu diesem Zeitpunkt (Ambivalenz). Es ist zu vermuten, daß sie versucht, angesichts des bevorstehenden Todes von Gerd, emotionalen Reaktionen durch Vermeidungsverhalten (z.B. durch nicht darüber nachdenken oder sprechen) gezielt aus dem Weg zu gehen.
Auch diese Schlußfolgerung ist ein Beispiel dafür, daß wir versuchen, sämtliche Informationen im Rahmen des hypothetisierten Mechanismus' der Störung logisch zu erklären. Der Therapeut entwickelt hieraus die Vorhersage, daß die Patientin nur dann Hilfe suchen wird, wenn ihre Vermeidungsstrategien nicht mehr funktionieren.

Th: Nun, was ist der Grund, warum Sie gerade zu diesem Zeitpunkt zu mir gekommen sind?

Pt: Jetzt wollte ich Sie eigentlich gar nicht mehr sehen, mein Arzt hatte das vorgeschlagen. Aber vor zwei Wochen hätte ich wirklich jemanden gebraucht.

Th: Warum vor zwei Wochen?

Pt: Da wurde mir zum ersten Mal klar, daß ich die Dinge so akzeptieren muß wie sie sind. Und das kann ich nicht.

Th: Was versuchen Sie zu akzeptieren?

Pt: Die Tatsache, daß Gerds Gesundheit Stück für Stück zusammenfällt und daß er jetzt jeden Moment sterben kann, und es nicht mehr lange dauern wird. Man kann Dinge intellektuell akzeptieren, solange sie einen nicht selbst betreffen. Aber jetzt wurde mir schlagartig klar, was wirklich los ist.

Th: Wieso wurde Ihnen das gerade zu diesem Zeitpunkt deutlich?

Pt: Es war die Operation.

Th: Welche Operation? Können Sie das näher erklären?

Pt: Er hatte eine Augenoperation, die fehlschlug. Die Ärzte stellten fest, daß der Schaden viel größer war, als sie gedacht hatten. Die Netzhaut war bereits schon abgelöst. Wir hatten große Hoffnungen, daß ihm geholfen werden könnte, aber es klappte nicht. Es war einer unserer letzten Strohhalme gewesen. Ich konnte mir einfach nicht vorstellen, daß man die Fähigkeit zu sehen, zu sprechen und zu gehen so einfach verlieren kann. Gerd ist jetzt eine nicht funktionierende Person. Einfach bedauernswert. Ich habe ihn nie zuvor bemitleidet. Dann habe ich versucht, mich abzulenken und mich in meine Bücherwelt gestürzt. Ich glaube ich habe die letzten 14 Tage nur noch gelesen. Das ist alles was ich tue.

Kommentar: Die Vorhersage wird eindeutig bestätigt. Lesen scheint ihre bevorzugte Vermeidungsstrategie zu sein.

Th: Was lesen Sie gerne?

Pt: Oh, Romane - am liebsten Romane, die mich ablenken. Da komme ich auf andere Gedanken, einfach weg von meinem schrecklichen Alltag.

Th.: Wieviel Zeit verbringen Sie mit Lesen am Tag?

Pt: Das kommt ganz drauf an. Am Abend bringe ich erst das Baby ins Bett und mache dann noch die notwendige Haushaltsarbeit. Im Moment lese ich etwas weniger, in der Regel von etwa acht Uhr am Abend bis etwa elf, manchmal zwölf.

Kommentar: Allmählich wird deutlicher, welches die Hauptprobleme sind und welcher Störungsmechanismus zugrunde liegt.
Als Nächstes soll im Rahmen der Lerngeschichte exploriert werden, *warum* sich die Probleme entwickelt haben. Der Therapeut hat zunächst die Hypothese, daß die akuten Probleme eine Folge des Lebensstils der Patientin sind. Er vermutet, daß die Patientin einen Erziehungshintergrund hatte in dem Rationalität, Strebsamkeit, Perfektionismus usw. vermittelt und gefordert wurden. Dagegen wurde auf Zurückhaltung und Kontrolle bei Gefühlen geachtet, die vielleicht sogar unterdrückt wurden. Aus diesen Gründen ist die Patientin nicht in der Lage, mit 'emotionalen' Anforderungen anders umzugehen als zu rationalisieren oder zu vermeiden.

Th: Gut, wann hat die ganze Sache angefangen?

Pt: Vor etwa sechs Monaten. Am Anfang war mir gar nicht klar, was für ein Problem dies ist.

Th: Warum?

Pt: Nun ich habe eine Menge anderer Sachen zu erledigen, da konnte ich mich einfach nicht ständig um die Gesundheit von Gerd kümmern. Natürlich fühle ich mich schuldig, wenn ich mit Ihnen darüber rede.

Und dann habe ich, wie schon gesagt, meine eigenen Probleme. Ich brauche auch etwas Zeit für mich. Dann esse ich viel zuviel. Einfach alles. Meistens aber Süßigkeiten.

Th: Wann haben Sie damit angefangen?

Pt: Vor etwa fünf Monaten.

Th: Gut.

Pt: Ich habe im letzten Monat etwa zehn Pfund zugenommen. Mir macht das Sorgen. Ich weiß, es ist zwanghaft so zu essen.

Kommentar: Der Therapeut wird hier mit einer neuen Information konfrontiert, die er im Rahmen einer gültigen Problemformulierung unterbringen muß. Er möchte deshalb zunächst eruieren, ob es sich bei dem Eßproblem um eine Zwangshandlung handelt, bevor er die Lerngeschichte weiter exploriert. Insbesondere muß festgestellt werden, ob die Patientin versucht, dem Eßimpuls zu widerstehen, aber es nicht kann (was eine Sucht oder eine Zwangsstörung nahelegt) oder ob sie aus anderen Gründen einfach zuviel ißt (z.B. aus Mangel an anderen Verstärkern/ Ersatzbefriedigung). Offensichtlich wären dies zwei ganz unterschiedliche Verhaltensprobleme, was für die Formulierung von großer Bedeutung wäre (nebenbei bemerkt gehen zwanghafte Persönlichkeitsstörungen nicht notwendigerweise mit Zwangsstörungen einher).

Th: Was meinen Sie mit zwanghaft?

Pt: Ich möchte eigentlich gar nichts und esse trotzdem.

Th: Können Sie mir ein Beispiel geben?

Pt: Vor etwa einer Woche kaufte ich z.B. Eiskrem, mit Schokolade überzogene Eiskrem, wie nennt man das Zeug doch gleich? Eis am Stiel, Sie kennen das? Ich habe die ganze Schachtel in zwei Tagen gegessen. Zwölf Stück waren drin.

Th: Was ist daran für Sie zwanghaft?

Pt: Für mich ist das einfach zwanghaft. Eigentlich esse ich nicht solches Zeug. Normalerweise achte ich auf gesunde Ernährung.

Th: Gut. Was mich jetzt wirklich interessiert ist: Kommen Sie jemals an den Punkt, wo Sie sich sagen, ich möchte das jetzt nicht tun, aber ich muß es einfach tun, sonst passiert vielleicht irgend etwas Schlimmes…

Pt: Nein, nein. Ich hab einfach gegessen. Es hat mir geschmeckt.

Th: Gut. Es war also nicht eine Sache, wo Sie das Gefühl hatten, daß...

Pt: Sie meinen, das Bedürfnis zurückstellen und es nicht können? Nein, sowas kam mir nicht in den Sinn.

Th: Sie haben also nicht versucht, zu widerstehen?

Pt: Nein, obwohl ich manchmal schon versuche, Bedürfnissen zu widerstehen. Süßigkeiten sind manchmal schon eine Problem. Ich habe das gerade neulich mit meinem Hausarzt besprochen. Es ist schon komisch...

Kommentar: Es wird deutlich, daß die Patientin keine Zwangsneurose hat. Was sie als zwanghaft beschreibt, scheinen eher Ersatzbefriedigungen bzw. Übersprungshandlungen zu sein.

...im Großen und Ganzen bin ich bei der ganzen Angelegenheit ziemlich konsequent und realistisch gewesen, schon aus finanziellen Gründen. Ich bin Lehrerin. Ich muß mir jetzt den ganzen Sommer freinehmen. Es kann 6 Monate dauern bis seine Invaliditätsrente anerkannt wird. Wie geht es in der Zwischenzeit ohne Einkommen weiter? Dies hat natürlich unbedingt Priorität. Ich glaube, es hilft mir, wenn ich mir sage: Dein Verstand wird jetzt gebraucht. Diese Dinge müssen sorgfältig geplant werden.

Natürlich war ich zunächst völlig überwältigt. Vor zwei Wochen wußte ich nicht, was ich tun sollte als ich nach Hilfe suchte. Es war einfach schwierig zu akzeptieren, wozu Diabetes führen kann. Das war ein sehr schmerzhafter Prozeß, der damals begann. Vom Verstand her habe ich so etwas einfach nicht erwartet und wollte nichts davon wissen. Eben bis zu diesem Moment.

Th: Sie haben einfach versucht, es zu unterdrücken?

Pt: Ich weiß nicht, ob ich das gemacht habe, ich kann es wirklich nicht genau sagen.

Th: Nun, ich meine, Sie sprechen nicht darüber, obwohl sein Tod vielleicht nah ist - Sie setzen sich nicht damit auseinander?

Pt: Das ist richtig.

Th: Und offenbar haben Sie sehr viel zu tun. Sie sind meistens sehr beschäftigt?

Pt: Extrem.

Th: Immer schon?

Pt: Ja, ich arbeite seit ich 14 bin.

Th: Aha. Hatten Sie jemals genügend Zeit zum Vergnügen oder zur Erholung?

Pt: Nein.

Th: Hatten Sie manchmal mehr Zeit und konnten dann nichts richtig damit anfangen?

Pt: Oh jeh. Ich kann mich nicht daran erinnern, wann ich nicht gearbeitet oder keine Verantwortung gehabt hätte. Die einzige Zeit, wo ich wirklich nicht gearbeitet habe, war als meine Kinder klein waren, aber das hat auch viel Verantwortung erfordert.

Th: Sie waren also immer eine hart arbeitende vollbeschäftigte Frau?

Pt: Richtig.

Th: Sind Sie gläubig?

Pt: Ja, ich gehe nicht in die Kirche, aber ich bin gläubig.

Th: Um was für eine Religion handelt es sich?

Pt: Ich bin Baptistin.

Th: Gut. Obwohl Sie nicht in die Kirche gehen, sind Sie streng gläubig?

Pt: Ja, auf jeden Fall.

Th: Würden Sie sich als einen sehr moralischen Menschen beschreiben?

Pt: Nicht unbedingt. Ich meine, ich bin moralisch, ich handle danach; aber es kommt darauf an, was Sie unter Moral verstehen. Man kann das von verschiedenen Seiten her betrachten, nicht wahr? Ich sehe mich selbst als jemand, der als Christ gelebt hat und seine Wertvorstellungen und Verpflichtungen eingehalten hat. Ich habe mich darum bemüht. Nicht immer für mich selber, es gibt eine Menge Dinge, die ich mir wünsche und verwirklichen will. Manchmal denke ich zurück und denke, es ist in Ordnung. Wie es jeder tut.
Die Leute hielten mich für verrückt, als ich vor einem Jahr schwanger wurde, was uns selbst überraschte. Gerd hatte Probleme damit, aber dieses Kind, gerade wenn wir über Glauben sprechen, sollte einfach kommen. Es hat uns so viel gegeben. Es ist intelligent, aufgeweckt und gesund. Trotzdem meinten viele Leute es sei verrückt, jetzt noch ein Kind zu haben. Sicher gibt es viele neue Verpflichtungen. Da bin ich sehr dankbar, daß ich wenigstens gesund bin. Wenn ich da all die Leute mit ihren kleinen Alltagsproblemchen sehe…da kann man manchmal kaum Verständnis aufbringen. Ich bin immer offen. Ich muß aufpassen, was ich sage. Normalerweise versuche ich Leuten Positives zu sagen. Aber manchmal ist das sehr schwierig, verdammt schwierig.

Th: Erinnern Sie sich an das letzte Mal, als sowas passierte?

Pt: Als es schwierig war?

Th: Ja.

Pt: Kann mich nicht genau erinnern.

Th: Gut. Können Sie sich an irgendeine Situation erinnern, als Sie anderen gegenüber negativ waren?

Pt: Nun, ich denke wohl, daß mein Verhalten anderen Leuten gegenüber nicht immer positiv ist. Aber was meine jetzige Situation betrifft....

Th: Schauen Sie, Sie haben mir gesagt, daß Sie Mühe haben, die lächerlichen, kleinlichen Probleme andere Leute zu verstehen. Manchmal sind Sie nicht so nett oder positiv ihnen gegenüber, wie Sie eigentlich sein wollen.

Pt: Nein, ich hab' gesagt, es sei schwierig, positiv zu bleiben…

Th: Gut.

Pt: …wenn ich ihnen zuhöre. Nein, man kann nicht sagen, daß ich immer negativ bin. Ich komme mit anderen Leuten wirklich gut zurecht. Aber sie kennen mich nicht. Sie wissen nicht, wie ich mich wirklich fühle.

Th: Warum ist das so?

Kommentar: Diese Informationen bestätigen weiter, daß die Patientin eine rationale Person mit festen moralischen Werten ist und, wie bereits vorhergesagt, Ausdruck und Akzeptanz von Emotionen (z.B. Empathie) vermeidet. Dieses Thema wird weiter verfolgt.

Pt: Ich denke, das geht die meisten Leute überhaupt gar nichts an. Sie würden nur komisch gucken. Bei meinen Freunden ist das was anderes. Die wissen, daß ich mit dieser ganzen Sache große Mühe habe. Gerd verfällt Stück für Stück, und ich kann nicht das geringste dagegen tun; außer ihn so gut es geht zu versorgen. Gleichzeitig verabscheue ich es, so gebunden zu sein. Dann sind Diabetiker nicht immer die angenehmsten Menschen auf der Welt. Sie werden manchmal grundlos aggressiv, weil ihr Blutzucker fluktuiert. Das gilt für die meisten Diabetiker, die ich kenne.

Ich habe im Schulbereich mit einer Menge von Leuten zu tun. Ich arbeite an elf Schulen, d.h. ich muß mich mit elf Direktoren und Stellvertretern, elf Sekretärinnen und vielen Kollegen herumschlagen. Dazu kommen die Schüler plus die Eltern usw. Das sind die Leute, mit denen ich klar kommen muß. Natürlich muß ich positiv bleiben und Haltung bewahren, wenn sie sich nach Gerd erkundigen. Ich will nicht ihr Mitleid, nur echte Freunde können Anteilnahme zeigen, aber das sind doch nur Bekannte. Ich möchte auf keinen Fall, daß sie sagen 'Oh je, Ihr armer Mann, wie soll es nur mit Ihnen weiter gehen'. Und so weiter und so fort. Ich möchte mit diesen Leuten einfach nicht darüber reden.

Th: Ich verstehe. In welcher Weise würde Sie das belasten?

Pt: Oh, ich weiß nicht. Für mich ist es belastend. Wenn ich nur an meine Schwiegermutter denke, ich habe keine Ahnung worauf sie hinaus will. Sie kam letztes Mal als Gerd in der Klinik lag. Sie müssen wissen, er war auf der Intensivstation nach der Operation, und sie behielten ihn lange zur Kontrolle dort, wegen Problemen mit der Atmung. Als ich mit ihr sprach, benahm sie sich wie ein 10-jähriges Kind, war völlig aufgelöst und jammerte nur. Sie müssen wissen, für mich ist der Umgang mit solchen Leuten sehr schwierig. Da raste ich dann aus.

Th: Und was tun Sie dann?

Pt: Ich lasse die Leute auf keinen Fall merken, was ich fühle. Aber wissen Sie, im Schulsystem komme ich in Konflikte.

Th: Sie meinen, die Fassade zu bewahren und sich mit all dem täglichen Kleinkram herumzuschlagen?

Pt: Genau. Ich versuche mich zu kontrollieren. Aber als ich vor zwei Wochen hierher kam, um meinen Hausarzt zu sehen, da ging es nicht mehr. Ich mußte einfach heulen, das erste Mal, daß er das gesehen hat. Sonst weine ich nur, wenn ich allein bin, aber eigentlich passiert es überhaupt nicht mehr.

Th: Haben Sie sich schuldig gefühlt, so vor ihm zu weinen?

Pt: Nein.

Th: Warum nicht?

Pt: Weil ich glaube, daß er wirklich besorgt ist. Ich glaube, er macht sich wirklich Gedanken über die Probleme seiner Patienten.

> *Kommentar:* Die Aussagen der Patientin machen deutlich, daß sie versucht, ihre Emotionen zu kontrollieren. Darüber hinaus reagiert sie ablehnend oder sogar ärgerlich, wenn sie mit den Emotionen anderer Menschen konfrontiert wird. All dies deutet auf Defizite im emotionalen Repertoire hin. Im Folgenden soll diese Hypothese weiter untermauert werden.

Th: Gut. Ich möchte etwas mehr über Ihre engen Freunde wissen. Wie viele haben Sie?

Pt: Meinen Sie hier oder insgesamt? Wir kommen eigentlich vom Norden. Ich habe etwa sieben sehr enge Freunde.

Th: Hier?

Pt: Ja.

Th: Wie lange leben Sie schon hier?

Pt: Seit etwa sieben Jahren.

Th: Haben Sie je vor Ihren Freunden geweint?

Pt: Ich weiß nicht genau. Ich denke, falls ich jemals vor jemandem geweint habe, dann waren es diese Freunde.

Th: Aber Sie haben keine Erinnerung an einen konkreten Vorfall?

Pt: Nein.

Th: Halten Sie es als allgemeine Regel für richtig, Gefühlsausdrücke wie Weinen vor anderen, auch Freunden, nicht zu zeigen, da es etwas sehr Privates ist? Würden Sie dem zustimmen oder nicht?

Pt: Im Prinzip ja, aber Sie müssen auch die Gründe hierfür sehen.

Th: Können Sie mir das näher erklären?.

Pt: Zunächst einmal müssen Sie verstehen, wie das öffentliche Schulsystem hier funktioniert. Ich bin Schulinspektorin für alle elf Schulen des Gebiets. Dies ist eine privilegierte Position für eine Lehrerin. Es gibt nur vier von uns im ganzen Gebiet. Dies beinhaltet viel Verantwortung und Kontakt zur Öffentlichkeit. Es ist nicht vergleichbar mit einem normalen Lehrerjob an einer Schule, wo man sich mit seinen Kollegen über persönliche Probleme austauschen kann. Ich habe Repräsentationsaufgaben und kann nicht darüber reden, was mich bedrückt, das wäre nicht professionell. Ich muß eine positive Rolle verkörpern. Ich darf nicht an mich denken, natürlich ist das oft eine große Belastung, vor allem in Situationen wie dieser.

Th: Ja, das kann ich gut verstehen.

Pt: Wirklich?

Th: Ja, sicherlich. Aber ich hätte trotzdem gerne mehr über Ihre nächsten Freunde gehört.

> *Kommentar:* Es ist wichtig, daß sich der Therapeut nicht von seinen ursprünglichen Zielen bzw. Hypothesen abbringen läßt. Klinisch unerfahrene Therapeuten unterliegen häufig der Versuchung interessanten, aber hypothesenirrelevanten Informationen nachzugehen, die anekdotisch vom Patienten angeboten werden.

Pt: Was wollen Sie genau wissen?

Th: Wie häufig sehen Sie Ihre Freunde?

Pt: Wir telefonieren miteinander, aber wir treffen uns nicht.

Th: Wie oft telefonieren Sie miteinander?

Pt: Vielleicht einmal die Woche.

Th: Gut. Gibt es eine Person außer Ihrem Mann, der Sie sich besonders nahe fühlen? Irgend jemand?

Pt: Ja, ich glaube schon.

Th: Wie oft sprechen Sie miteinander?

Pt: Nicht allzu oft. Vielleicht einmal pro Woche.

> *Kommentar:* Es scheint offensichtlich, daß die Patientin niemanden hat, der ihr emotional besonders nah ist und dem sie sich anvertrauen kann. Ihr soziales Netzwerk ist eingeschränkt. Als Nächstes versucht der Therapeut herauszufinden, ob die Patientin im Rahmen entspannender Aktivitäten emotional aus sich herauskommt.

Th: Mir scheint Sie haben im Moment wenig Zeit für Ihre Freunde?

Pt: Ich war seit Jahren nicht mehr im Kino. Ich weiß, Abwechslung ist mein Problem. Es geht einfach nicht. Wenn man ein kleines Kind und einen Ehemann hat, bleibt keine Zeit für einen selber mehr.

Th: Das kann ich gut nachempfinden. Also gibt es wirklich niemanden außer Ihrem Mann mit dem Sie regelmäßig Tag für Tag sprechen können?

Pt: Das stimmt.

Th: Und wie lange geht das schon so?

Pt: Vielleicht drei Jahre.

Th: Wie war es denn vorher?

Pt: Ja, vorher konnte ich noch an Versammlungen und Besprechungen in der Schule teilnehmen. Ich habe mich in Abendkursen weitergebildet. Und andere Aktivitäten, um beruflich voranzukommen.

> *Kommentar:* Es ist auffällig, daß alle erwähnten Aktivitäten sehr strukturiert sind und Pflichtcharakter haben. Dies paßt gut ins bisherige Bild, d.h. die Patientin vermeidet Situationen in denen Ausdruck und Empfinden von Emotionen erforderlich ist. Dieses Defizit erlaubt keine spontanen, engen Beziehungen.

Th: Wie sieht es bei Ihnen mit privaten Begegnungen aus?

Pt: Niemand schaut mehr vorbei. Ich glaube, es ist den Leuten zu peinlich. Sie fühlen sich unwohl, weil es kaum noch möglich ist, sich mit Gerd richtig zu unterhalten.

Th: Ich verstehe.

Pt: Und dann stelle ich auch fest, daß viele seiner Freunde offenbar von der ganzen Sache nichts wissen wollen. Für viele Leute zählt es nur, wenn man als Paar auftritt, es ist jetzt fast als wäre ich geschieden. Gerd kann nicht mehr mithalten. Er will nirgends mehr hin. Sogar bevor er seine Sehkraft verlor, war er über all die Veränderungen völlig am Boden zerstört.
Manchmal werde ich allein eingeladen, wie letzten Sylvester. Ich hatte es sogar in Betracht gezogen zu gehen. Aber meine Kinder waren zu Besuch bei ihrem Vater, da bin ich halt nicht gegangen. Ich fühle mich immer schuldig, wenn ich ausgehe. Ich glaube er will es nicht. Er hat keine engen Freunde mehr, außer einem von früher, mit dem er noch manchmal reden kann. Aber natürlich am Telefon, und es ist zu teuer, lange zu reden. Er spricht kaum noch mit mir.

Th: Warum nicht?

Kommentar: Die Patientin berichtet in einer sehr distanzierten Weise. Sie hat Mühe, sich in Gerds Situation richtig einzufühlen und eigene Gefühle auszudrücken. Weiter zieht sie Arbeit und Produktivität vor und vermeidet alle Vergnügungen und Entspannung. Solche Verhaltensweisen legen die Hypothese nahe, daß der Ehemann entmutigt wird, seine Gefühle mit der Patientin zu besprechen. Vermutlich ist er enttäuscht und ärgerlich, daß sie nur für Ihre Verpflichtungen lebt und nicht mehr für ihn da ist. Die Patientin wiederum hat hierfür kein Verständnis.

Pt: Er ärgert sich über mich.

Th: Warum das?

Pt: Nun, als er diesen Schlaganfall hatte...

Th: Wie lange ist das her?

Pt: Das war vor drei Jahren, im März. Er konnte dann in seinem Beruf nicht weitermachen, ohne gehen und reden zu können, es ging langsam... sie fanden dann einen speziellen Job für ihn. Das muß man anerkennen. Die ganzen vergangenen drei Jahre haben sie sich darum bemüht. Wir sind ja seit sieben Jahren hier. Ich habe als Lehrerin angefangen, kam dann in eine gehobene Position nach intensivem Lehrtraining. Ich kam vorwärts, bei ihm lief alles rückwärts. Das muß ihn geärgert haben. Aber was konnte ich tun?

Th: Woher wissen Sie, daß es ihn verärgert hat?

Pt: Er sagte Dinge wie "deine Treffen sind ja so wichtig". Und ähnliches.

Th: Und wie haben Sie darauf reagiert?

Pt: Ich habe ihm gesagt, daß es mir leid tut, daß er so empfindet. Daß meine Weiterbildung sehr wichtig für mich ist, daß ich an die Zukunft denken muß, ich habe es ihm ganz deutlich so gesagt.

Th: Sie haben also gesagt, daß es Ihnen leid täte, aber daß Sie es trotzdem tun müßten. Inwieweit hat Sie das überhaupt gefühlsmäßig berührt?

Pt: Als ich ihm meinen Standpunkt erklärte?

Th: Ja.

Pt: Nun, sehen Sie, eigentlich nicht. Ich beobachtete, was mit ihm geschah. Ich arbeite auch mit emotional gestörten Kindern. Deshalb habe ich das Muster erkannt, ich meine was da ablief. Ihn ärgert die Tatsache, daß ich eine sehr ehrgeizige, durchsetzungsfähige Person bin. Gerd war nie aggressiv, er hat die Intelligenz, die ich nie so hatte. Jedenfalls lag darin seine Stärke, vorwärts zu kommen. Nun, was mich betrifft, ich bin aggressiver. Und genau der Grund, weswegen er mich ursprünglich geheiratet hat, lost jetzt Frustration aus. Dann seine Gefühle wegen seiner Lage, ich schaffe das nicht mehr, ich kann es nicht, er wurde deshalb sehr feindselig. Ich gewann allmählich den Eindruck, daß er sich gegen mich stellte.

Kommentar: Die Patientin versucht, die emotionalen Ausbrüche ihres Mannes lediglich rational zu erfassen und zu beurteilen. Der Therapeut will nun herausfinden, ob und welche Emotionen die Patientin in sich selber identifizieren kann und wie sie damit umgeht. Gemäß seiner Hypothese wird sie Schwierigkeiten haben, ihre eigenen Gefühle zu beschreiben, und sie wird versuchen, ebenfalls rational damit umzugehen. Der Fokus wird daher auf die Gefühle der Patientin gerichtet (zur Überprüfung des hypothetischen Mechanismus' der Störung und nicht im Sinne einer gesprächspsychotherapeutischen Strategie!).

Th: Wie fühlten Sie sich dabei?

Pt: Naja, als es anfing, hat es mir gar nicht gefallen. Ich fand es mies, ich versuchte ja soviel wie irgend möglich für ihn zu tun, und er reagierte so böse. Aber jetzt, wenn ich zurückschaue, denke ich, daß er sich total verändert hat. Er ist jetzt viel netter und verständnisvoller. Ich bin jetzt natürlich auch die ganze Zeit zu Hause. Das ist etwas anderes. Aber obwohl er jetzt viel netter ist, sehr lieb ist, habe ich den Eindruck, daß sich dahinter irgend etwas verbirgt. Irgendwas stimmt mit uns nicht, aber ich weiß nicht genau, was es ist.

Th: Wie fühlen Sie sich dabei? Sagen Sie mir was Sie gedacht haben. Wie haben Sie sich bei all dem gefühlt?

Pt: Wütend.

Th: Versuchen Sie, es zu beschreiben.

Pt: Ich dachte "du bist ein Mistkerl. Da bin ich, versuche alles Menschenmögliche zu tun. Ich arbeite wie verrückt, um eine gute Stelle zu kriegen, damit ich die Kinder und dich unterhalten kann und du, was machst du?" So habe ich mich gefühlt.

Th: Haben Sie es ihm gesagt?

Pt: Ein einziges Mal.

Th: Was kam dabei raus?

Pt: Ich habe mich schuldig gefühlt.

Th: Warum?

Pt: Weil ich ihn verletzt habe mit meinem Ausbruch.

Th: Haben Sie häufig den Eindruck, daß Sie Ihre Gefühle nicht ausdrücken dürfen aus Angst vor unangenehmen Folgen, nicht nur wegen den Reaktionen anderer Leute, sondern auch wegen Ihrer Schuldgefühle? (Patientin nickt) Es stimmt nicht überein mit Ihren Ansprüchen und Erwartungen, wie Sie sich selbst eigentlich verhalten sollten?

Pt: Ja, das ist richtig.

Th: Sie sind eine sehr rationale Persönlichkeit, ist das richtig?

Pt: Ich bemühe mich zumindest darum. Für mich ist es sowas wie eine Überlebensstrategie. Verstehen Sie? Ich bin lieber rational als irrational. Ich glaube nicht, daß ich sonst all das hätte bewältigen können, bei dem was gerade alles auf mich zukommt. Da hat mir neulich doch tatsächlich jemand erzählt, sie habe zwei Tage geheult, weil sie einen Zahn verloren hat. Das sind unbedeutende, winzige Sachen, die ich überhaupt nicht als wichtig ansehe. Wissen Sie, für sie war es aber sehr wichtig. Ich muß Ihnen sagen, ich habe Mühe mit derartigen Leuten klarzukommen.

Th: Ich gewinne den Eindruck, daß es Ihnen nicht leicht fällt, sich in andere Menschen einzufühlen?

Pt: Sie kennen meinen Hintergrund noch nicht richtig.

Th: Darüber wüßte ich gerne mehr. Erzählen Sie weiter. Ich habe den Eindruck, daß bei Ihnen alles perfekt sein muß?

Pt: Ja, ich glaub schon. Haben Sie jetzt eine ungefähre Vorstellung von meiner Lage?

Th: Ja, ich danke für Ihre anschauliche Beschreibung, das hätte ich nach Ihren Aussagen am Anfang kaum erwartet. Mich interessiert noch, sehen Sie irgend etwas bei sich selbstkritisch, negative Eigenschaften, die Sie stören?

Kommentar: Der Therapeut sagt voraus, daß die Patientin - gemäß Ihres perfektionistischen Anspruches - sich als schlecht organisiert und ineffektiv empfindet.

Pt: Ich halte mich für faul.

Th: Wie äußert sich das? Können Sie mir Beispiele geben?

Pt: Ich vernachlässige den Haushalt. Ich schiebe Dinge auf und sage mir, das kannst Du morgen machen.

Th: Ich vermute, daß Sie manchmal dermaßen viele berufliche Termine haben, daß Sie zu Hause gar nicht mehr klarkommen?

Pt: Richtig, ich schiebe alles auf und mein Haushalt leidet darunter. Vor allem, wenn ich Workshops organisieren muß.

Th: Ich verstehe. Sehen Sie bei sich noch andere Mängel?

Pt: Lassen Sie mich mal überlegen. Es gibt so vieles. Ich kaue Fingernägel. Ich rede zuviel. Ich esse zuviel. Ich bin zu ehrlich, auch das kann ein Fehler sein, weil man sich Blößen gibt. Aber ich kann nicht anders. Ich weiß nicht, ob das eine schlechte Eigenschaft ist, aber ich bin sehr enttäuscht von Menschen, wenn Sie meine Erwartungen nicht erfüllen. Obwohl ich klare Ziele habe, lasse ich mich doch oft ablenken und schiebe Dinge auf. Manchmal habe ich große Zweifel an meiner beruflichen Karriere. Es ist als ob man mit dem Kopf ständig gegen die Wand rennt. Trotzdem fühle ich, daß ich nicht aufgeben darf, ich habe einfach schon zu viele Jahre in diese Karriere investiert. Wer weiß was passiert, wenn ich etwas Neues anfange.

Kommentar: Die Vorhersage scheint mit dieser Aussage bestätigt. Als Nächstes ist eine ätiologische Validierung sinnvoll, da vermutet werden kann, daß sich ihre exzessiv-rationale Einstellung zum Leben über einen längeren Zeitraum entwickelt hat, z.B. durch Modell- und/oder Verstärkungsbedingungen.

Th: Was können Sie über Ihre Mutter sagen? Wie würden Sie sie beschreiben?

Pt: Also im Moment habe ich eine enge Beziehung zu ihr. Sie hat viele Qualitäten. Sie ist wie die beste Freundin. Sie ist immer für mich da. Aber früher, als ich noch zu Hause wohnte, kamen wir nie miteinander zurecht.

Th: Warum nicht?

Pt: Nun, ich war damals ein rebellischer Teenager. Das ist mir jetzt klar. Sie wollen alle Einzelheiten wissen? Mein Vater starb ganz jung, und ich war für meine Mutter sowas wie eine schlechte Erinnerung daran.

Th: Wie alt waren Sie?

Pt: Ich war noch nicht geboren. Er kam einen Monat vor meiner Geburt im Krieg um.

Th: Lebten Sie dann nur mit Ihrer Mutter zusammen?

Pt: Ja, für ungefähr zweieinhalb Jahre, dann heiratete sie meinen Stiefvater.

Th: Können Sie mir Ihre Mutter etwas näher beschreiben?

Pt: Oh, sie hat sich immer viele Dinge vorgenommen, die sie erreichen wollte, aber sie hat es nie probiert.

Th: War sie sehr ehrgeizig?

Pt: Ja, ich glaube schon.

Th: Gut. Was fällt Ihnen sonst noch zu Ihrer Mutter ein?

Pt: Sie ist besitzergreifend und kontrollierend. Dann besteht ihr Leben nur aus Verpflichtungen. Erst in den letzten Jahren hat sie sich mehr geöffnet und ist irgendwie ehrlicher.

Th: Erzählen Sie bitte.

Pt: Früher war sie etwas…. ich glaube als ich Teenager war, steckte meine Mutter selber in einer Krise. Ich erinnere mich daran, wie sie mir immer

wieder sagte, daß man jung sein muß, um hübsch zu sein u.ä. Ich glaube, sie litt daran, älter zu werden. Ich denke, sie fand es schwierig, mit mir alleine klar zu kommen, besonders als ich älter wurde. Es hat kaum Spaß bei uns zu Hause gegeben. Ich arbeite seit ich 14 bin, trotzdem durfte ich den Führerschein nicht machen, erst zwei Monate vor meiner Hochzeit. Ich wurde nirgends hingefahren, zu allen Unternehmungen mußte ich den Bus nehmen. Nur Vater hatte einen Führerschein.
Ich kann mich gut an all diese Dinge erinnern, sie komischerweise nicht. Wir haben vieles davon durchgesprochen, und ich war oft sehr verärgert über meine Mutter. Meine Mutter war immer sehr besitzergreifend und kontrollierend. Macht das Sinn für Sie?

Th: Ja, vollkommen. Ich nehme an, Sie hatten nie eine starke gefühlsmäßige Beziehung zu ihr? Und Ihre Mutter hat nie ihre Gefühle ihnen gegenüber gezeigt?

Pt: Das stimmt.

Th: War sie ehrgeizig für Sie, hat sie viel von Ihnen erwartet?

Pt: Ja, auf jeden Fall.

Th: Gut. Welche Rolle hat Ihr Stiefvater gespielt?

Pt: Er war eigentlich nie da. Er hat immer gearbeitet.

Kommentar: Es wird deutlich, daß sowohl die Mutter als auch der Stiefvater gleichzeitig als Modell und Verstärker für das überbetont-rationale und perfektionistische Verhalten der Patientin fungiert haben. Als Nächstes soll untersucht werden, ob sich Ansätze hierzu bereits im frühkindlichen Verhalten, vor allem im sozialen Bereich, feststellen lassen.

Th: Wie sind Sie mit der Grundschule zurechtgekommen?

Pt: Gut.

Th: Ich nehme an, Sie waren eine sehr gute Schülerin?

Pt: Ja.

Th: Während Ihrer ganzen Schulzeit?

Pt: Ja.

Th: Wie sah es damals mit Freunden aus?

Pt: In der Grundschule nicht so gut, weil es eine schlechte Gegend war in der ich wohnte.

Th: Können Sie das näher erklären?

Pt: Meine Mutter meinte immer, spiel nicht mit denen, das sind Asoziale, wir sind etwas besseres.

Th: Also kaum Freunde zu dieser Zeit?

Pt: Nein, nicht viele. Ich würde sagen aus meiner Grundschulzeit vielleicht zwei.

Th: Und wie war es dann auf der weiterführenden Schule?

Pt: Besser. Ich war eine Art Anführerin. Ich hatte mehr Kontakt mit Leuten, und ich konnte mehr alleine unternehmen. Und ich wurde in die Theatergruppe aufgenommen. Ein großes Ereignis. Mutter arbeitete damals und mit der Zeit ließ ihre Kontrolle etwas nach. Das wurde allerdings wieder schlimmer, als ich in die höhere Schule kam.

Kommentar: Dies sind weitere Hinweise, daß es für die Patientin kaum Gelegenheiten gab, Fertigkeiten im Umgang mit Emotionen zu erwerben.

Th: Wie kamen Sie an der höheren Schule zurecht?

Pt: Das war keine gute Zeit. Ich war ein Mauerblümchen.

Sehr zurückgezogen, sehr schüchtern, sehr... ich erinnere mich an meine erste Verabredung mit 16, ich saß auf dem Rücksitz, starrte vor mich hin, hatte Angst, ihn anzuschauen. So war ich. Sehr naiv. Sehr unsicher. Meine Mutter hatte mir gesagt, was passieren würde. Aber ich war ängstlich, ich weiß nicht, wie ich da wieder rauskam.

Th: Und dann an der Universität?

Pt: Das war in Ordnung. Während dieser Zeit habe ich meinen ersten Mann kennengelernt. Für ihn war ich eine Art Muttterersatz.

Th: War es Ihre erste richtige Beziehung?

Pt: Ja.

Th: Haben Sie ihn geliebt?

Pt: Ob ich ihn geliebt habe? Ich glaube, ich habe ihn hauptsächlich aus Unsicherheit geheiratet. Ich war überzeugt, daß mich niemand anders anschauen würde.

Th: Wie lange waren Sie verheiratet?

Pt: Neun Jahre.

Th: Warum und wie haben Sie die Beziehung beendet?

Pt: Er hat mich öfter geschlagen, und als ich merkte, daß mein Kind anfing darunter zu leiden und es nicht ertragen konnte, dachte ich, daß eine Trennung das kleinere Übel sei.

Th: Sie sagen, daß er Sie schlug, warum?

Pt: Wer weiß das schon?

Th: Wie häufig?

Pt: In unserer Straße herrschte immer viel Verkehrslärm, das machte ihn oft verrückt. Wissen Sie, das meiste habe ich vergessen. Ich schwöre Ihnen, ich kann mich nicht mehr erinnern, aber ich erinnere mich an sein ständiges Betatschen.

Th: Er hat Sie betatscht?

Pt: Ja, betatscht. Ich konnte das nicht leiden. Er kam nach Hause und fummelte mit seinen Händen dauernd an mir herum, während ich Geschirr spülte, das Abendessen vorbereitete oder was auch immer. Ich habe das gehaßt. Es genügte, um einen Streit auszulösen. An anderen Tagen war er einfach schlecht gelaunt. Alkohol war nicht im Spiel. Dann hatte er unanständige Gewohnheiten. Er mußte einmal ins Gefängnis, weil er sich vor kleinen Kindern exhibitioniert hat

Th: Wie alt waren Sie als Sie ihn heirateten?

Pt: Ich war 20.

Th: Sie waren 20 und wurden mit 29 geschieden?

Pt: Stimmt genau.

Th: Wie kamen Sie mit Sex in der Beziehung klar?

Pt: Überhaupt nicht. Ich hatte noch nie einen Orgasmus. Ich habe meinen Arzt gefragt, ob irgend etwas mit mir nicht in Ordnung sei.

Th: Wie war es mit Gerd?

Pt: Mit Gerd hat es mir Spaß gemacht, aber ich hatte nie einen Orgasmus.

Kommentar: Spontaneität und "sich gehen lassen" sind wichtige Voraussetzungen für die Orgasmusfähigkeit. Es ist daher zu erwarten, daß die Patientin Schwierigkeiten mit sexuellen Aktivitäten hat.

Th: Wann ungefähr haben Sie Gerd kennengelernt?

Pt: Ich lernte ihn bei der Arbeitsstelle kennen, wo ich nach der Trennung von meinem ersten Mann anfing. Er war der stellvertretende Direktor an der Schule an der ich unterrichtete und irgend jemand meinte, ich müßte ihn kennenlernen. Er sei ein toller Typ, sehr nett und habe auch eine Trennung hinter sich.

Th: Wie alt waren Sie ungefähr?

Pt: 29. Kurz danach heirateten wir. Ich war 30 und war noch nicht über meine erste Ehe hinweg, all diese Gewalttätigkeiten. Das hat fast zwei Jahre gedauert.

Th: Können Sie sich noch an das erste Mal erinnern, als Ihr erster Mann Sie geschlagen hat?

Pt: Nein, beim besten Willen nicht. Es begann vielleicht mit einer Backpfeife und wurde allmählich immer schlimmer.
Ich kann mich noch an die Uni erinnern, was habe ich mir da alles gefallen lassen müssen. Er war extrem besitzergreifend. Genau wie meine Mutter. Es war schon zuviel, mit anderen Jungen zu sprechen.
Ich erinnere mich noch an einen Vorfall, wo ich für jemanden eine Arbeit getippt hatte, um etwas Geld zu verdienen. Als der vorbei kam, um die Arbeit abzuholen rastete mein Freund aus. Ich hatte ihm nichts davon erzählt, weil er immer so eifersüchtig war. Ich durfte nie mit Freunden ausgehen oder Ähnliches, ich mußte jeden Abend mit ihm essen. Er schleppte mich nach draußen und schlug mich ganz brutal. Ich brach zusammen, und mein Zimmernachbar mußte mir helfen.

Th: Waren Sie verletzt?

Pt: Ja, schwere Blutergüsse. Meine Zimmernachbarn wollten es nicht glauben.

Th: Warum sind Sie bei ihm geblieben?

Pt: Ich glaube aus Unsicherheit. Ich dachte, niemand sonst würde mich mögen. Warum sollte jemand auch?

Th: Wie haben Sie sich gefühlt nach den Schlägen?

Pt: Ich kann mich nicht erinnern. Ich schwöre Ihnen, ich kann mich an nichts erinnern.

Kommentar: Selbst in Extremsituationen, wie schwerer körperliche Mißhandlung, zeigt die Patientin offenbar keine angepaßte emotionale Reaktion. Auch in der Erinnerung gibt es keinen bewußten Zugang zu entsprechenden Empfindungen. Die Probleme, die die Patientin mit Gefühlen hat, werden hier sehr deutlich.

Th: Haben Sie diese Dinge jemals mit jemandem besprochen?

Pt: Nein. Nicht einmal meine Mutter wußte davon.

Th: Als Sie Gerd zum ersten Mal sahen, haben Sie sich da in ihn verliebt?

Pt: Ja.

Kommentar: In diesem Zusammenhang erscheint wichtig, was 'Liebe' für die Patientin bedeutet. Im Rahmen der bisherigen Hypothesen erwartet der Therapeut eine emotionslose Charakterisierung.

Th: Woran haben Sie gemerkt, daß Sie ihn lieben?

Pt: Ich kann es nicht genau sagen. Wir haben uns sofort sehr gut verstanden. Ich glaube, wir paßten sehr gut zusammen. Wir hatten so viele Gemeinsamkeiten, wir konnten miteinander reden. Es war mit Gerd ganz anders als mit meinem Ex-Mann, mit ihm konnte ich einfach auf der Couch sitzen. Er saß neben mir und wir unterhielten uns, mit meinem Ex-Mann war das unmöglich.

Th: Aber woher wußten Sie, daß Sie ihn lieben?

Pt: Ich weiß nicht. Wie weiß man, daß man jemanden liebt?

Th: Nun, das versuche ich, mit Ihnen herauszufinden.

Pt: Also eine Sache, die ich immer an Gerd sehr mochte war, daß er meine beruflichen Ambitionen und selbständigen Aktivitäten ermutigte. Ich fühlte mich in seiner Gegenwart akzeptiert und entspannt; auch Sex war auf Anhieb gut. All die Dinge, die jetzt so schwierig sind, mochte er damals an mir.

Th: Das sind alles sehr gute vernünftige Gründe.

Kommentar: Der Therapeut bereitet die Patientin allmählich auf seine Formulierung vor, da bereits hinreichende Informationen verfügbar sind. Die Entscheidung, die Formulierung zu diesem Zeitpunkt der Patientin zu präsentieren (statt sie zunächst experimentell zu testen), hat folgende Gründe: Die Patientin leidet zwar, ist aber zu diesem Zeitpunkt nicht bereit, sich auf eine Therapie einzulassen. Sie scheint lediglich an einer möglichst rational begründeten Erklärung ihrer Probleme interessiert zu sein. Schließlich ist denkbar, daß eine Erläuterung des zugrundeliegenden Störungsmechanismus' und möglicher

Verhaltensalternativen (z.B., daß es akzeptabel ist, Gefühle zu haben und sie auszudrücken) der Patientin bereits Hilfe und Anleitung für die akute Problemsituation geben kann. Natürlich wäre dies kein Ersatz für eine Therapie.

Pt: Ja, ich halte mich für eine vernünftige Person.

Th: Das kann ich gut nachvollziehen. Wenn Dinge irrational werden, dann macht Ihnen das zu schaffen, nicht wahr?

Pt: Wie meinen Sie das?

Th: Lassen Sie uns vielleicht ein Beispiel überlegen. Ein Freund von Ihnen hat Zahnschmerzen, was Sie für relativ belanglos halten. Aber er leidet sehr darunter. Es ist schwer für Sie, das zu akzeptieren und mit ihm zu empfinden. Sie bevorzugen wahrscheinlich eine rationale Sichtweise?

Pt: Ja, ich weiß.

Th: Ich möchte Ihnen jetzt beschreiben, wie ich Sie sehe. Sie sind ein sehr vernunftsbetonter, organisierter Mensch. Sie haben hohe Maßstäbe und Erwartungen für sich selbst, Ihre Familie, und Leute, mit denen Sie zu tun haben. Bitte sagen Sie mir, wenn irgend etwas für Sie nicht plausibel ist, ja?

Pt: In Ordnung.

Th: Sie stellen diese Maßstäbe über alles andere. Es ist für Sie sehr problematisch, wenn Ihre Erwartungen nicht erfüllt werden. Gefühle sehen Sie eigentlich als Zeitverschwendung.

Pt: Das ist richtig.

Th: Solange die Dinge geradeaus laufen, rational verstehbar und kontrollierbar sind, einen Zweck haben, geht es Ihnen prima. Sobald Sie aber mit Gefühlen konfrontiert werden, wird es schwierig für Sie, wie z.B. im Umgang mit den Emotionen anderer Menschen. Sie fühlen sich dann hilflos. "Ich möchte Gerd nicht weinen sehen und wie er sich selbst bemitleidet. Ich weiß nicht, wie ich darauf reagieren soll". Oder wenn Sie selbst verletzt worden sind und völlig aufgewühlt sind, versuchen Sie das zu ignorieren. Und fühlen sich schuldig, wenn das nicht gelingt. All das deckt sich nicht mit Ihren Ansprüchen. Trifft das in etwa zu?

Pt: Ja, ich denke schon.

Th: Wie sieht es mit Freizeit und Entspannung aus? Es gibt keinen Spaß in Ihrem Leben, es besteht aus Arbeit. Sie sind beschäftigt, ständig unterwegs, müssen immer etwas erreichen, dieses und jenes erledigen und so weiter. Emotionen dürfen dabei keine Rolle spielen , das klammern Sie aus, das macht Schwierigkeiten und Unordnung. Sie erinnern sich vielleicht, daß ich immer wieder fragte: "Wie fühlen Sie sich dabei"? Stattdessen erzählten Sie mir weitere Probleme aus Ihrem Arbeitsalltag.
Im Großen und Ganzen sehe ich Sie als eine Person, die sehr hart arbeitet, zielorientiert ist, sehr rational und stolz darauf ist und versucht, alles so perfekt wie möglich zu erledigen. Sie geben immer Ihr Bestes und überladen sich mit Arbeit und Verantwortung. Sie müssen ein einjähriges Kind versorgen, arbeiten an elf verschiedenen Schulen und müssen sich mit vielen Leuten herumschlagen, nicht wahr? Es bestehen enorme Anforderungen an Sie. Sie haben keine Zeit für Spiel, Entspannung und Spaß. Ich vermute, Sie wissen wahrscheinlich gar nicht, was es heißt sich zu entspannen und etwas zu genießen?

Pt: Ja, das könnte stimmen.

Th: Nun welche Bedeutung hat dies alles? Zunächst möchte ich einmal feststellen, daß jeder Mensch unter einer derartigen Belastung sehr ängstlich und besorgt wäre, vor allem, wenn sich so viele Probleme aufstauen. Ein Konflikt entsteht, wenn irrationale Emotionen ins Spiel kommen, die rational nicht begreifbar sind.
Warum ist dies aber ein Problem für Sie? Nun, Ihre Erziehung bezog sich hauptsächlich auf Leistung und Standards, sie sollten und wollten den Maßstäben Ihrer Mutter gerecht werden. Dabei waren Sie wahrscheinlich immer unsicher, ob Sie das je erreichen würden. Die hohen Ansprüche in Ihrer Familie führten dazu, daß Sie schon als Kind viel Arbeit und Verpflichtungen hatten, z.B. bei Vereinen mitmachen usw. Sie hatten kaum Freunde als Sie aufwuchsen. Stattdessen bestand ständig Druck, strebsam und erfolgreich zu sein. Spaß und Vergnügen, wichtige Emotionen im Kindesalter, wurden dagegen unterdrückt.
Es gab kein Modell oder eine Anleitung, sich mit Gefühlen wie Ihren eigenen und deren anderer Menschen auseinanderzusetzen. Ihr Vater war nie da, er hat immer nur gearbeitet. Sehen Sie, Sie hatten perfekte Vorbilder, was die Arbeit betrifft. Immer Arbeit aber nie Zugang zu Ihren Gefühlen und zu denen von wichtigen Menschen in Ihrem Leben. Als Sie dann plötzlich mit all den negativen Emotionen konfrontiert wurden, konnten Sie damit überhaupt nicht umgehen. Sie wußten nur,

wie man Probleme mit rationalen Mitteln bewältigt. Ihr ganzes Leben waren Sie darauf getrimmt worden, Standards einzuhalten und vernünftig zu handeln. Und wenn es einmal anders kommt, wird es sehr schwierig für Sie, insbesondere, wenn Ihre Mitmenschen sich nicht rational verhalten und das passiert sehr häufig.
In diesem Zusammenhang fragte ich Sie, warum Sie Ihren ersten Mann geheiratet haben. Sie haben geantwortet, daß wenn es alle machen, es wohl eine vernünftige Sache sein muß. Auch hier geben Sie eine rationale Begründung. Dann habe ich Sie gefragt, was Liebe für Sie sei. Sie hatten Schwierigkeiten, dieses Gefühle zu beschreiben. Dann wollte ich wissen, warum Sie Ihren zweiten Mann geheiratet haben. Und wieder haben Sie eine sehr rationale Bewertung gegeben, statt mehr von Ihren Gefühlen für Ihn zu sprechen. Sie sagten, daß Sie gut mit ihm auskamen, sie sich wohl mit ihm fühlten und über alles mit ihm reden konnten.
Sie berichteten, daß Sie von Ihrem ersten Mann geschlagen wurden, worauf normalerweise ein emotionale Reaktion erfolgt, aber sie versuchten, dies zu verdrängen.
Dann habe ich Sie nach Ihren schlechten Eigenschaften gefragt. Sie antworteten Sie seien faul. Gemessen an Ihrem Lebensstil, erschien mir dies kaum glaubwürdig. Es war mir sofort klar, daß bei all Ihren Anforderungen und Verpflichtungen es eine Unmöglichkeit war, Ihr gesamtes Pensum samt Hausarbeit zu schaffen. Ich muß sogar sagen, daß ich im Vergleich zu Ihnen äußerst faul bin, ein weiterer Hinweise für Ihre extrem hohen Maßstäbe und was Sie sich selbst abverlangen. Kein Wunder, daß Sie sich sehr oft wie in einer Falle fühlen. Sie wissen nicht, was Sie machen sollen, wenn Sie mit starken Emotionen konfrontiert werden und unterdrücken gleichzeitig Ihre eigenen. So verlieren Sie in jeder Weise.
Bringt man ihre Lebenserfahrung in Zusammenhang mit den jüngsten Belastungen, vor allem die Tatsache, daß der einzige Mann, für den Sie je etwas empfunden haben, sich drastisch verändert hat, dann muß das für Sie eine äußerst schmerzhafte Situation sein. Eine Situation, auf die Sie in keinster Weise vorbereitet sind, und in der Sie sich völlig hilflos und inkompetent fühlen müssen. So haben Sie z.B. keinerlei Kontrolle darüber, ob Gerd am Leben bleibt oder stirbt. Und das macht es noch schwieriger für Sie, denn Sie versuchen Dinge zu kontrollieren, indem Sie sich rational verhalten. Macht diese Zusammenfassung einen Sinn für Sie?

Pt: Ja, vollkommen.

Th: Möchten Sie etwas dazu sagen?

Pt: (weint)

Th: Es ist ganz natürlich und richtig für Sie, in dieser Situation zu weinen.

Diskussion

Die Problemformulierung von Frau Schmidt läßt sich sehr einfach beschreiben. Während Ihrer Erziehung wurde Sie in erster Linie durch die Mutter zu einer exzessiv vernunftbetonten Persönlichkeit geformt. Dies führte zu Defiziten im emotionalen Bereich und betraf alles was nicht mit rationalen Mitteln gelöst werden konnte. Aus diesen Gründen ist der bevorstehende Tod des Ehemannes für die Patientin sehr viel schwerer zu bewältigen als normalerweise erwartet werden kann, da Sie zu einer gefühlsmäßigen Auseinandersetzung nicht in der Lage ist. Idealerweise sollte eine Behandlung von Frau Schmidt zum Ziel haben, sowohl eigene als auch die Emotionen anderer Menschen zu identifizieren, sich damit auseinanderzusetzen und vor allem eigene Gefühle zuzulassen und zum Ausdruck zu bringen. Gleichzeitig sollte der rational motivierte Pflichtcharakter und Perfektionismus in ihrem Lebensstil reduziert bzw. modifiziert werden.

Es bestehen jedoch praktische Probleme. Die Patientin ist innerlich noch nicht auf eine Therapie vorbereitet. Sie ist z.Zt. durch viele akute Verpflichtungen sehr in Anspruch genommen, die sie unmittelbar bewältigen muß. Daher entschließt sich der Therapeut ihr zunächst eine 'rationale' Erklärung für Ihr Problem zu geben. Das entspricht ihren Erwartungen und kann gleichzeitig Bewußtsein und Motivation für Veränderungen schaffen. Die eigentliche Behandlung könnte nach Beendigung der akuten Krise beginnen.

Dem Leser sollte mittlerweile klar sein, warum dieser Fall zur Illustration des Erstinterviews gewählt worden ist. Grundsätzlich ging es darum zu zeigen, wie klinische Hypothesen entwickelt und durch Vorhersagen überprüft werden. Darüber hinaus scheinen eine Reihe weiterer Aspekte beachtenswert.

Zum Ersten ist die hypothesengeleitete Interviewmethode in der Fall-Formulierung besonders hilfreich für die idiographische Analyse komplexer klinischer Phänomene, die mit Standardmethoden kaum zu erfassen sind. Beispiele hierfür sind die Konzeptualisierung der zwanghaften Persönlichkeitsstörung (Turkat & Levin, 1884) und das Schema-Modell komplexer Störungen (Bruch, 1988). Dies hat die Entwicklung neuer Ideen für innovative Behandlungsmethoden ermöglicht. Die Interviewmethode, die hier demonstriert wurde, kann in diesem Sinne einen wesentlichen Beitrag zu einer klinisch fundierten Psychopathologie leisten. Dies geschieht durch begründete Hypothesengenerierung, experimentelle Validierung der Problemformulierung sowie Entwicklung und Evaluierung von Behandlungsprogrammen.

Zum Zweiten wird in diesem Interview der Unterschied zur technikorientierten Therapie deutlich. Es sei daran erinnert, daß die Patientin v.a. wegen ihrer Depression überwiesen wurde. Unsere Fragestrategie zielte in erster Linie darauf ab, *die Gründe* hierfür zu eruieren. Vergleichsweise wäre die Vorgehensweise in der kognitiv orientierten Therapie, negative und irrationale Gedanken zu identifizieren und zu rationalen Denkmustern zu modifizieren, da diese als Hauptursachen für depressive Gefühle angesehen werden. Diese in der Regel sinnvolle Strategie bei einer primäre Depression wäre für unsere Patientin im Rahmen der Formulierung kontraindiziert gewesen und hätte möglicherweise sogar zu einer Verschlechterung geführt.

Zum Dritten sind die bewerteten Kommentare hilfreich, um Ordnung, Struktur und Hypothesenüberprüfung im Verlauf des Interviews zu gewährleisten. Dies hat sich als besonders hilfreich bei der Ausbildung von Therapeuten erwiesen.

Schließlich hat das Interview auch gezeigt, daß nicht alle Fälle behandelbar sind und schon gar nicht immer erfolgreich. Bei der Patientin war zunächst wenig Motivation für eine Therapie vorhanden (Sie wollte vom Therapeuten kontaktiert werden). Darüber hinaus wäre eine sofortige Therapie eine zusätzliche Belastung in einer ohnehin schon problematischen Situation gewesen, d.h. eine Verschiebung erschien zunächst sinnvoll. Statt dessen erschien aktives Krisenmanagement angebracht. Auch für solche Fälle erlaubt eine Problemformulierung eine Entscheidungshilfe und das Verständnis für den Problemkontext. Andernfalls ist es kaum möglich, sichere Vorhersagen zu machen, was häufig zu Verschwendung von Zeit und Ressourcen führt.

Die hier illustrierte Methode erhebt keinen Anspruch auf wissenschaftliche Unfehlbarkeit. Im Gegenteil, wir sind uns der Tatsache bewußt, daß sich das Interview in erster Linie auf Erfahrung und Intuition des Therapeuten stützt. Erst der Versuch, diesen Vorgang zu reflektieren und wenn nötig zu modifizieren, ermöglicht eine zielführende klinische Vorgehensweise.

Anhang B

If you can't beat them, join them!
Englische Volksweisheit

Fallformulierung am Beispiel einer generalisierten Angststörung [1]

Das folgende Fallbeispiel soll die praktische Durchführung einer Therapie im Fallformulierungs-Ansatz demonstrieren. Es soll deutlich gemacht werden, wie eine Problemformulierung erarbeitet wird, und in welcher Weise die Therapie dementsprechend strukturiert wird. Die einzelnen Schritte sind bereits in den vorangehenden Kapiteln beschrieben, so daß wir uns an dieser Stelle auf erklärende Kommentare beschränken wollen.

Grundsätzlich soll noch einmal betont werden, daß in der Fallformulierung lediglich ein Minimum an diagnostischen Standardinformationen erfragt wird, vielmehr konzentrieren wir uns auf Inhalte, die für die Entwicklung relevanter Hypothesen instrumental sind.

Biographische Merkmale

Zum Zeitpunkt des Erstinterviews war John [2] 23 Jahre und alleinstehend. Er befand sich im letzten Studienjahr an der Universität, etwa drei Monate vor den Abschlußprüfungen. Er wurde von seinem Hausarzt überwiesen.

Beschreibung gegenwärtiger Schwierigkeiten und Therapieziele

Johns Hauptproblem war, daß er ständig von 'negativen' unerwünschten Gedanken überschwemmt wurde. Sobald er diese Gedanken bemerkte, war es für ihn sehr schwierig seine Aufmerksamkeit auf andere Dinge zu richten. Er war nicht in der Lage, ihre Bedeutung zu relativieren, geschweige denn, sie zu kontrollieren. Hieraus resultierte ein Gefühl von Hilflosigkeit. Ein weiteres Problem bestand in der Angst, sich nach Mahlzeiten übergeben zu müssen, besonders morgens und wenn er unter Menschen war. Er konnte daher seine Wohnung erst ca. zwei Stunden nach dem Frühstück verlassen.

Johns vorrangiges Therapieziel war, den 'Würgegriff' (sein Ausdruck) der negativen Gedanken loszuwerden. Auf Nachfrage gab er an, daß er kaum noch glaube, daß er sich jemals von den negativen Gedanken vollständig befreien könne, doch er wolle sich in Zukunft weniger darüber aufregen und nicht so hilflos fühlen. John wies darauf hin, daß die Therapie schnell gehen sollte, damit er seine volle Konzentration und Energie auf die Vorbereitungen für das Abschlußexamen lenken könne. Darüber hinaus war er der Ansicht, daß seine Angst vor dem Erbrechen abnehmen würde, sobald er die unerwünschten Gedanken unter Kontrolle bekäme. Weiter behauptete er, daß er imstande wäre, sich effektiv auf sein Studium zu konzentrieren, wenn er sich nicht mehr so sehr durch seine negativen Gedanken belästigt fühle. Es wurde Übereinstimmung erzielt, daß die Reduktion und Umbewertung der negativen Gedanken im Vordergrund stehen müsse und daß die Angst vor dem Erbrechen und die Probleme mit der Prüfungsvorbereitung diesem Ziel untergeordnet werden sollten.

Kommentar: Schon aus Motivierungsgründen schien es wichtig, einen frühen Konsens hinsichtlich der Therapieziele zu suchen, zusätzlich wurde dem Patienten erklärt, daß sich die Therapieziele an der Problemformulierung orientieren sollen und nach Abschluß der Problemanalyse eventuell revidiert werden müssen (z.B. wenn der hypothetische Störmechanismus des Therapeuten deutlich von der Sichtweise des Patienten abweicht). Die nachfolgende Funktionale Analyse beginnt mit dem berichteten (Haupt)problem.

Funktionale Analyse der negativen Gedanken

Auslösende Reize

Die Stimuli waren Situationen, die mit potentiellem Versagen in Karriere oder Sozialbeziehungen assoziiert waren: (1) Erwartung eines schlechten Examens oder Versagen in der späteren beruflichen Laufbahn, (2) Angst niemals eine Freundin zu haben und (3) von anderen als nicht erfolgreich angesehen werden.

Solche Gedanken entwickelten sich in der Regel, wenn John allein war, typischerweise morgens während des Frühstücks und beim Lernen für die Prüfung am Abend; oder am Wochenende, v.a. wenn er versuchte, sich zu konzentrieren, aber eigentlich lieber mit Freunden zusammen gewesen wäre. John hatte dagegen keine Versagensängste, wenn er bereits in sozialen Interaktionen involviert war.

Reaktionen

Johns Reaktionen wurden gemäß der Reaktionsmusteranalyse in ihren kognitiven, autonomen und motorischen Dimensionen erfaßt.

(1) Kognitive Reaktionen: John berichtete, daß er von ununterbrochenen, endlosen und unkontrollierbaren Gedanken hinsichtlich eines beruflichen und sozialen Versagens 'gequält' wurde.

Er glaubte, wenn er nach dem Essen die Wohnung verließ, er sich übergeben müsse. Er befürchtete von anderen Menschen als Lügner oder Versager wahrgenommen zu werden, besonders wenn er errötete.

(2) Autonome Reaktionen: John beschrieb erhöhten Herzschlag und Schweißausbrüche, vor allem an den Händen. Nur sehr selten hatte er einen spürbaren Brechreiz.

(3) Motorische Reaktionen: In der Regel versuchte John, sich so schnell wie möglich zurückzuziehen und sich von anderen so weit wie möglich zu isolieren. Falls dies nicht möglich war, versuchte er die Aufmerksamkeit von sich zu lenken, um nicht im Zentrum der Aufmerksamkeit zu stehen. In jedem Fall vermied er, seine Wohnung direkt nach dem Essen zu verlassen. Er ging erst aus, wenn er sich etwas entspannter fühlte und sich sicher war, nicht erbrechen zu müssen (nach ca. zwei Stunden).

Konsequenzen

Es trat eine kurze Erleichterung ein. Danach versuchte John zunächst selber, die Angemessenheit der Versagensängste kritisch zu hinterfragen und 'durchzudenken'. Diese Bewältigungsstrategie war allerdings selten erfolgreich, und er berichtete, daß alle Versuche die Versagensängste zu unterdrücken oder zu vermeiden, ihm kein 'gutes' Gefühl vermitteln konnten. Meistens hatte er nach solchen Anstrengungen noch mehr die Kontrolle verloren und fühlte sich mental völlig erschöpft. Es schien ihm, daß seine negativen Gedanken und autonomen Reaktionen kein Ende hatten, egal was er versuchte, dagegen zu tun. Als langfristige Konsequenz ergab sich für John, daß er immer seltener unter Leute ging und sich zunehmend isoliert und einsam fühlte.

Entwicklungsverlauf der Versagensängste

John gab an, daß er bis vor einem Jahr ein sehr geselliger und 'einigermaßen entspannter' Mensch gewesen sei. Er sei zwar schon immer sehr ehrgeizig gewesen, habe aber kaum Zweifel oder Angst gehabt, daß er seine Ziele nicht erreichen könnte. Er habe immer genügend Zeit und Konzentration gefunden, um voranzukommen. Richtige Versagensängste seien zum ersten Mal vor ca. einem Jahr aufgetreten. Er berichtete, daß er zu diesem Zeitpunkt anfing sich Sorgen zu machen, ob er den Erfolg der ersten beiden Jahre an der Universität aufrechterhalten könne. Er hatte sich mittlerweile um ein Stipendium an einer Eliteuniversität beworben, und ihm war mitgeteilt worden, daß nur Studenten mit überdurchschnittlichen Leistungen eine Chance hätten.

Am Anfang traten Zweifel und Ängste sporadisch auf, nahmen dann aber zum Ende des zweiten Studienjahres allmählich zu. Zu Beginn des dritten (und entscheidenden) Studienjahres waren die Versagensängste permanent in seinem Bewußtsein und erreichten eine unerträgliche Intensität. Ungefähr zur selben Zeit mußte sich John nach dem Frühstück plötzlich übergeben. Er hatte keinerlei Erklärung hierfür, und von nun an war er ständig besorgt, daß ihm dies eines Tages in der Öffentlichkeit passieren könnte und, noch schlimmer, daß Bekannte oder Freunde dies beobachten könnten. Dies führte schließlich dazu, daß er anfing Mahlzeiten auszulassen und zum Beginn der Therapie bereits 10kg verloren hatte. Grundsätzlich vermied er fortan immer, wenn er unter Versagensängsten litt, in der Öffentlichkeit zu essen, aß ausschließlich in seiner Wohnung und wartete mindestens zwei Stunden, bevor er sich traute, die Wohnung zu verlassen. Da diese Ängste immer häufiger auftraten, nahm sein Vermeidungsverhalten entsprechend stark zu, so daß zum Zeitpunkt des Erstinterviews ein 'normales' Leben nicht mehr möglich schien. John hatte jetzt ständig das Gefühl, die Kontrolle über sein Leben verloren zu haben, was wiederum zu vermehrten Versagensängsten und Vermeidungsverhalten führte, insgesamt ein sich intensivierender Teufelskreis.

Schema-Analyse

Im Laufe des Interviews ergaben sich Hinweise, die auf Diskrepanzen zwischen Johns realem und idealem Selbstbild hinwiesen. Seit seiner Kindheit hatte er hohe Erwartungen aber gleichzeitig Zweifel, ob er sie je erfüllen könnte. Er fühlte, daß er von seiner Familie nur dann akzeptiert wurde, wenn er seine (und ihre) Erwartungen erfüllte. Er will mehr erreichen als sein Vater (ein sehr erfolgreicher Chirurg). Die hieraus resultierenden Unsicherheitsgefühle spielten eine negativ-moderierende Rolle für Bewältigungsstrategien hinsichtlich der Versagensängste. Hieraus entwickelten sich allmählich rigide, persönliche Lebensregeln.

Johns Grundregel lautete: "Wenn mir der Gedanke kommt, daß ich beruflich oder sozial versagen könnte, muß ich vollkommene Kontrolle über meine Emotionen, Gedanken und Verhaltensweisen erlangen. Falls mir das nicht gelingt, bin ich ein Versager und jeder, der anwesend ist, wird sehen, daß ich ein Versager bin." Diese Regel wurde immer dann ausgelöst, wenn John Versagensängste erlebte, die sein negatives Selbst-Schema aktivierten. Hierdurch wurde regelbestimmtes Verhalten ausgelöst, d.h. Johns Versuch, seine Emotionen, Gedanken und sein Verhalten zu kontrollieren.

Zusätzliche Informationen

Eine medizinische Untersuchung brachte keinen Befund bezüglich der Übelkeit und des Erbrechens. John hatte zunächst gehofft, daß eine somatische Erklärung herangezogen werden könne.

Zur Familiensituation sagte John aus, daß er zwar aus einer sehr ehrgeizigen Familie stamme, aber daß kein Druck auf ihn ausgeübt werde. Im Gegenteil, er erwarte mehr von sich selbst als seine Eltern.

Problemformulierung

Zusammenfassend kann festgestellt werden, daß John hauptsächlich unter Versagensängsten litt, die sein Leben zunehmend beeinträchtigten. Dies passierte nahezu täglich, oft den ganzen Tag lang. Es wurde immer schwieriger für ihn, sich auf andere Dinge zu konzentrieren und die negativen Gedanken unter Kontrolle zu bringen.

Es wurde bereits darauf hingewiesen, daß Johns Versagensängste mit körperlichen Symptomen assoziiert waren, v.a. Angst vor Erbrechen. Daraus resultierende Eßprobleme (Mahlzeiten auslassen oder das Haus nicht verlassen können) werden daher als abhängige Variable konzeptualisiert, d.h. Eßprobleme folgen kontingent auf die Aktivierung der Versagensängste.

Eine Hypothese für die Auslösung und Aufrechterhaltung der Versagensängste kann durch die Schema-Analyse entwickelt werden. Die aus dem negativen Schema resultierenden Unsicherheitsgefühle aktivieren korrespondierende Gedanken, die wiederum zu schemageleiteten, fehlangepaßten Bewältigungsstrategien führen (siehe persönliche Regel). Die hieraus resultierende Lebensregel wurde von John zu einem 'persontypischen' [3], schemakonsistenten Ritual entwickelt, das zumindest kurzfristig seine Ängste reduzierte und Vertrautheitsgefühle erzeugte, was John auch im Interview bestätigte. Lerntheoretisch betrachtet handelt es sich hierbei um eine negative Verstärkung des regelgeleiteten Verhaltens, d.h. die Reduktion eines negativen Reizes wird ermöglicht.

Klinisches Experiment

Die Formulierung wurde mit John besprochen und nach Klärung verschiedener Fragen stimmte John dem Erklärungsmodell seines Problems zu. Obwohl diese Bestätigung sehr wesentlich war, schien es angebracht, Vorhersagen zu machen, um die Validität der Formulierung zu überprüfen.

Zu diesem Zweck wurde John gebeten, eine Woche lang eine exakte Verhaltensbeobachtung gemäß der funktionalen Analyse durchzuführen. Insbesondere sollten die situativen und zeitlichen Umstände der Versagensängste erfaßt werden, die damit einhergehenden Gedanken sowie körperliche und motorische Reaktionen und Gefühle. Schließlich wurde er gebeten, die unmittelbaren und langfristigen Folgen des Problemverhaltens zu identifizieren. Die Ergebnisse dieser einwöchigen Erfassung bestätigten im Wesentlichen die Daten der Verhaltensanalyse sowie deren Schlußfolgerungen. Die unten beschriebene Behandlungsstrategie baut hierauf auf.

Weiterhin erschien es wichtig, geeignete Meßmethoden zu entwickeln bzw. auszuwählen, als Basislinie und zur Erfassung von Veränderungen während des therapeutischen Prozesses. Das erste Maß bezog sich auf die erlebte Intensität der Versagensangst. Hierfür wurde eine dem Wortlaut Johns entsprechende Einschätzungsskala entwickelt: "In welchem Ausmaß haben Sie Ihre Versagensängste während der letzten Woche im Würgegriff gehalten?" Dazu wurde eine Neun-Punkte-Skala vom Likert-Typ verwendet mit den Extremwerten 'in keinster Weise' (Wert 1) und 'in sehr hohem Maße' (Wert 9). Als zweites Maß benutzten wir das State-Trait Anxiety Inventory (STAI; Spielberger, 1970). Dieses Instrument mißt subjektiv wahrgenommene Gefühle von Anspannung und Furcht sowie erhöhte Aktivität des vegetativen Nervensystems. Beide Maße wurden in jeder Therapiesitzung angewandt.

Drittens wurde, als globales und nonspezifisches Maß, allgemeine Lebensanpassung und Beeinträchtigung durch das Problem sowohl vom Therapeuten als auch von John eingeschätzt. Hierfür diente eine Fünf-Punkte-Skala (Mavissakalian & Michelson, 1983), die die Auswirkung berichteter Probleme auf Arbeitbezüge und soziale Aktivitäten erfaßt. So bedeutet Wert 1, daß keinerlei Beeinträchtigung besteht, Wert 5 dagegen, daß normale Arbeit und soziale Aktivitäten sehr stark behindert oder unmöglich sind. Die Ergebnisse werden weiter unten diskutiert.

Behandlungsziele

Primäres Behandlungsziel war, die schemageleiteten Kontrollversuche von Gedanken und Gefühlen zu verhindern. Hiermit sollte der Verstärkungsmechanismus von Johns persönlichen Regeln reduziert werden mit der Absicht, den Teufelskreis von Schemaimpuls und -bestätigung zu unterbrechen. Zusätzlich ist es wichtig, alle Regeln kritisch zu reflektieren. Erwartungsgemäß sollte diese Strategie allmählich zu einem Nachlassen des Kontrollbedürfnisses führen.

Um John für die Therapie zu motivieren, erschien es wichtig, mit ihm im 'sokratischen' Dialog den Mechanismus seiner Kontrollbedürfnisse zu klären, insbesondere die Verstärkungsbedingungen und den meistens unbefriedigenden Ausgang, z.B. daß es ihm nie gelang, vollständige Kontrolle über Gefühle und Gedanken zu erreichen.

Das zweite Behandlungsziel bestand darin, für John Kontingenzen positiver Verstärkung zu entwickeln. Hierbei ging es in erster Linie um den Aufbau positiver Selbstkontrolle im Sinne persönlicher Kompetenzen. Um dies zu erreichen, sollte mit John geklärt werden, wie Verhaltensweisen reguliert und verstärkt werden können (z.B. aktiv entscheiden, ob er seine Freunde treffen will oder nicht). Hieraus resultierendes Kompetenzvertrauen sollte zu einem positiveren Lebensgefühl führen.

Insgesamt waren beide Behandlungsziele zur Föderung von Selbstregulationsprozessen angelegt, d.h. John sollte bewußte, zweckgerichtete Kontrolle in Bereichen ausüben, wo es effektiv und sinnvoll war (z.B. für das Examen zu lernen oder Freunde zu besuchen); dagegen sollte er versuchen, Akzeptanz und Toleranz zu entwickeln, wo Kontrollversuche ineffektiv oder sogar schädlich waren (z.B. im Verhindern oder Stoppen von Gedanken und Gefühlen).

Behandlungsplan

In Übereinstimmung mit der Problemformulierung und den Behandlungszielen wurde das folgende Behandlungsprogramm für John entwickelt. Wir geben zunächst einen Überblick, eine detaillierte Beschreibung einzelner Aspekte findet sich im nächsten Abschnitt.

Zunächst sollte im Gespräch mit John verdeutlicht werden, daß seine bisherige Strategie zur Bekämpfung der Versagensängste erfolglos war und die Situation teilweise verschlimmerte. Es wurde darauf geachtet, daß John diese Zusammenhänge selber entdeckte und akzeptierte.

Er wurde dann gebeten, eine Woche lang seine unangepaßten Kontrollstrategien selbst zu beobachten und in Form eines strukturierten Tagebuchs aufzuschreiben. Zusätzlich sollte er bewerten, wie effektiv er seine bisherigen Versuche einschätzte. Diese Aufgabe sollte deutlich machen, wie wenig hilfreich seine Anstrengungen waren.

Anschließend sollte mit John eine alternative Strategie zum Umgang mit den Versagensängsten erarbeitet werden. Diese baut auf den Methoden der 'gesteuerten Distanzierung' und 'Akzeptanz'(Hayes, 1989,1995) sowie der 'bewußten Verarbeitung' (Wells & Mathews, 1994) auf.

John sollte dabei zunächst lernen, seine Gedanken und Gefühle bewußt wahrzunehmen und zu akzeptieren. Durch diese Übung konnte er erfahren, daß es möglich ist, unerwünschte und negative Gedanken und Gefühle zu akzeptieren, ohne sie verändern, vermeiden oder unterdrücken zu müssen.

Um das zweite, oben beschriebene Behandlungsziel zu erreichen, wurden folgende Überlegungen angestellt: Kann John seine erwünschten täglichen Aktivitäten (z.B. Examensvorbereitung und Freunde besuchen) trotz seiner Versagensgefühle absolvieren? Durch persönliche Experimente sollte John selbst herausfinden, daß Versagensängste, wenn einmal akzeptiert, nicht unbedingt hinderlich am Aufbau bzw. Ablauf anderer Aktivitäten sind. Hierdurch sollten in erster Linie positive Verstärkerkontingenzen geschaffen werden als Gegengewicht zu seinen Versagensängsten.

Behandlungsablauf

Im folgenden wird die erste Behandlungssitzung im Detail beschrieben, um den Therapieplan zu veranschaulichen. Anschließend wird eine Zusammenfassung der letzten vier Sitzungen gegeben. Die Therapie erstreckte sich über einen Zeitraum von zwei Monaten.

John hatte im Erstinterview darauf hingewiesen, daß es für ihn unmöglich sei, für sein Examen zu lernen. Er wies drauf hin, daß seine Versagensgedanken ihn davon abhielten, effektiv zu studieren, und daß er große Befürchtungen habe, durchs Examen zu fallen. Aus diesen Gründen wollte John eine Therapie beginnen. Er war gebeten worden, für die erste Therapiesitzung ein Protokoll seiner wesentlichen Strategien zu machen.

Erste Behandlungssitzung

John berichtete, daß er die besprochene Beobachtung durchgeführt habe. Dabei habe er bemerkt, daß der Versuch, die Versagensängste zu kontrollieren oder zu vermeiden, wie vom Therapeuten erwartet, zu einer Verschlimmerung führte. Die mutmaßlichen Gründe hierfür wurden nochmal im Kontext der Problemformulierung diskutiert und erläutert. Der Therapeut achtete darauf, daß John volles Verständnis für sein Problemverhalten und die daraus entstehenden negativen Konsequenzen entwickelte. Mit anderen Worten: Johns Kontrollversuche führten zu weiterem Kontrollverlust und zu weiteren Angstreaktionen. Nach diesem Gespräch wurde John als Alternative die Akzeptanzstrategie für seine Versagensängste erläutert.

Zu Erklärung und Motivierung wurde folgende Metapher verwendet:

> "Stellen Sie sich einmal zwei Skalen (von 0-10) vor, vergleichbar mit der Lautstärke- und Balanceregelung an einem Stereogerät. Eine nennen wir 'Negative Gedanken und Emotionale Erregung', die andere

'Bereitwilligkeit und Akzeptanz'. Wenn Sie sich beobachten, stellen Sie fest, daß Skala 1 sehr hoch ist, und Sie versuchen den Regler nach unten zu drehen, wozu Sie auch die Hilfe des Therapeuten brauchen. Deshalb sind Sie in die Therapie gekommen.

Zu der anderen Skala hatten Sie bislang keinen rechten Zugang; diese wollen wir jetzt gemeinsam betrachten, da sie die wichtigere von den beiden ist, d.h. sie zeigt an, wie Sie sich fühlen. Wenn die negativen Gedanken auf 10 stehen und die Akzeptanz auf 0, dann bedeutet dies, daß es Ihnen nicht gelingt, Ihre Gedanken (und negativen Emotionen) zu kontrollieren, und Sie gleichzeitig nicht in der Lage sind, diese negativen Gedanken und Gefühle zu akzeptieren. Hieraus kann geschlossen werden, daß Sie mit diesen negativen Gedanken verbinden, daß man sich immer äußerst ängstlich und unwohl fühlt. Daher kommt es zu Ihren Kontroll- und Vermeidungstendenzen dieser Gedanken.

Wir wollen nun in der Therapie versuchen, die Aufmerksamkeit von Skala 1 wegzulenken und stattdessen nur Skala 2 betrachten. Dies wäre immerhin einen Versuch wert, da Ihre Anstrengungen, Skala 1 zu reduzieren bislang nichts Positives erreicht haben; obwohl Sie lange Zeit versucht haben, Ihre negativen Gedanken (und negativen Emotionen) zu kontrollieren. Damit soll nicht gesagt werden, daß Sie nicht intelligent genug sind. Die Erfahrung zeigt, daß es vielen Menschen so geht, es klappt ganz einfach meistens nicht, für niemanden. Wir wollen es stattdessen mit der Akzeptanzskala probieren. Sie werden sehen, wenn Sie erst einmal aufgehört haben etwas zu kontrollieren, was nicht zu kontrollieren ist, daß Sie Energie freimachen können für Aktivitäten, die eher kontrollierbar sind, wie z.B. für das Examen zu lernen."

Mit dieser Akzeptanzstrategie sollte John deutlich gemacht werden, daß es nicht immer sinnvoll oder notwendig ist, negative Gedanken und Emotionen zu kontrollieren, vor allem wenn sie die Realisierung wichtiger Ziele nicht unbedingt verhindern. Für John bedeutete dies konkret, daß alle Möglichkeiten zur Prüfungsvorbereitung exploriert werden sollten, trotz Präsenz angstauslösender negativer Gedanken. Erfahrungsgemäß geht mit wachsender Akzeptanz die Angstreaktion zurück, da die Bedeutung der negativen Gedanken abnimmt. Mit andern Worten: Es war für John nicht unbedingt notwendig, von Versagensängsten vollständig loszukommen, bevor konstruktive Arbeit an seinen Arbeitszielen beginnen konnte.

Der Therapeut hatte den Eindruck, daß John die Akzeptanzmethode sehr positiv annahm. Er bestätigte, daß er in der Vergangenheit nahezu alle Möglichkeiten zur Kontrolle und Unterdrückung erschöpft hatte, einschließlich vieler 'schlauer' Tips aus Selbsthilfebüchern. Zum Schluß sei er nur noch verzweifelt gewesen, und er habe allmählich die Hoffnung aufgegeben, daß er es jemals schaffen würde. So war es eine große Erleichterung und Ermutigung für John zu hören, daß es nicht notwendig sei, seine negativen Gedanken vollständig zu eliminieren bevor er die Wiederherstellung eines befriedigenden Lebensstiles in Angriff nehmen könne.

Als Nächstes wurde mit John erörtert, wie sich Gedanken und Gefühle aus seinem Selbst-Schema ,das seine Lebenserfahrungen repräsentiert, ableiten. Der Therapeut wies darauf hin, daß es weder wünschenswert noch möglich sei, signifikante Erlebnisse der Lerngeschichte ungeschehen zu machen. Dagegen sei es möglich, die Wertigkeit seines Selbst-Schemas mit neuen, alternativen Erfahrungen langfristig zu modifizieren und weiter zu entwickeln Insgesamt ein Prozeß der Lebensspanne, wobei alle relevanten Erfahrungen (auch kurzfristige Ziele) signifikante Bausteine sein können.

Zur Einübung der Akzeptanzstrategie wurde John aufgefordert, während der folgenden Woche bereits zehn Minuten nach dem Frühstück das Haus zu verlassen und sich unmittelbar in die Bibliothek zum studieren zu begeben. Wann immer Versagensängste auftraten, sollte er sich auf die Akzeptanzskala konzentrieren und die in der ersten Stunde besprochenen Techniken anwenden. Ferner sollte er ständig beobachten, ob sich irgendwelche Veränderungen in seiner Stimmungslage während dieser täglichen Aufgabe einstellten.

Es schien wichtig, daß ausreichend Zeit für 'sokratische Dialoge' (z.B. Beck & Emery, 1995) mit John vorhanden war, um das Rationale und die Strategie des Therapieplans transparant zu machen. Aus Platzgründen kann an dieser Stelle hierauf nicht näher eingegangen werden. Vor allem in den ersten Sitzungen wurde regelmäßig darauf geachtet, daß John den Ablauf der Therapie, insbesondere der Übungen, vollständig verstand und unterstützte. Z.T. wurden Erklärungen und Instruktionen auf Tonband aufgezeichnet, die John mit nach Hause nehmen konnte. Zusätzlich wurde er regelmäßig am Ende der Sitzung gebeten, die wesentlichen Punkte einer instruierten Übung zusammenzufassen. Eventuelle Unklarheiten wurden sofort anschließend diskutiert. Im Laufe der Sitzungen zeigte John wachsendes Verständnis und Interesse an seinem Behandlungsprogramm.

Zweite Behandlungssitzung

John berichtete, daß er bereits zwei Tage nach der ersten Sitzung in der Lage war, seine Wohnung eine halbe Stunde nach dem Frühstück zu verlassen, um in die Bibliothek zu gehen; dies sei wesentlich durch die Anwendung der Akzeptanzstrategie ermöglicht worden. Er räumte allerdings ein, daß es zwischendurch Rückfälle in das alte Verhaltensmuster gab, mit denen er aber mittlerweile besser umgehen konnte. Bei der Besprechung seiner

Erfahrungen wurde besonders betont, daß er sich trotz anhaltender Versagensängste in die Bibliothek begeben und auf seine Arbeiten konzentrieren konnte. John fügte hinzu, daß, zu seiner Überraschung, schon bald nach Arbeitsbeginn in der Bibliothek die negativen Gedanken zurückgingen, und er sich auf seine Prüfungsvorbereitung konzentrieren konnte (dies wurde sicherlich auch dadurch erleichtert, daß John vor Beginn der Versagensängste keine Arbeitsstörungen hatte und immer sehr ehrgeizig und organisiert war).

Nach Besprechung seiner Hausarbeit wies John darauf hin, daß er jedoch nach wie vor große Schwierigkeiten mit seiner Berufskarriere habe, die ihm größte Sorgen mache. Dies wurde zum Anlaß genommen, im 'sokratischen' Dialog zu explorieren, wie die Akzeptanzstrategie auf weitere Bereiche, unter Anwendung bereits erläuterter Prinzipien, ausgedehnt werden könnte.

Zusätzlich führten wir eine weitere Technik ('Im Kino') ein. Sie besteht darin, anhand von Vorstellungsübungen Akzeptanz für unerwünschte Ereignisse weiter zu entwickeln. Hierfür wurde John instruiert, seine negativen Gedanken wie ein Zuschauer auf der Leinwand zu betrachten: "Sie können den 'Film' nicht stoppen, denn Sie sind nicht der Vorführer. Sie können ihn nicht verändern, denn Sie sind nicht der Produzent. Sie können ihn auch nicht neu inszenieren, denn Sie sind nicht der Regisseur. Sie sitzen im Publikum und können den Film nur anschauen."

Diese Vorstellungstechnik wurde mit John während der Sitzung eingeübt, und er beurteilte sie sofort als sehr hilfreich (Später bestätigte er, daß diese Technik für ihn am effektivsten im Umgang mit negativen Gedanken war). Zum Abschluß der Sitzung wurde John gezeigt, wie er die 'Kinotechnik' in Verbindung mit den zuvor gelernten Techniken anwenden konnte. Zum Beispiel sollte er die Kinotechnik immer dann anwenden, wenn Versagensgedanken unvermittelt auftauchten. Zusätzlich wurde er gebeten, einmal pro Tag für ca. 10 Minuten die Versagensängste bewußt herbeizuführen und anschließend diese Technik zur Anwendung bringen, d.h. die Gedanken ablaufen zu lassen, ohne sie auf irgendeine Weise zu kontrollieren, sie also weder zu modifizieren, noch zu stoppen. Schließlich wurde John aufgefordert, die Hausarbeit der letzten Woche fortzuführen.

Behandlungssitzungen drei bis sechs

Aufgrund von Semesterferien fand während der folgenden 4 Wochen keine Therapie statt. In der ersten Sitzung nach den Ferien berichtete John, daß er die besprochenen Übungen erfolgreich durchführen konnte, und es ihm gelungen war, weiter kontinuierlich für sein Examen zu arbeiten.

Die vier letzten Sitzungen wurden in der Hauptsache damit verbracht zu explorieren, wie die gelernte Akzeptanzstrategie bei weiteren Problemsituationen angewendet werden könnte. Dies erschien im Rahmen der Problemformulierung angebracht, da John vor Beginn der Versagensängste keine nennenswerten Defizite in seinem Leben hatte, d.h. es gab keine realistische Basis für Versagensängste (was eine grundsätzlich andere Therapiestrategie erforderlich gemacht hätte).

Im Wesentlichen ging es jetzt darum, Johns Kompetenzvertrauen im Umgang mit unerwünschten Gedanken und Ängsten weiter zu stärken, so daß er sich in der Lage fühlte, mit jeder beliebigen Problemsituation fertig zu werden. Hierzu gehörte auch zu akzeptieren, daß Befürchtungen und Ängste Teil eines normalen Lebens sind. Zusätzlich sollte John lernen zu differenzieren, in welchen Situationen Kontrolle möglich und sinnvoll ist und in welchen nicht. Zum Ende der Sitzungen gelang es John allmählich, die auftretenden Angstgefühle entsprechend zu relativieren. Hierdurch wurde für ihn die subjektive Bedeutung erheblich reduziert, was wiederum seine Kontrollbedürfnisse, die er nun auch als unsinnig anzusehen begann, deutlich herabsetzte.

Kurz vor dem Examen berichtete John einen signifikanten Anstieg von Versagensgedanken. Dies schien offenbar streßbedingt und hätte (nach seinen Aussagen) unter früheren Umständen eine erhebliche Krise ausgelöst. Er fand jedoch bald heraus, daß er die Akzeptanzstrategie nun auch bei besonderer Belastung erfolgreich anwenden konnte. Er hatte ferner bemerkt, daß etliche seiner Kommilitonen ebenso unter Examensstreß litten und dabei negative Gedanken und Gefühle entwickelten. In diesem Zusammenhang ermutigte der Therapeut John zur Selbstverstärkung seines Bewältigungsverhalten (bei teilweise sehr hoher negativer Erregung) und in der Absicht, mit den Examensvorbereitungen fortzufahren. Dies sollte den Selbstregulationsprozeß insgesamt unterstützen. John bestätigte Fortschritte in diese Richtung mit dem Hinweis, daß er sich der positiven Bewältigung seiner Angstgefühle zunehmend bewußt werde und belegte dies mit zahlreichen Beispielen. Während der gesamtem Examensperiode stellten sich keine weiteren nennenswerten Probleme ein.

Die beiden letzten Therapiesitzungen fanden kurz nach dem Examen statt; bei beiden Gelegenheiten äußerte John seine Zufriedenheit über den erfolgreichen Ausgang, auch was seine Leistung betraf. In der letzten Sitzung wurde mit John besprochen, wie er die durch die Therapie erworbenen Kompetenzen aufrechterhalten und erweitern könnte. Vor allem wurde auf die Notwendigkeit weiterer Expositions- und Verarbeitungsübungen hingewiesen mit dem Ziel, alle relevanten Bereiche einzubeziehen. Dies erschien essentiell zur Festigung des Kompetenzvertrauens und der Entwicklung von Selbstkontrolle im Rahmen einer langfristigen Perspektive. Motto: "Wer stehenbleibt geht rückwärts". Schließlich wurde John gebeten, die Hauptelemente der Akzeptanzstrategie nochmals zusammenzufassen und darzulegen sowie eine Erfolgsbewertung durchzuführen. Ferner wurde er gefragt, ob er noch weitere notwendige Anwendungsbereiche identifizieren könne.

John gab eine realistische und positive Bewertung seiner Übungen ab und sprach die Absicht aus, die Akzeptanzstrategie auch im Sozialbereich anwenden zu wollen, da er sich in letzter Zeit erhebliche Sorgen diesbezüglich gemacht hatte. Er wies zwar darauf hin, daß sein Sozialleben bis zum Auftauchen der Versagensängste immer zufriedenstellend gewesen sei, danach habe es aber nicht lange gedauert bis ähnliche Ängste auch sein Sozialleben beherrschten. Diese Sorgen seien aber insgesamt wesentlich weniger beeinträchtigend gewesen. Zum Abschluß der Sitzung wurde John aufgefordert, einen Plan für eine Akzeptanzstrategie bei sozialen Versagensängsten zu entwickeln, die für eine Selbstanwendung geeignet war. Die Therapie wurde beendet, da John in sein Ursprungsland zurückkehrte. Er schien insgesamt zuversichtlich, daß er das noch ausstehende Programm selbständig durchführen könne. Allerdings wollte er die Möglichkeit haben, von Zeit zu Zeit telefonische Nachbesprechung aufzunehmen.

Evaluation der Behandlung

Zusätzlich zur klinischen Beurteilung und den Aussagen des Patienten wurden die beabsichtigten Veränderungen in Johns Verhalten durch die oben vorgestellten Meßinstrumente bestätigt. Auf der Neun-Punkte-Einschätzungsskala zur Intensität der Versagensängste ("In welchem Ausmaß haben Ihre Versagensängste Sie während der letzten Woche im Würgegriff gehalten?") hatte John vor der Behandlung den Punktwert 9 angegeben. Nach der letzten Sitzung gab er 3 an, was einen signifikanten Rückgang bedeutete. Die graphische Darstellung in Abbildung 1 zeigt eine kontinuierliche Abnahme.

Als zweites Maß für die generalisierte Angst wurde das STAI Inventory (Trait) angewandt. Wie Abbildung 2 zeigt, betrug Johns Trait Wert 57 vor der Behandlung und ging auf 36 nach der letzten Sitzung zurück. Dieser Rückgang ist als klinisch signifikant einzuschätzen und entspricht auch Johns subjektiven Aussagen.

Als drittes Maß wurde die GAS-Skala zur Lebensbeeinträchtigung getrennt mit dem Therapeuten und John durchgeführt. Sowohl John als auch der Therapeut hatten vor der Behandlung Punkt 4 *(Arbeit und soziale Aktivitäten sind stark beeinträchtigt aber nicht vollständig verhindert oder verändert)* angegeben. Dies wurde vom Therapeuten nach der Behandlung auf Punkt 3 *(Symptome beeinträchtigen Arbeit und soziale Aktivitäten geringfügig)* reduziert, wohingegen John mit Punkt 2 *(Symptome sind noch vorhanden, beeinträchtigen aber nicht die Arbeit und soziale Aktivitäten)* zu einer noch positiveren Einschätzung kam.

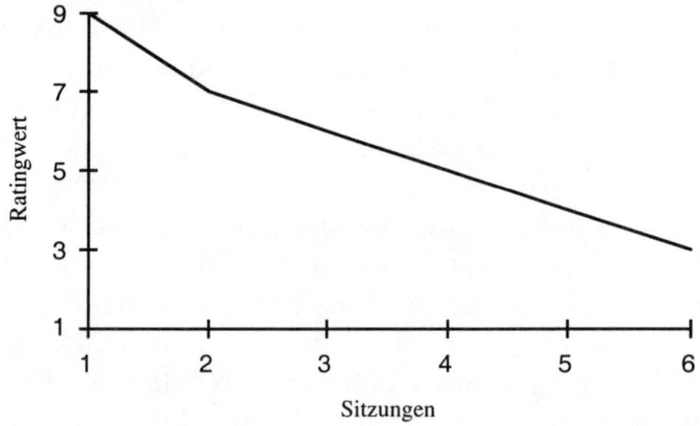

Abb. 1

Alle Maße bestätigen somit den klinischen Eindruck. Die Ergebnisse wurden mit John diskutiert, der ebenso feststellte, daß sie seine erreichten Veränderungen korrekt repräsentierten.

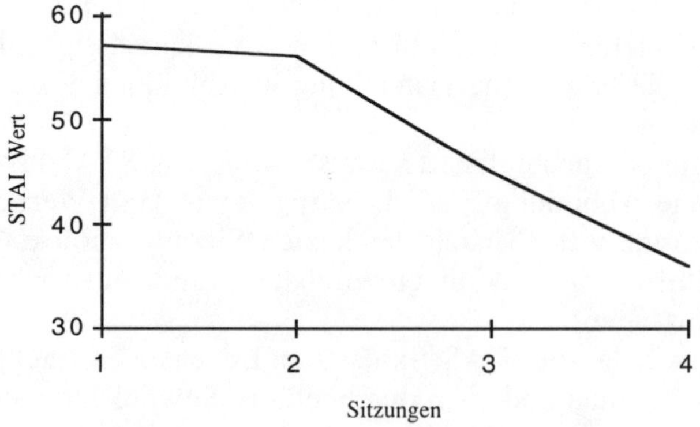

Abb. 2

Zusammenfassung

Dieser klinische Fallbericht soll illustrieren, wie der Fallformulierungs-Ansatz in der Praxis entwickelt wird. Zur besseren Veranschaulichung wurde ein relativ einfacher Fall ausgewählt. Es wurde erläutert, wie die verschiedenen Phasen in der Informationserhebung zu einer Problemformulierung integriert werden und wie das Behandlungsprogramm direkt aus der Problemformulierung abgeleitet wird.

So war es in Johns Fall wichtig zu klären, ob seine Versagensängste durch Defizite oder zu hohe Erwartungen bedingt waren, was jeweils zu unterschiedlichen Behandlungsstrategien geführt hätte. Der störungsspezifische Verhaltenstherapeut hätte dagegen ausschließlich auf das präsentierte Problem fokussiert und wahrscheinlich lediglich eine Kontrolle im Sinne einer Unterdrückung oder Ablenkung der Versagensängste angestrebt. Eine idiographische Konzeptualisierung der Probleme erlaubt dagegen, die kausal richtige und somit effektivste Intervention zu entwickeln. Dies scheint besonders angebracht bei komplexen Störungen mit multiplen, interdependenten Problemen, für die dieser Ansatz ursprünglich entwickelt wurde.

Anmerkungen

1. Die Therapie wurde von F. Bond durchgeführt und vom M. Bruch supervidiert.

2. Alle Namen und persönlichen Daten sind fiktiv.

3. Der Bergiff 'persontypisch' bezieht sich auf persönlich bedeutsame und identitätsbezogene Aspekte im Selbst-Schema. Erläuterungen und Definitionen finden sich bei R. Wessler (Cognitive appraisal therapy and disorders of personality. In: K. T. Kuehlwein & H. Rosen (eds) *Cognitive therapies in action: Evolving innovative practice.* San Francisco: Jossey-Bass, 1993) und T. Millon (*Toward a new personology: An evolutionary model.* New York: Wiley, 1990).

Autorenregister

Sachregister